JN028572

Physical assessment
Complete Guide Series

フィジカルアセスメント

徹底ガイド

呼吸

第2版

中山書店

序　文（第2版）

医療の進展とともに，われわれ医療者が日々直面する課題も多様化し，検査・診断法の進歩も目覚ましいものがあります．しかし，そうした中でも呼吸ケアや呼吸リハビリテーションに関するフィジカルアセスメントの重要性はこれまで以上に増していると考えます．本書「フィジカルアセスメント徹底ガイド 呼吸」は初版から数多くの医療者に利用され，呼吸ケアや呼吸リハビリテーションの現場において一助となったことは私ども筆者にとって非常に嬉しい限りです．

今回，第2版を発行する運びとなりましたが，本書は初版の基本的な構成を踏襲しつつも，現代の呼吸のフィジカルアセスメントの最新の状況やニーズに応えるべく，一部を改訂・追加しました．初版では，医師，看護師，療法士といった異なる職種の医療者が，呼吸ケアや呼吸リハビリテーションの現場でのフィジカルアセスメントにおいて共通の理解を深め，スキルを向上させることを目指して構成しました．第2版では，初版でのフィードバックに基づき，さらに分かりやすさと実用性に重点を置いています．例えば，呼吸困難に関する問診に加えて，代表的な疾患に焦点を当てた問診のポイントなども追加し，より実践的なアプローチを提供しています．

本書は，呼吸ケアや呼吸リハビリテーションに携わる医療者が日常業務において直面する課題に対処し，患者への最適なケアを提供するための手段となることを目指しています．それを実現するために，フィジカルアセスメントの基本的な理論から具体的な技術までを包括的に網羅するようにしました．視診・触診・打診・聴診などの基本的な技術に加えて，最新の検査法や診断法を取り入れ，病態の総合的な理解を深めることができます．

現場での実践において，思いがけない状況に遭遇することは避けられません．しかし，本書を通じて身につけた知識とスキルを活かし，的確な判断と適切なアクションを起こすことで，患者へのケアの質を向上させることができると考えます．医師，看護師，療法士など，異なる職種の医療者が連携し合い，より効果的なチームケアが実現できることを期待しています．また，本書は教育現場での活用においても有益であると自負しております．

第2版の完成にあたり，初版同様，多大な協力をいただいた中山書店の佐藤武子氏に深く感謝いたします．読者の皆様にとって，本書が日常の臨床実践において有益な情報源となり，呼吸ケアや呼吸リハビリテーションの向上に寄与できることを心より願っております．

2023年12月

高橋仁美

佐藤一洋

序　文（初版）

われわれ医療者にとって，ICUや病棟での呼吸ケアや呼吸リハビリテーション（以下，リハ）の場はもちろん，訪問看護，訪問リハなどにおいて適切なフィジカルアセスメントを行うことは，日常業務となっています．視診・触診・打診・聴診のフィジカルアセスメントに加えて種々の検査・診断法を合わせて総合的に判断することで，病態の診断，把握に強力な手段となります．

医師は診断を主目的としてフィジカルアセスメントを行いますが，看護師や療法士は，呼吸ケアや呼吸リハの効果の判定や病状の変化の判断に応用し，その場でどう治療・援助するかに結びつけています．看護師や療法士は患者の側にいる時間が比較的多くとれるため，患者の状態を正確に把握し，的確な判断ができると考えます．

しかしながら，現場では思った以上にフィジカルアセスメントが行われていない状況があります．覚えるべき事項が多く，判断基準が曖昧となり，さらに苦手意識も手伝って，実践することに不安をもっている人も多いようです．たとえば聴診では，何がどこで聴こえるのかわからない，何が正常で何が異常かわからない，異常と思っていてもそれを表現することができない，などといったことをよく聞きます．

本書は，診断を目的とするのではなく，呼吸ケアや呼吸リハのために必要なフィジカルアセスメントというコンセプトで，“わかりやすさ”を第一として，①最低限必要な呼吸器の解剖・生理の知識，② フィジカルアセスメント（視診・触診・打診・聴診）の実際，③画像検査，呼吸機能検査，血液ガス分析，④ 代表疾患のフィジカルアセスメントの4章立てで構成しました．“呼吸”におけるフィジカルアセスメントをシステマティックに病態生理学から徹底して学ぶことができる構成になっています．さらに，患者の身体にどのような「異常」が起きているのかをイメージできるようイラストや写真を中心に解説し，目で見てわかるようにまとめたのが大きな特徴です．胸部（肺や気道の中）の異常（変化）をイメージしてもらうことによって，効果的で効率的なケアに結び付けられます．

検査・診断法が進歩しても，フィジカルアセスメントの重要性は少しも衰えていません．身体徴候の変化を常に観察し，情報収集する機会の多い看護師や療法士にとっては，むしろ重要性が増していると思います．近年では，臨床能力を客観的に評価する画期的な方法として，OSCE（客観的臨床能力試験）が一つの流れになっており，看護教育や理学療法教育などでも導入されてきています．看護師や療法士が医師と同等以上にフィジカルアセスメントができるようになることは，むしろ当然なことと思っています．

本書が，看護師や療法士などの医療者に大いに活用され，客観的臨床能力向上のための一助になり，呼吸ケアや呼吸リハの発展に少しでも貢献できるのであれば望外の幸せであります．

最後に，本書は随所でいろいろなアイディアや工夫がされていますが，中山書店の佐藤武子氏によるところが大であります．多大なご協力をいただき，心から感謝を申し上げます．

2009年10月

高橋仁美
佐藤一洋

もくじ

4章　代表疾患のフィジカルアセスメント ／ 佐藤一洋

Column

1

呼吸器の解剖と生理

1-1 体表解剖（肺葉の位置）

- フィジカルアセスメントでは，肺や気道の中の変化をイメージすることが大切となる．そのためにはまず体表解剖を理解する必要がある．
- 右肺は斜裂[*1]と水平裂[*2]によって上葉，中葉，下葉の3葉，左肺は斜裂によって上葉と下葉の2葉に分かれる．左肺に中葉はなく，中葉に相当する部分は舌区とよばれている．

[*1] 斜裂：第2胸椎棘突起と第6肋骨を結ぶ．[*2] 水平裂：第4肋骨から水平に線を引く．

体表解剖

●正面

肺の上端（肺尖部）は鎖骨内側1/3より上方3cmに位置し，下端は鎖骨中線上で第6肋骨の高さにある．右肺は上葉と中葉，左肺は上葉と舌区で大部分を占める．

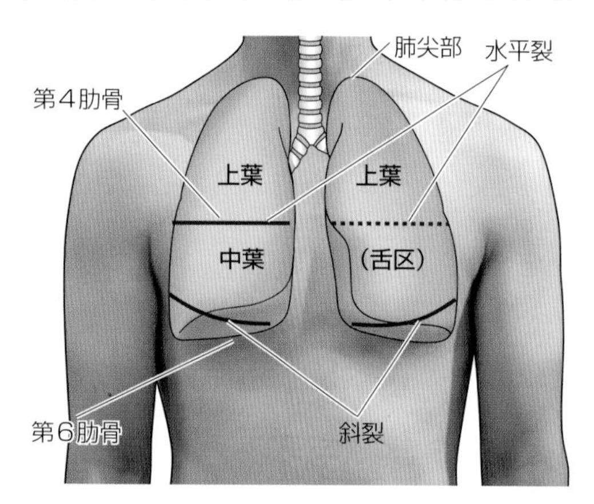

●背面

肺の上端は第7頸椎棘突起，下端は肩甲線で第10肋骨の高さに位置する．左右とも下葉が大半を占める．

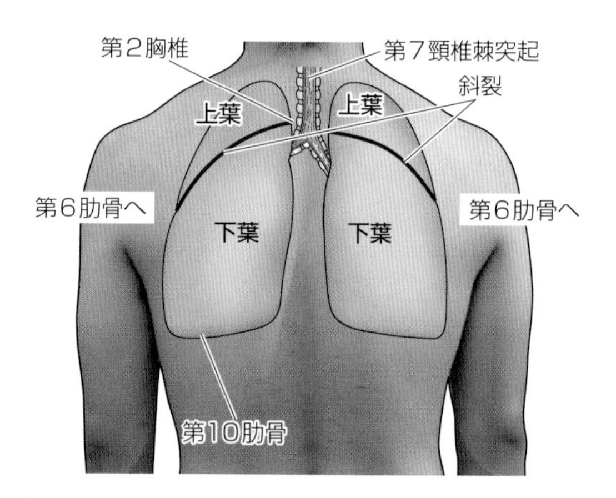

●右側面

肺の下端は中腋窩線上で第8肋骨の位置で，右肺は斜裂と水平裂によって上葉・中葉・下葉に分かれる．

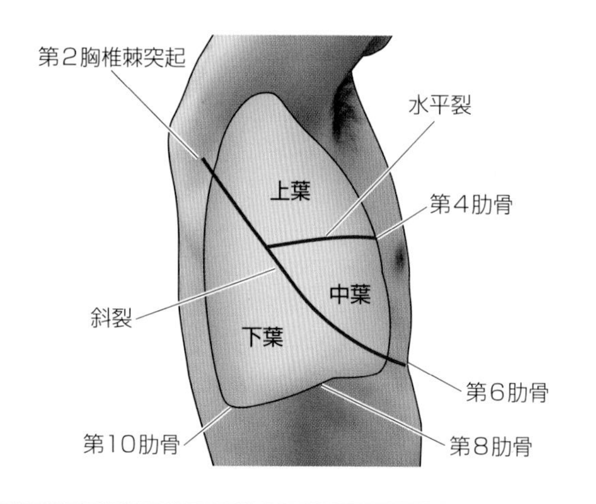

●左側面

肺の下端は中腋窩線上で第8肋骨の位置で，左肺は斜裂によって上葉・下葉に分かれ，右肺の中葉に相当する部分は上葉の一部（舌区）になる．

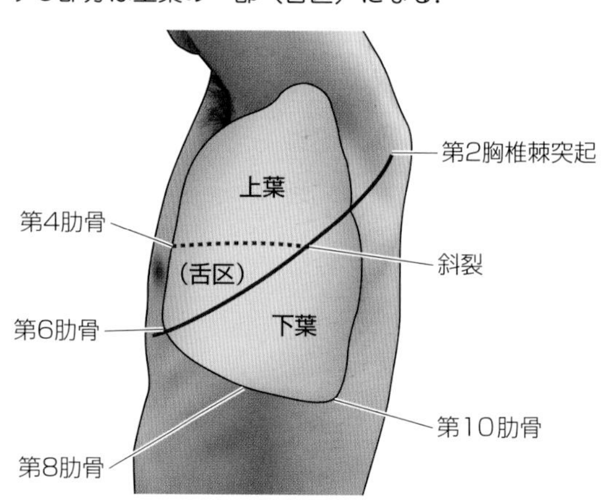

MEMO

ランドマークを覚えよう！

排痰法などを実施する際は，より詳しい肺区域を理解する必要がある．下記のランドマークを覚えておこう．

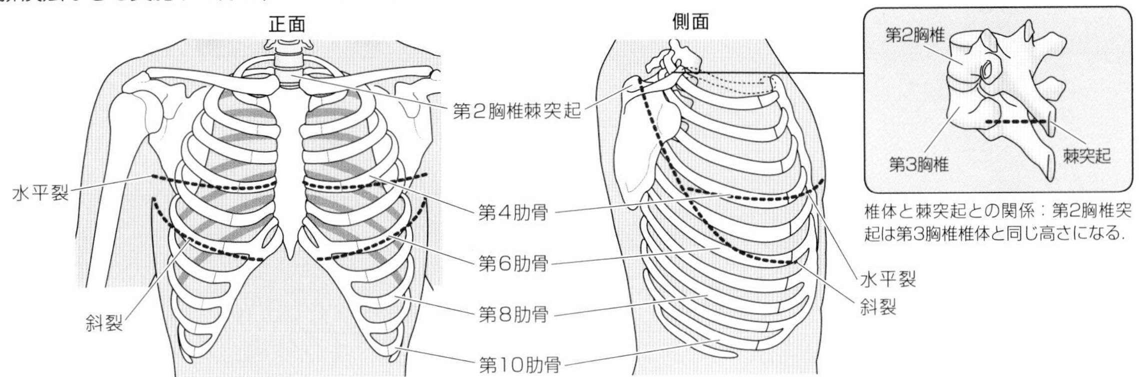

椎体と棘突起との関係：第2胸椎突起は第3胸椎椎体と同じ高さになる．

《胸郭の基準線》

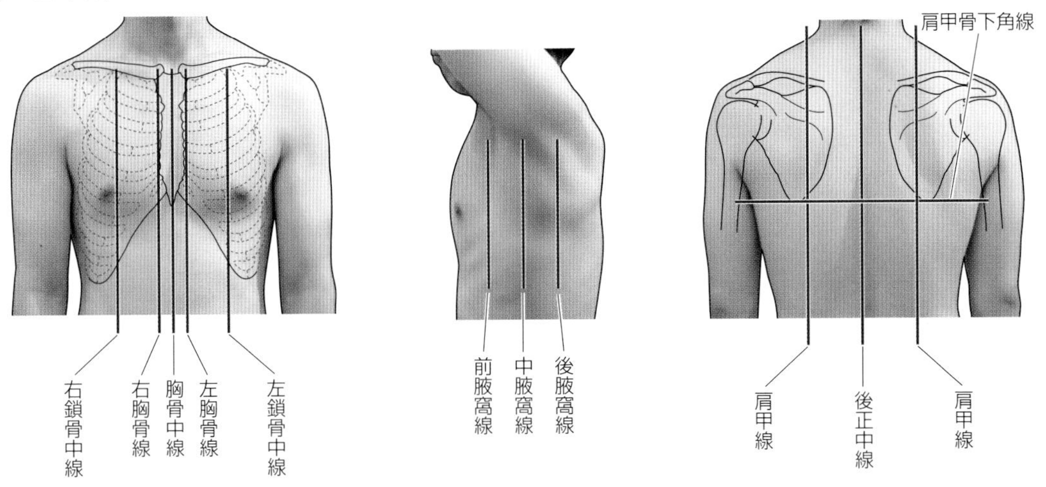

特定の部位（例えば，左第6肋骨鎖骨中線上など）は，これらの基準線と鎖骨，肋骨，剣状突起などを組み合わせて表現する．

《肺の標識点》

◎正面・右
- 鎖骨内側1/3より2横指（3cm）上・・肺尖部
- 第4肋骨と右鎖骨中線の交点・・・・・・・・上葉と中葉の境界（水平裂）
- 第6肋骨と右鎖骨中線の交点・・・・・・・・肺前部の下端（斜裂の下端）

◎背面・右
- 第7頸椎棘突起・・・・・・・・・・・・・・・・・・・肺尖部
- 第2胸椎棘突起・・・・・・・・・・・・・・・・・・・斜裂の上端
- 第10胸椎棘突起，第10肋骨・・・・・・・・肺後部の下端

◎右側面
- 第８肋骨と中腋窩線の交点・・・・・・・・・肺側部の下端

《肋骨の標識点》

- 胸骨角・第2肋骨（気管分岐部）：肋骨を数えるときの基準
- 肩甲骨上角・・・・・・・・・・・・・・・・・・・第2肋骨（第2胸椎棘突起）
- 肩甲棘・・・・・・・・・・・・・・・・・・・・・・・第3肋骨（第3胸椎棘突起）
- 剣状突起下端・・・・・・・・・・・・・・・・・第6肋間
- 肩甲骨下角・・・・・・・・・・・・・・・・・・・第7肋骨（第7胸椎棘突起）
- 中腋窩線上の腸骨稜直上・・・・・・・第10肋骨

1-1

MEMO

体表解剖を理解する

Tシャツなどを用いて実際に身体を使って区域を書いてみるとわかりやすい.

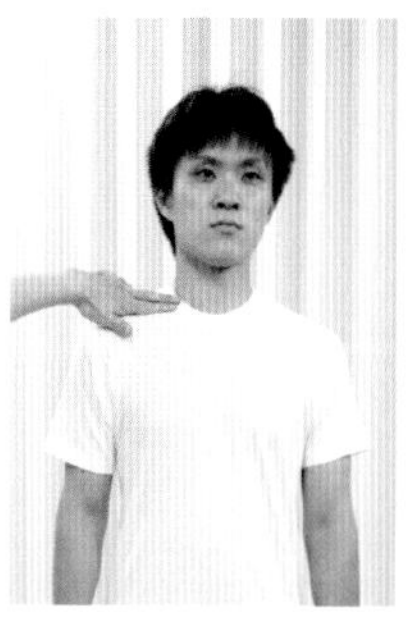
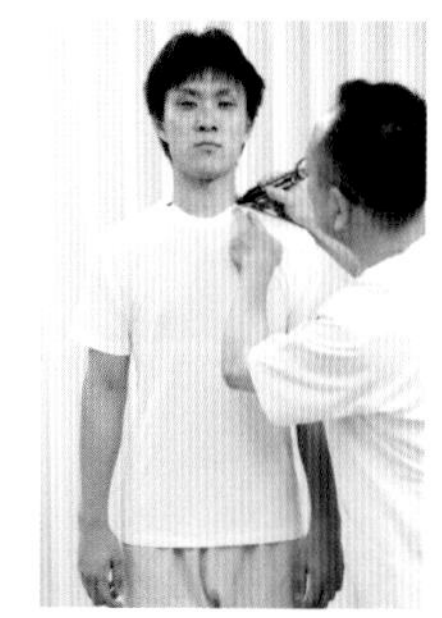

❶ 鎖骨内側1/3より上方3cmにマークする.

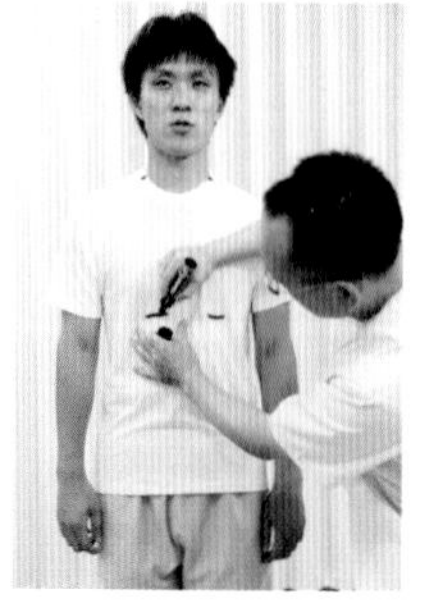
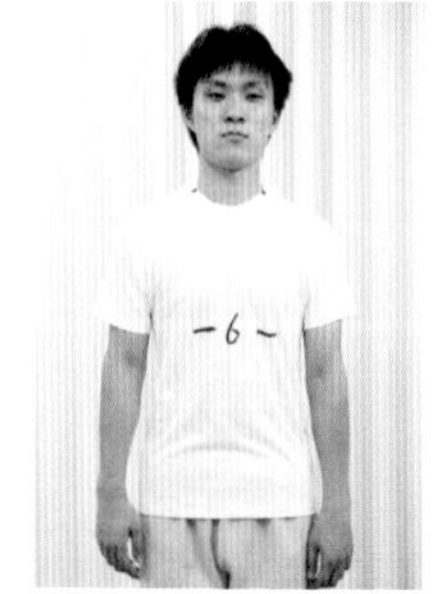

❷ 第6肋骨にマークする.

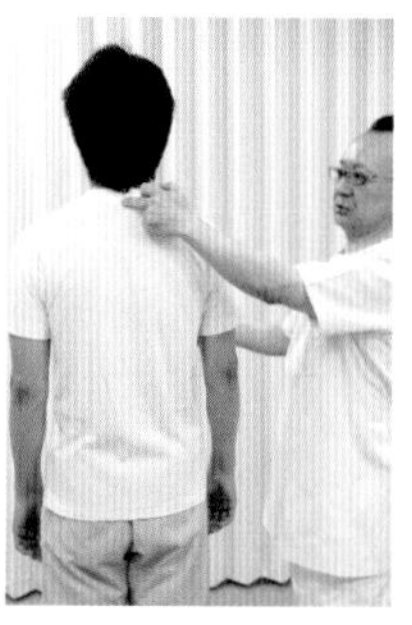
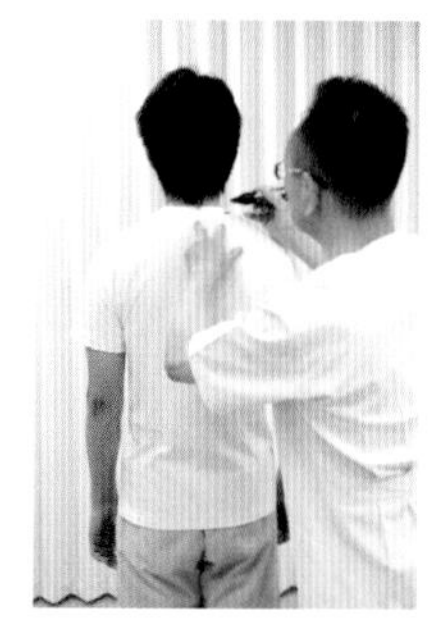

❸ 第7頸椎棘突起にマークする.

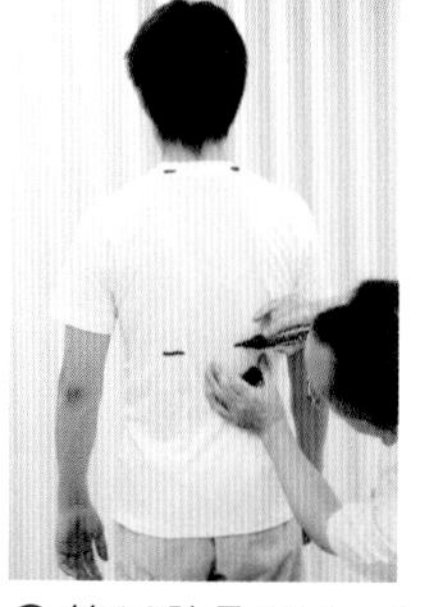
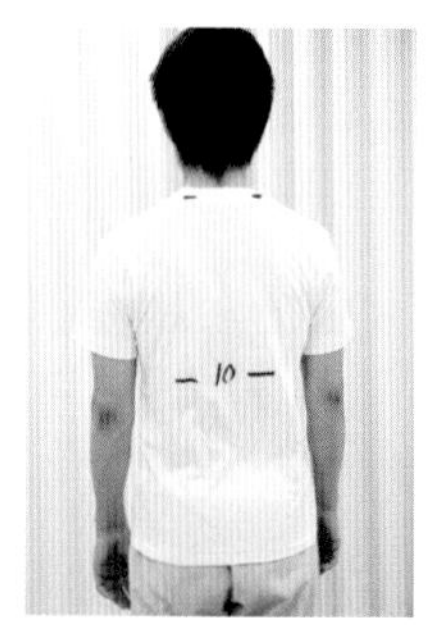

❹ 第10肋骨にマークする.

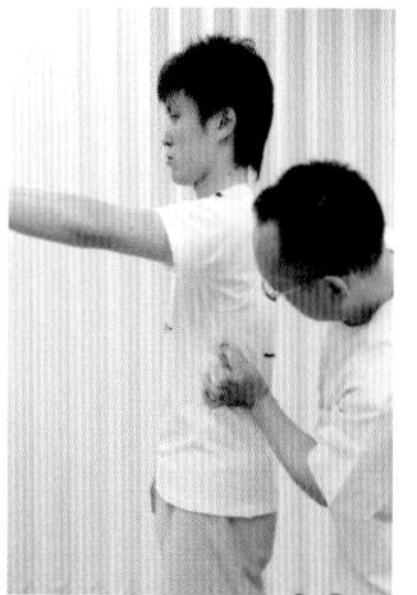
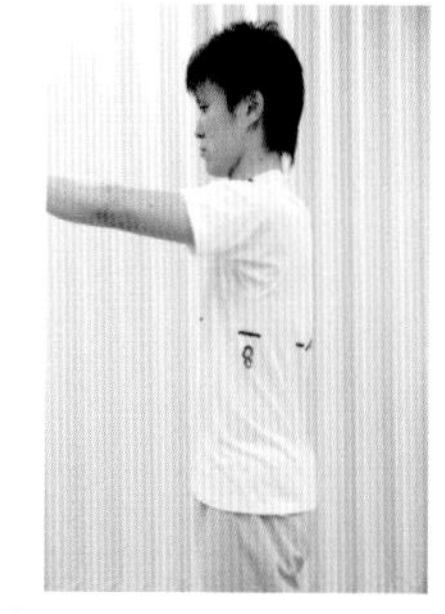

❺ 第8肋骨にマークする.

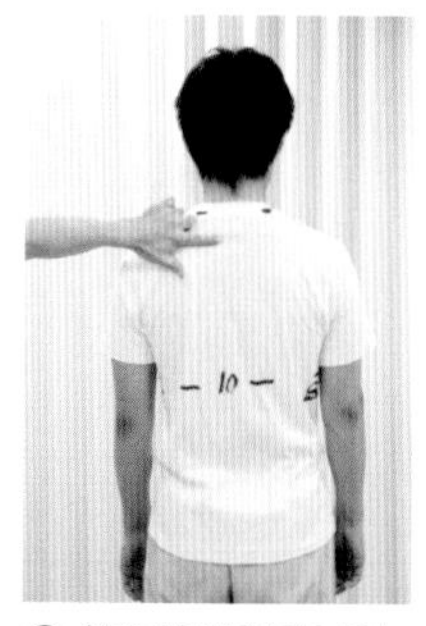

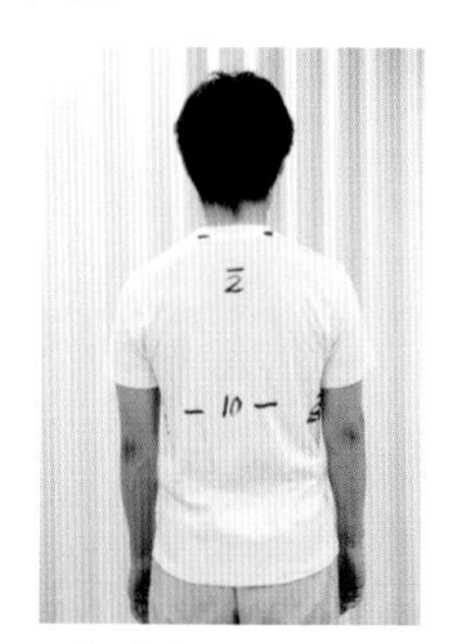

❻ 第2胸椎棘突起にマークする.

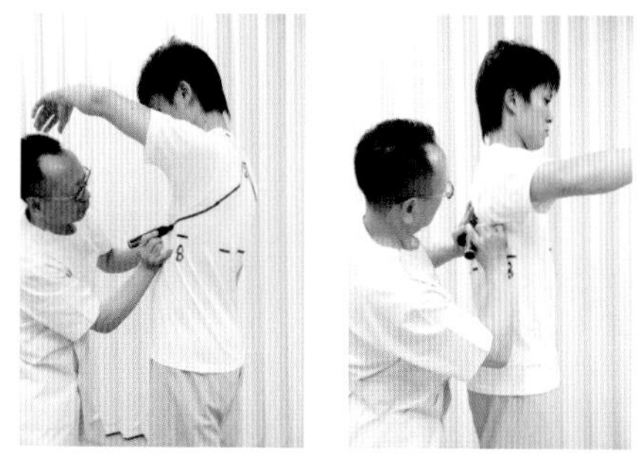

❼ 第2胸椎から第6肋骨に線を引く（斜裂).

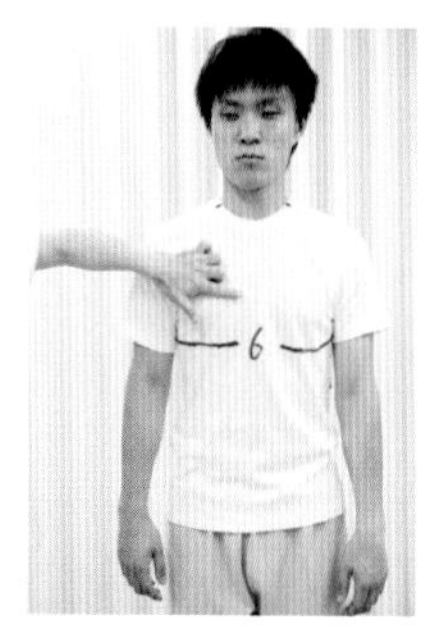

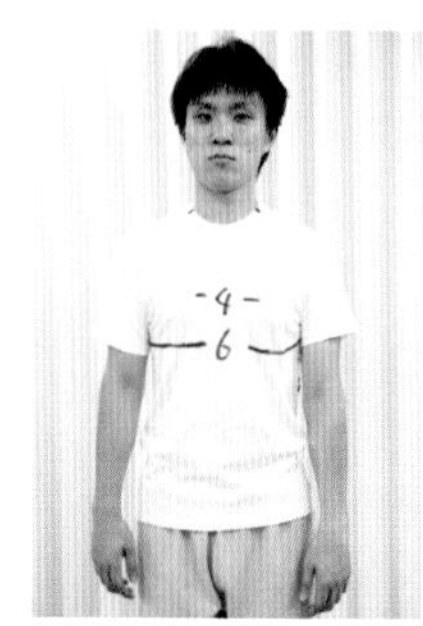

❽ 第4肋骨にマークする.

MEMO（つづき）

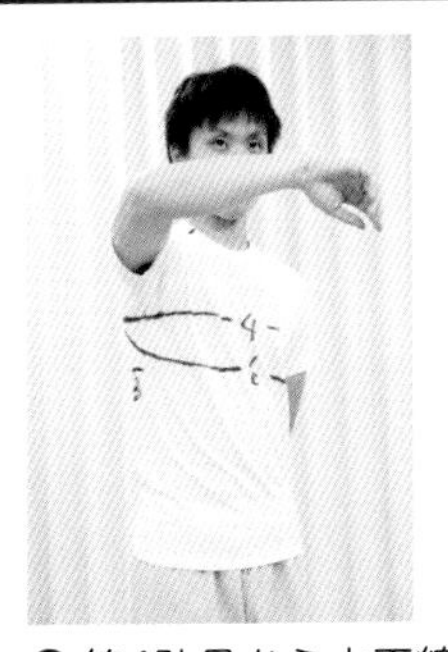
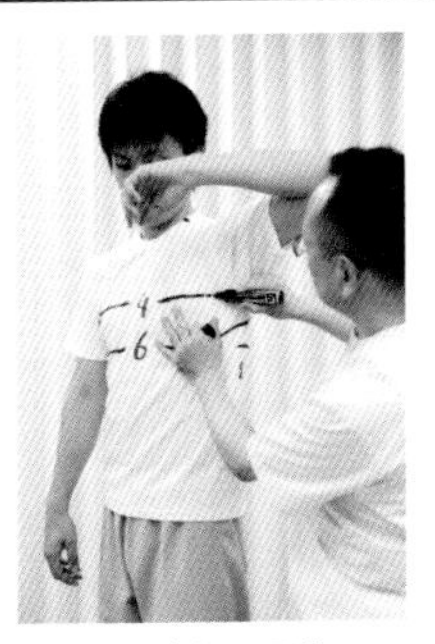

❾ 第4肋骨から水平線を引く（水平裂）.

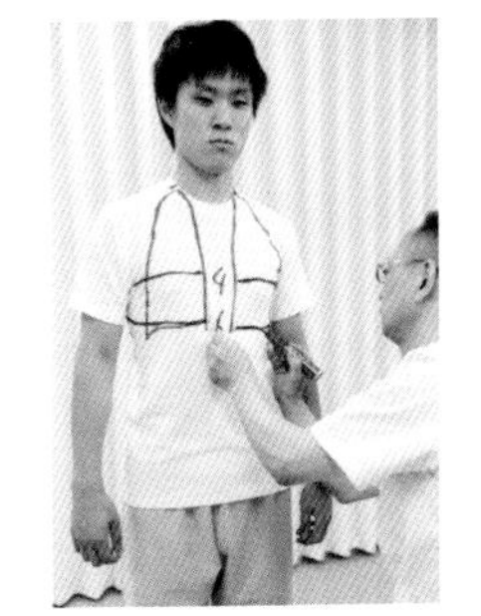
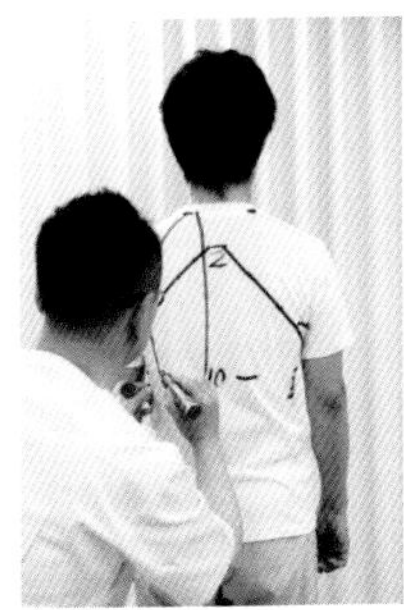

❿ 肺の形をイメージして描く.

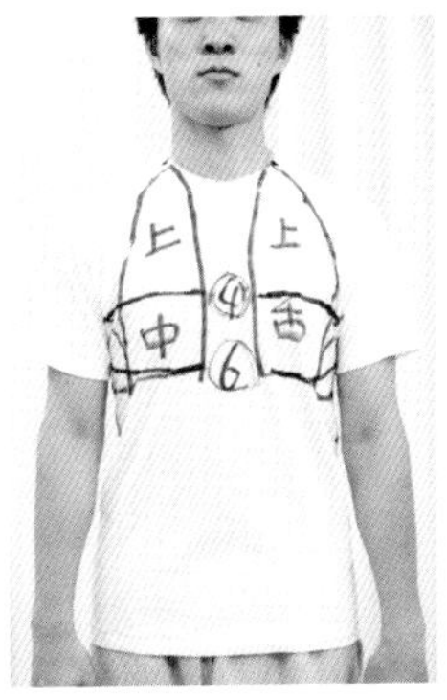

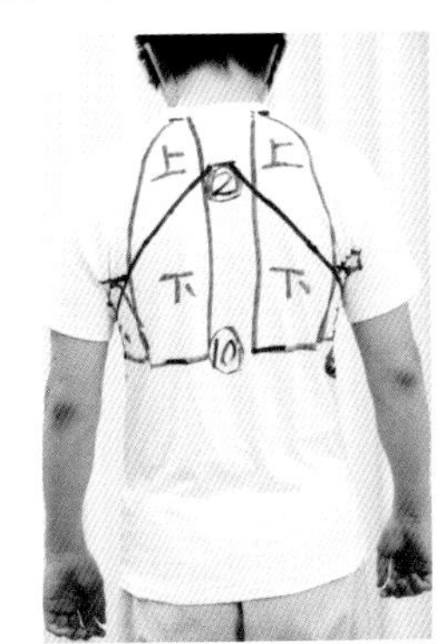

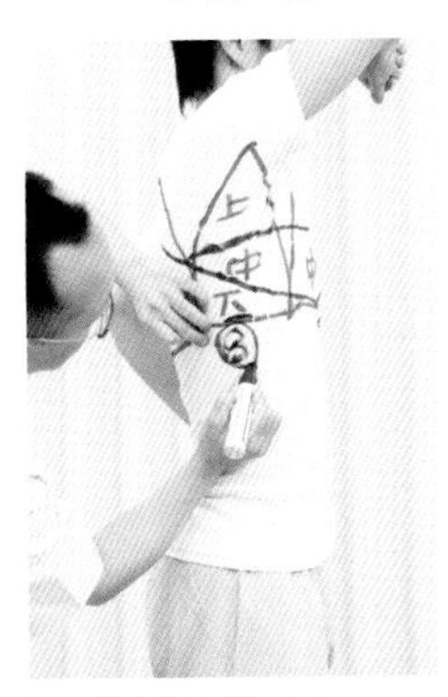
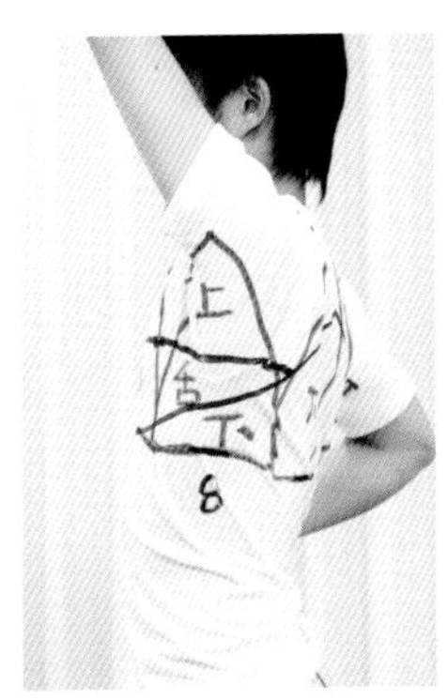

⓫ 上（葉）・中（葉）・舌（区）・下（葉）を書き入れて，出来上がり！

マーキングでは，第2胸椎棘突起の2，第4肋骨の4，第6肋骨の6，第8肋骨の8，第10肋骨の10を書き入れる.
2・4・6・8・10（にい・しい・ろう・やあ・とう）と偶数番号と覚えておこう.

Column　解剖豆知識～斜裂の位置

斜裂は，第2胸椎棘突起の高さから胸骨外側縁の第6肋軟骨の高さを走る線上にある. この線は上肢を十分に外転（手を頭の後ろに回して反対側の耳をつかむ感じ）させたときの肩甲骨内側縁に一致している.

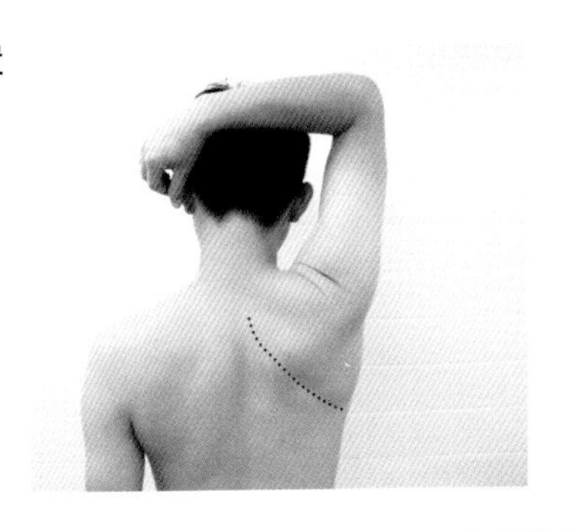

1-2 肺区域と肺葉気管支

- 肺葉は肺区域（S：pulmonary segment）に分かれ，肺区域にはそれぞれ支配気管支が存在し，これを区域気管支（B：segment bronchs）とよぶ．
- 区域気管支の名称は，肺区域の名称に対応する．

肺区域

聴打診などのフィジカルアセスメントでは，どの肺区域を検査しているのかをイメージすることが大切である．三次元的にどの部分にどの肺区域が相当するかを覚えよう．

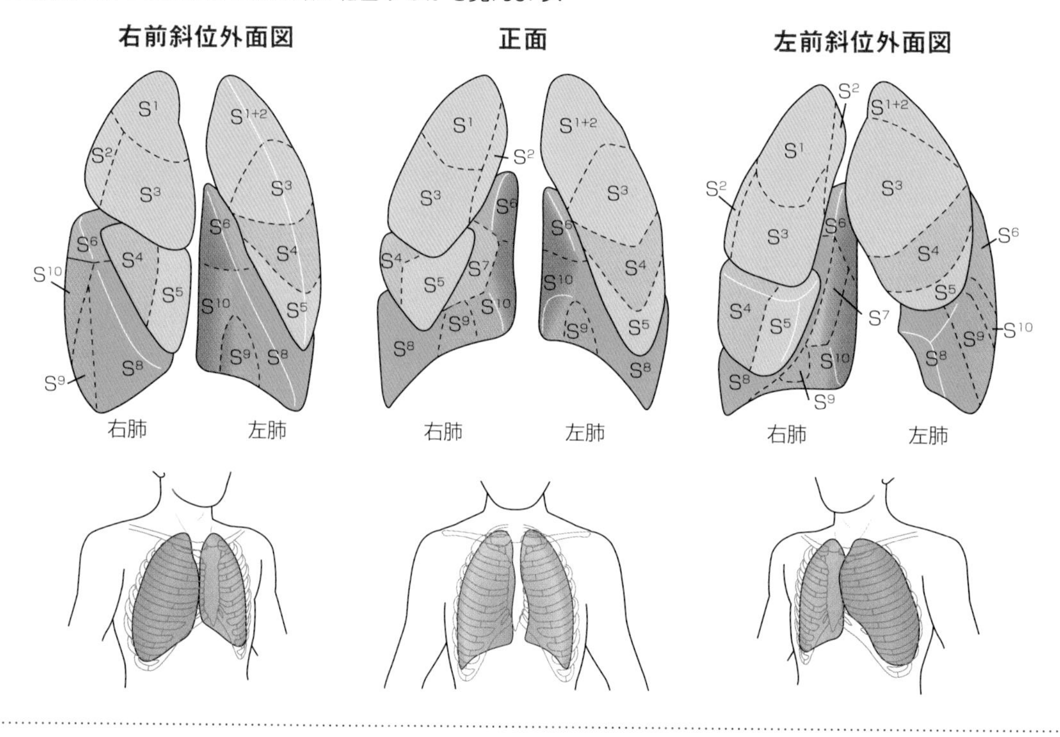

●S¹，S²，S¹⁺²の肺区域

S¹⟶右：肺尖区
S²⟶右：後上葉区
S¹⁺²→左：肺尖後区

右側面

正面

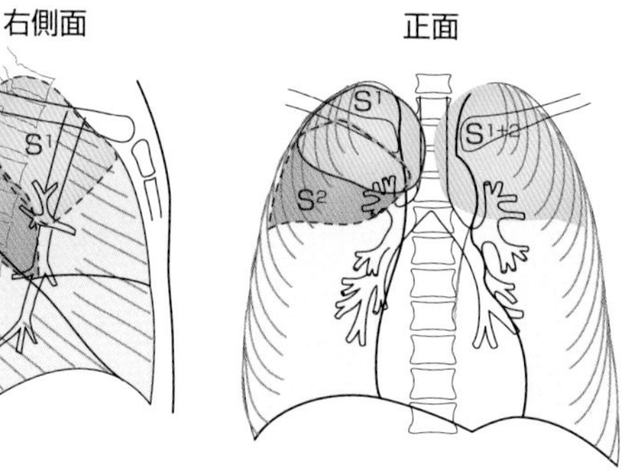

左側面

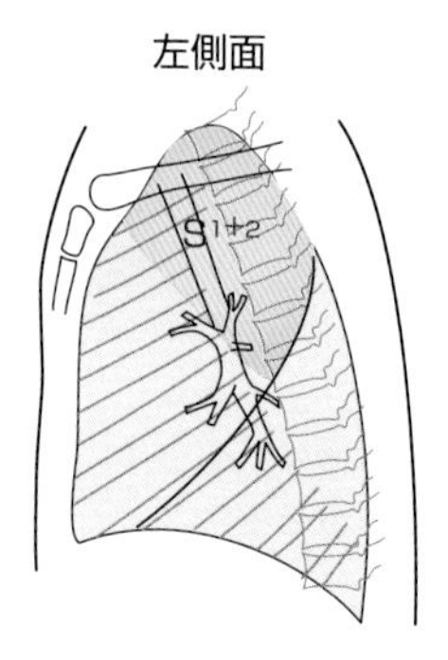

●S^3，S^4，S^5の肺区域

S^3→前上葉区
S^4→右：外側中葉区
　　左：上舌区
S^5→右：内側中葉区
　　左：下舌区

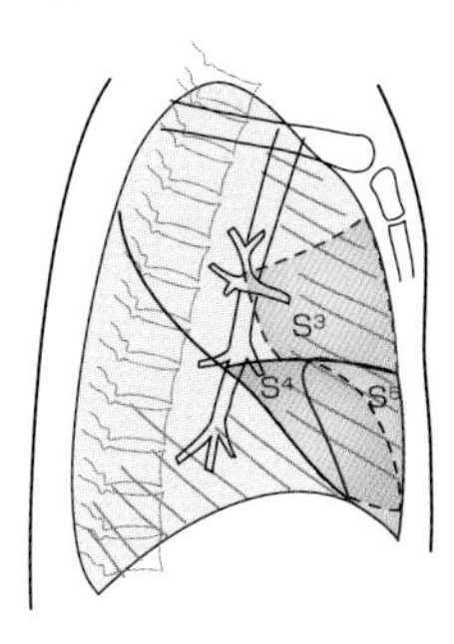

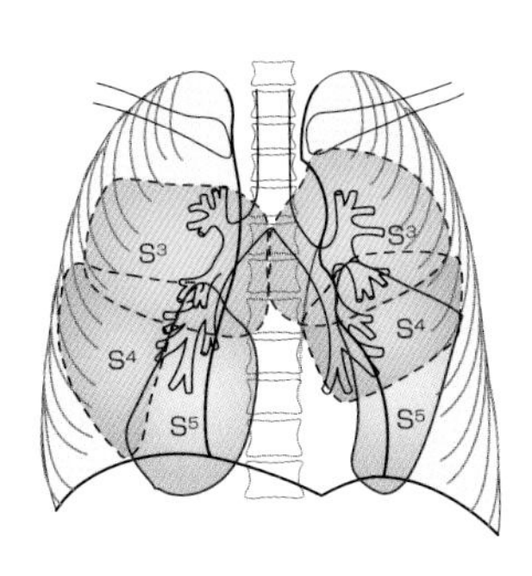

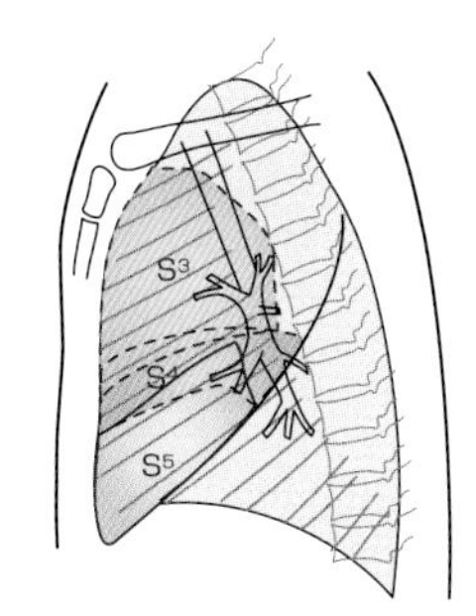

●S^6の肺区域

S^6→上-下葉区

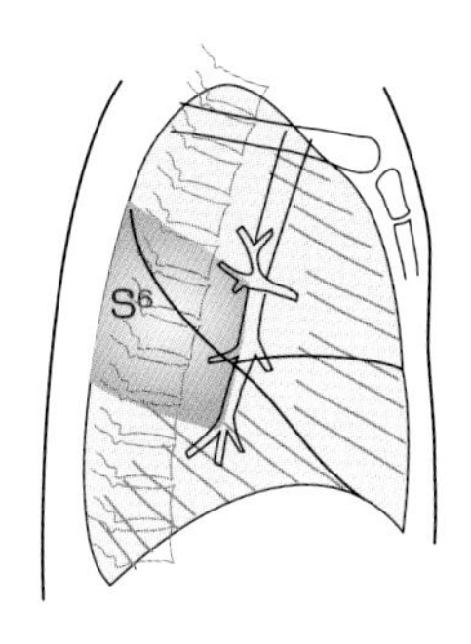

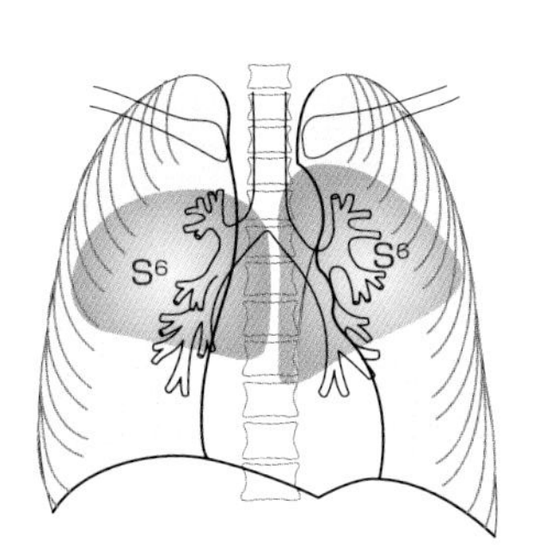

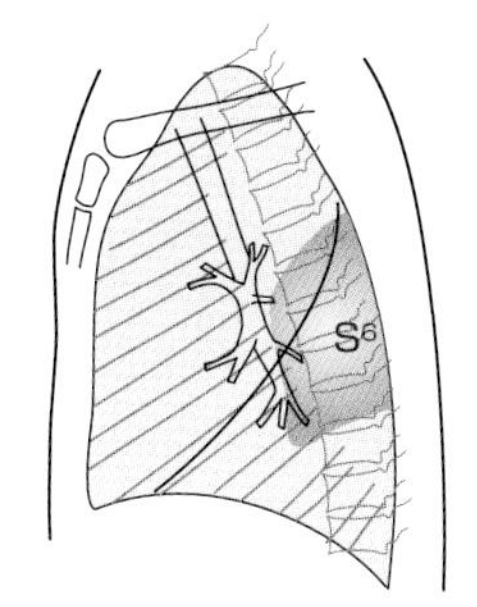

●S^7，S^8の肺区域

S^7→左のみ：内側肺底区
S^8→前肺底区

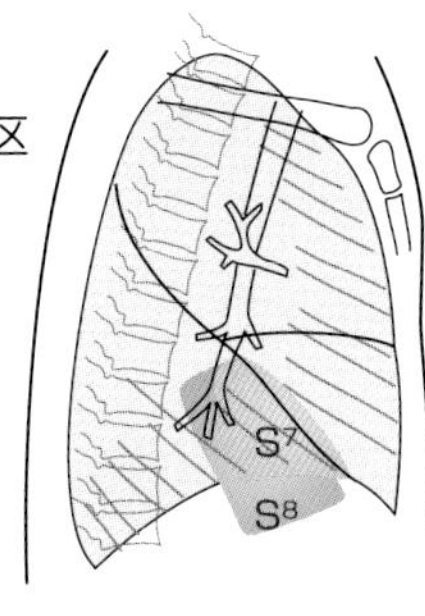

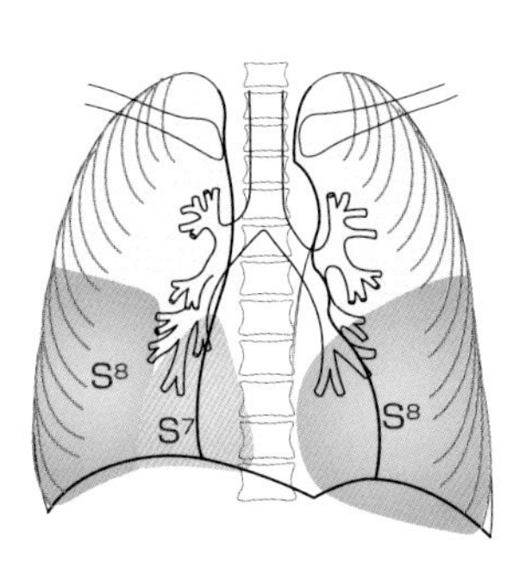

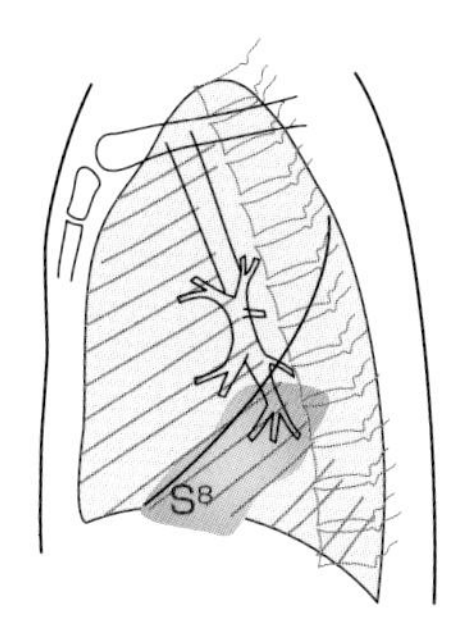

●S^9，S^{10}の肺区域

S^9 →外側肺底区
S^{10}→後肺底区

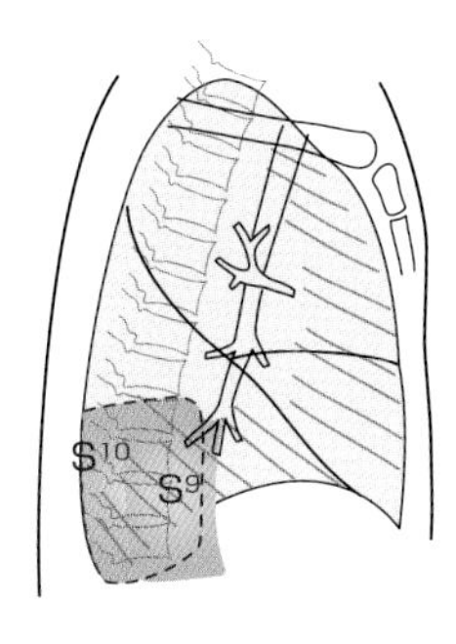

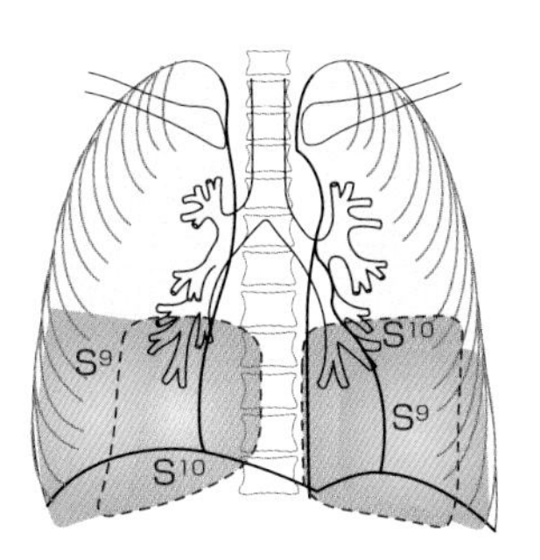

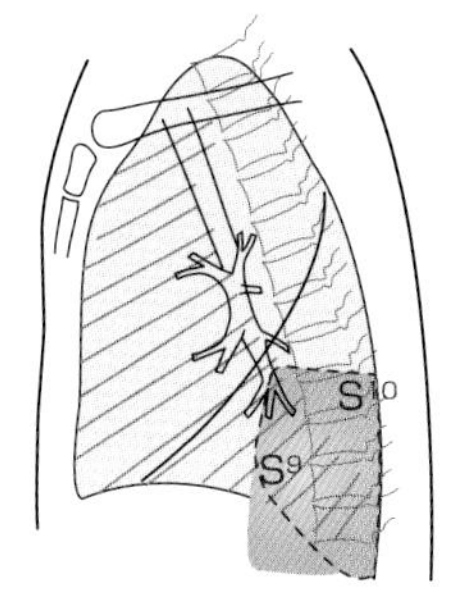

肺葉気管支

●左右の（主）気管支から，右肺は上，中，下の，左肺は上，下の葉気管支に分岐し，それぞれの肺区域に対応した区域気管支に分かれる．
●右上葉枝は，B^{1}・B^{2}・B^{3}の3枝に分岐するが，左上葉枝はB^{1}とB^{2}とが共通の枝から成り（B^{1+2}），一区域をつくる．
●左下葉枝では，心臓があるためB^{7}がない．

右肺

上葉気管支
- B^{1}　肺尖枝
- B^{2}　後上葉枝
- B^{3}　前上葉枝

中葉気管支
- B^{4}　外側中葉枝
- B^{5}　内側中葉枝

下葉気管支
- B^{6}　上ー下葉枝
- B^{7}　内側肺底枝
- B^{8}　前肺底枝
- B^{9}　外側肺底枝
- B^{10}　後肺底枝

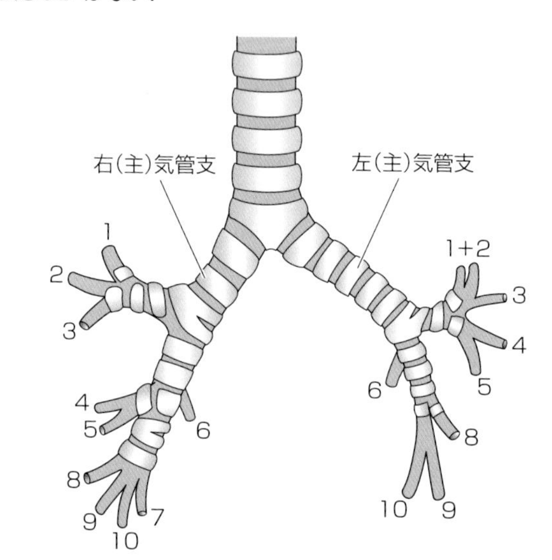

左肺

上葉気管支
- B^{1+2} 肺尖後枝
- B^{3}　前上葉枝

- B^{4}　上舌枝
- B^{5}　下舌枝

下葉気管支
- B^{6}　上ー下葉枝

- B^{8}　前肺底枝
- B^{9}　外側肺底枝
- B^{10}　後肺底枝

MEMO

左右の肺区域分類

右肺は10区域，左肺は8区域に分けられる．

右の肺区域		左の肺区域	
右上葉	S^{1}　肺尖区	左上葉	S^{1+2}　肺尖後区
	S^{2}　後上葉区		
	S^{3}　前上葉区		S^{3}　前上葉区
右中葉	S^{4}　外側中葉区		S^{4}　上舌区
	S^{5}　内側中葉区		S^{5}　下舌区
右下葉	S^{6}　上-下葉区	左下葉	S^{6}　上-下葉区
	S^{7}　内側肺底区		
	S^{8}　前肺底区		S^{8}　前肺底区
	S^{9}　外側肺底区		S^{9}　外側肺底区
	S^{10}　後肺底区		S^{10}　後肺底区

気管支体操

区域気管支の名称は肺区域の名称に対応する．下記の気管支体操を覚えると気管支の位置が理解しやすい．

B^1

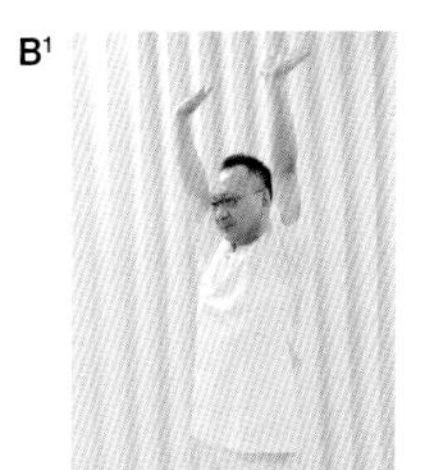

上向き

B^2

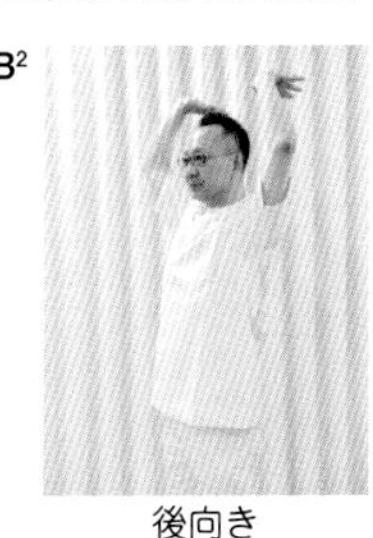

後向き

B^3

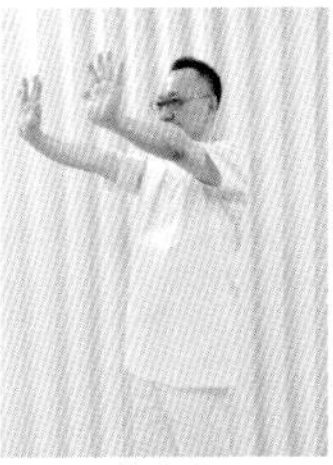

前向き

B^4

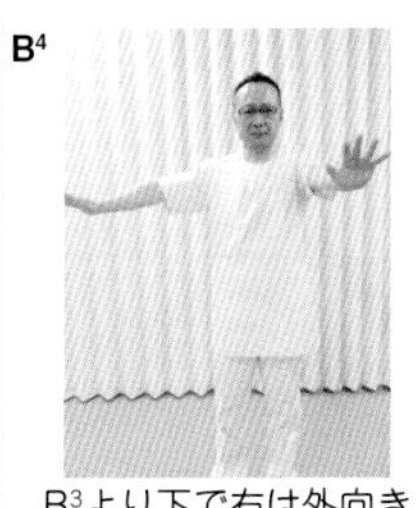

B^3より下で右は外向き，左は前向き

B^5

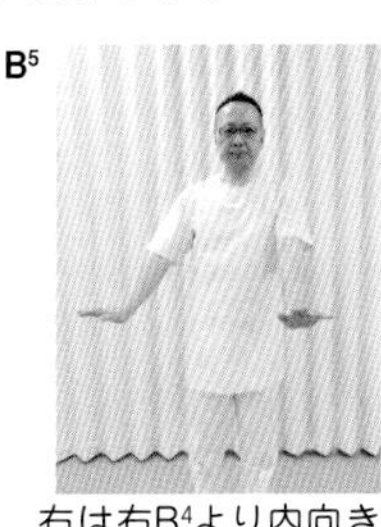

右は右B^4より内向き，左は左B^4より下向き

B^6

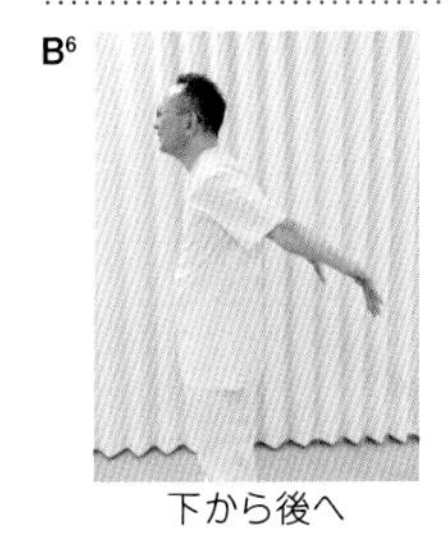

下から後へ

B^7

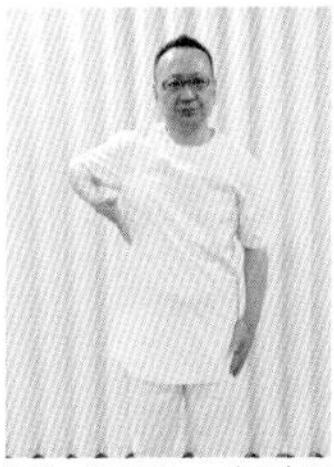

右にしかない．右肘を曲げる（心臓のやや後方に）

B^8

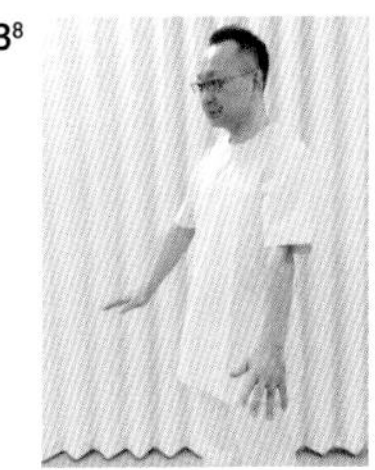

両手を肩幅よりやや広げて前へ

B^9

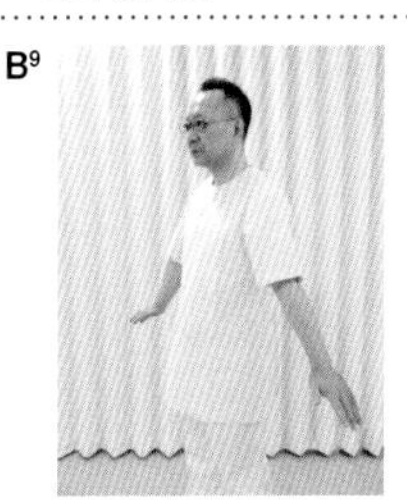

B^8より後方で横に広げる

B^{10}

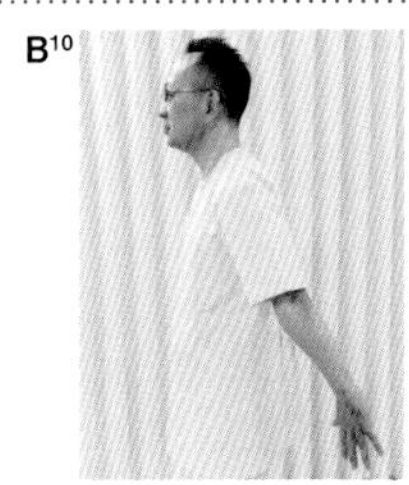

両手を伸ばして後へ（B^6より下にある）

MEMO

気管支体操で気管支の位置を覚えよう！

自分の体幹を縦隔，両腕を区域気管支，手の先が肺区域とそれぞれ見立てて，自分の身体で暗記して気管支の位置を覚えるのがよい．しかし，1から10まで連続して覚えようとすると，頭がごちゃごちゃしてくる．上葉部分，中葉・舌区部分，下葉部分の3つに分けて覚えるとよい．つまり，上葉部分は1，2，3まで，中葉・舌区部分は4，5まで，下葉部分は残りの6～10まで，と3つに整理して暗記しよう．

また，心臓のある部分に注目して，中葉・舌区部分では，左の4，5は「上」「下」，右の4，5は「外」「内」で，下葉部分では，左には心臓があるので7はなく「7は右だけ」と覚えておこう．

自然に身体が動くまで繰り返し練習しよう！

Column　肺区域と体位の関係

体位排痰法では，痰の貯留部位をより高い位置にすることで効果が期待できる．つまり，治療部位はより高い位置にすることが必要となる．右図のように，例えば，S^9（外側肺底区）に問題がある場合には，側臥位が治療体位となる．

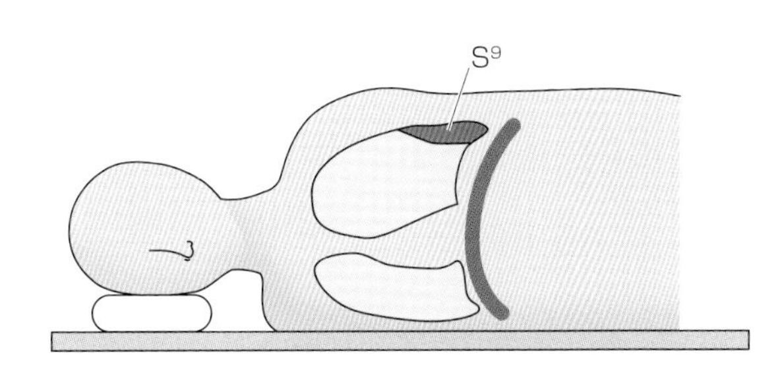

1-3 呼吸器のしくみと働き

- 呼吸器は身体と外界との間のガス交換を営む器官で，鼻腔から肺に至る空気のとおり道である気道（上気道と下気道）とガス交換の場である肺胞（呼吸部）で構成されている．
- 主な働きは，肺に空気を吸い込み酸素を体内に供給し，二酸化炭素を吐き出すことである．空気中から酸素を取り込むために，常に外界に直接開放されている器官である．

気道の構成

気道は，上気道（鼻腔，咽頭，喉頭）と下気道（気管，気管支，細気管支）に分けられる．

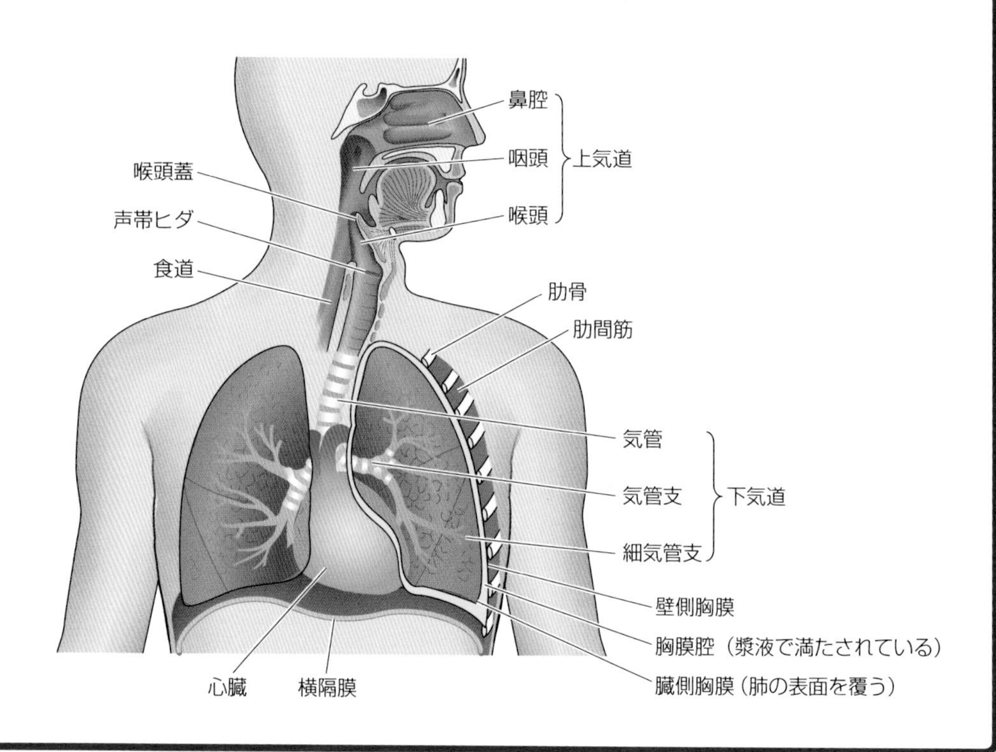

Column　気管は末梢にいくほど細くなる

気管は，分岐を繰り返し，末梢にいくほど細くなる．

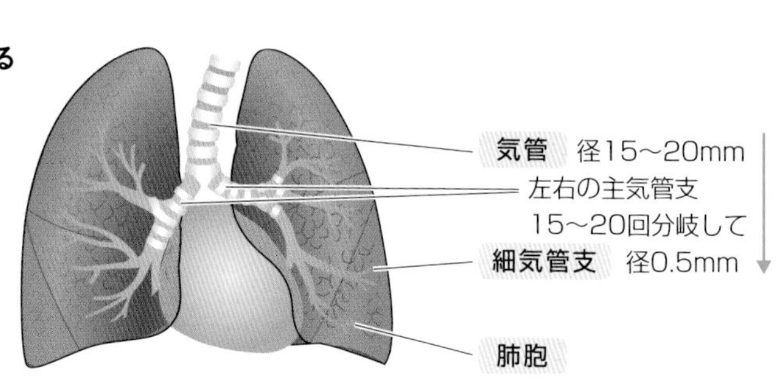

胸膜の構成

- 胸膜は肺の表面を覆う臓側胸膜と胸壁の内面を覆う壁側胸膜から成る漿膜である．その間に胸膜腔があり漿液で満たされている．
- 漿液は少量だが，潤滑液として働き，呼吸による肺の運動を円滑にしている．

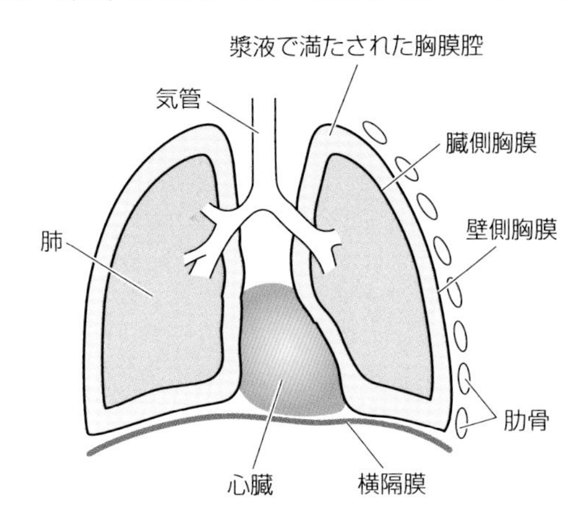

肺は肋骨と横隔膜で囲まれ，漿液で満たされた膜で覆われている．

肺の構造

- 肺は上端が細くなっていて円錐形に近い形をしている．心臓が左にあるため左肺は右肺に比べてやや小さい．

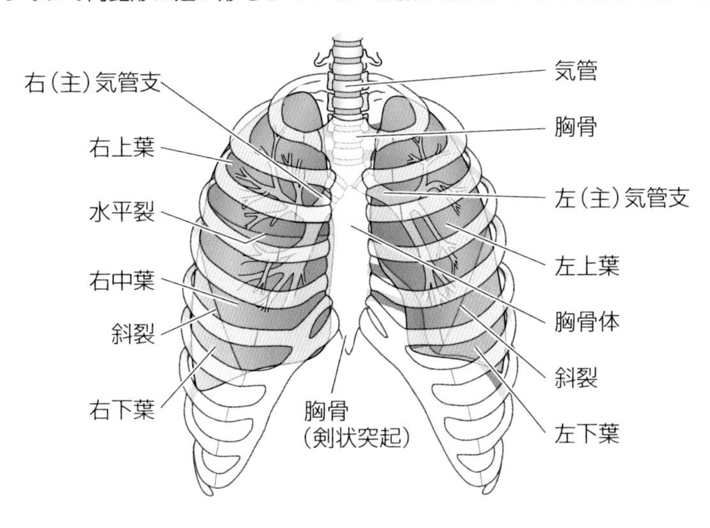

重量比は，右肺：左肺=8：7～10：9

1-3

左右の気管支の分岐角度

- 気管は成人で約10cmの長さで2本の（主）気管支に分岐する.
- 右の（主）気管支は左より垂直で太く短いため異物が入りやすく，右下肺野に誤嚥性肺炎が起こりやすい.

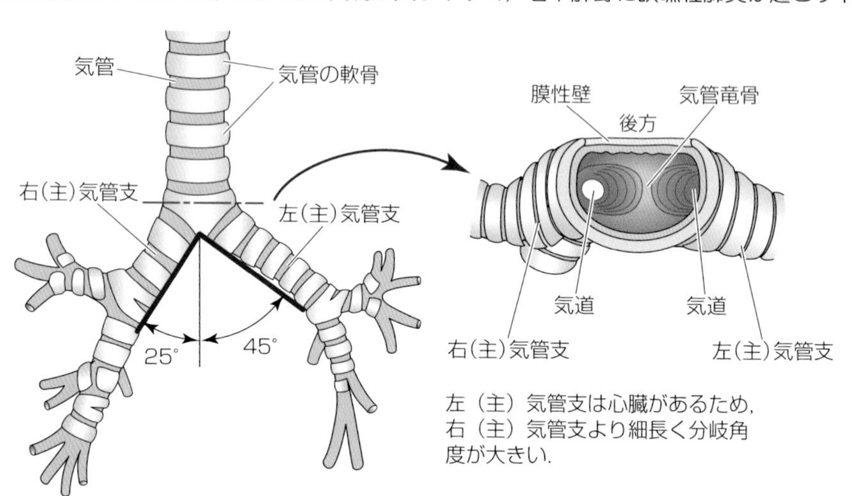

左（主）気管支は心臓があるため，右（主）気管支より細長く分岐角度が大きい.

気道の分岐

気管は2本の（主）気管支に分岐した後，より細い気道（細気管支）へと次々と枝分かれし，23回の分岐を繰り返す．呼吸細気管支の先端には，小さな空気の袋（肺胞）があり，肺胞の壁に毛細血管網を作る.

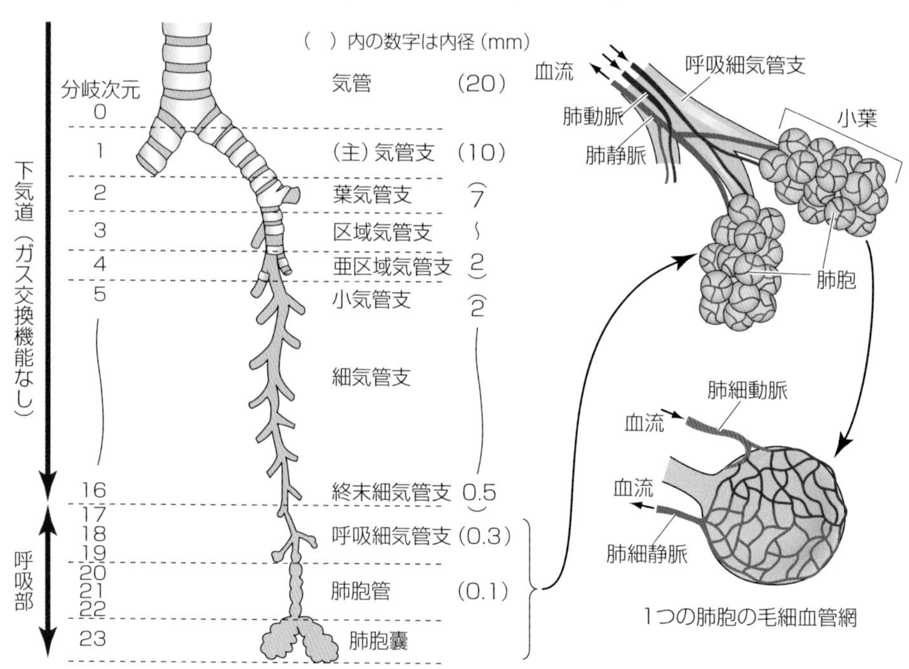

肺胞における換気のしくみ

- 第17分岐より先の呼吸細気管支，肺胞管，肺胞嚢がガス交換部分となる．
- 口腔（あるいは鼻腔）から終末細気管支までは，単にガスの通り道でガス交換には関与しない．この気道の部分は解剖学的死腔とよばれる．

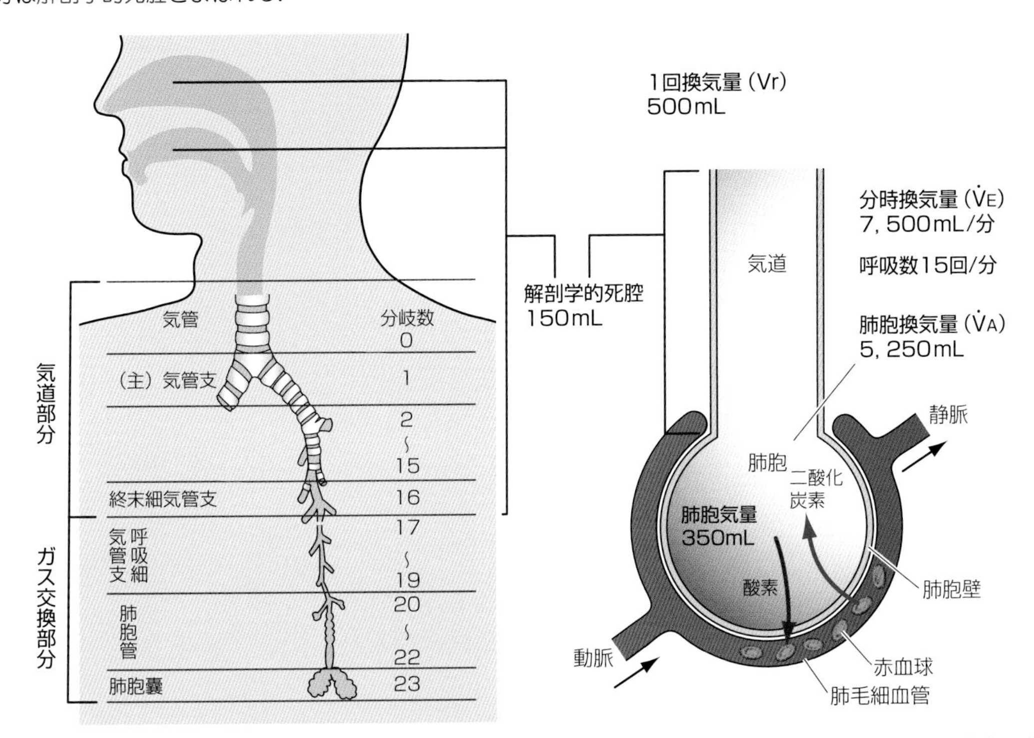

通常，1回の換気量（Vr）は500mLだが，解剖学的死腔があるため，実際に肺胞に達してガス交換する空気の量は，約350mLとなる．1分間の呼吸数は平均15回なので，分時換気量（$\dot{V}_E$）7,500mLのうち，実際に肺胞で換気されるのは5,250mLとなる．1分間に肺胞でガス交換される空気の量は分時肺胞換気量（$\dot{V}_A$）という．

MEMO

ガス交換に関与するのは呼吸細気管支以下である！

肺全体の働きをガス交換とみることができるが，ここでは肺胞レベルでのガス交換のことを指している．

呼吸細気管支の「気管支」の文字からの連想なのか，呼吸細気管支はガス交換に関与していないと勘違いしている人がいる．しかし，呼吸細気管支の壁には肺胞が出現しはじめていることから，ガス交換が営まれる．ガス交換に関与していない終末細気管支との区別を明確にしておこう！

胸郭を構成する骨

●胸郭を構成する肋骨は第1肋骨〜第12肋骨からなる.
●第1〜10肋骨は，肋軟骨を介して胸椎と連結する.
●第2〜7肋骨が胸骨体に関節する．第11〜12肋骨は，完全に遊離している.

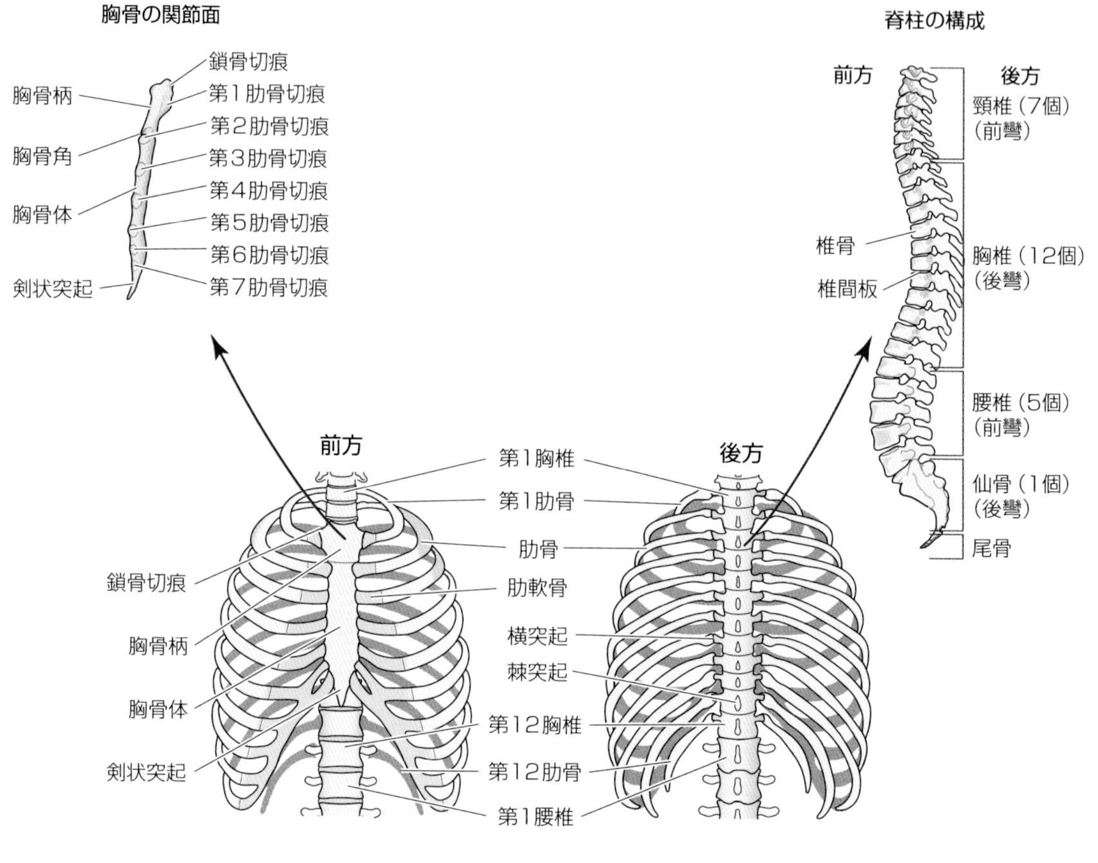

胸骨の関節面

鎖骨切痕
胸骨柄
第1肋骨切痕
第2肋骨切痕
胸骨角
第3肋骨切痕
第4肋骨切痕
胸骨体
第5肋骨切痕
第6肋骨切痕
剣状突起
第7肋骨切痕

脊柱の構成

前方
後方
頸椎（7個）（前彎）
椎骨
胸椎（12個）（後彎）
椎間板
腰椎（5個）（前彎）
仙骨（1個）（後彎）
尾骨

前方
後方
第1胸椎
第1肋骨
肋骨
鎖骨切痕
肋軟骨
横突起
胸骨柄
棘突起
胸骨体
第12胸椎
剣状突起
第12肋骨
第1腰椎

Column　解剖豆知識〜第７頸椎棘突起／第11肋骨と12肋骨の触診法

●第７頸椎棘突起の触診法

頸椎で最も大きい棘突起で，頸椎を前屈すると正中部で突出する．第７頸椎は椎間を確認する際の重要なランドマークとなる.

●第11肋骨と12肋骨の触診法

腸骨稜のやや上方に両手をまわす．つまり，ウエストに手をまわすようにする．そのまま内側に圧迫しながら，手を上方にずらしていくと示指に棒状の骨を触診する．これが第11肋骨である．先端は腋窩中線よりやや前方にある．そのまま示指を後ろにずらすと中腋窩線よりやや後方に第12肋骨の先端を触れることができる.

どちらも先端をやや強く押すと，かなり痛いので，必ずソフトに触ることが大切.

胸郭を構成する筋

呼吸運動に関与する筋の詳細は第2章p.39参照.

●深胸筋（胸郭と胸壁の深層に位置する）

- 胸郭は脊柱，肋骨，肋軟骨，胸骨が組み合わさってケージを作っている.
- ケージの側方は12本の肋骨が並び，合計11の隙間がある．肋間隙は肋間筋によって閉ざされている.

●浅胸筋（胸壁の浅層に位置する）

- 小胸筋はほぼ全体が大胸筋に覆われている.
- 前鋸筋（ゼンキョキン）は側胸壁を包むようにして後方に走っている.

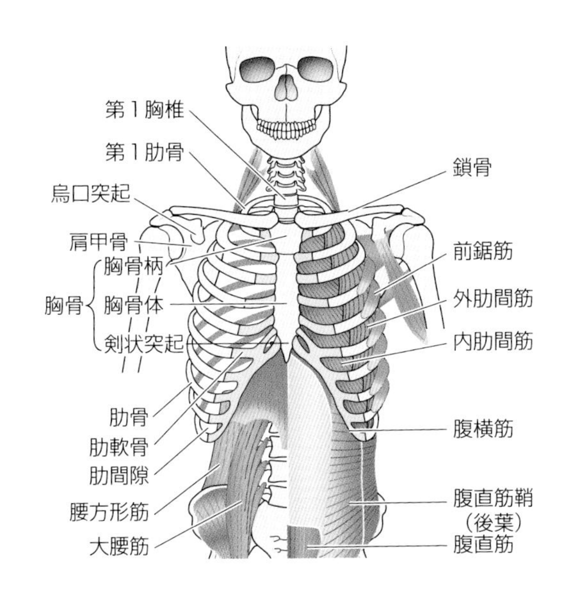

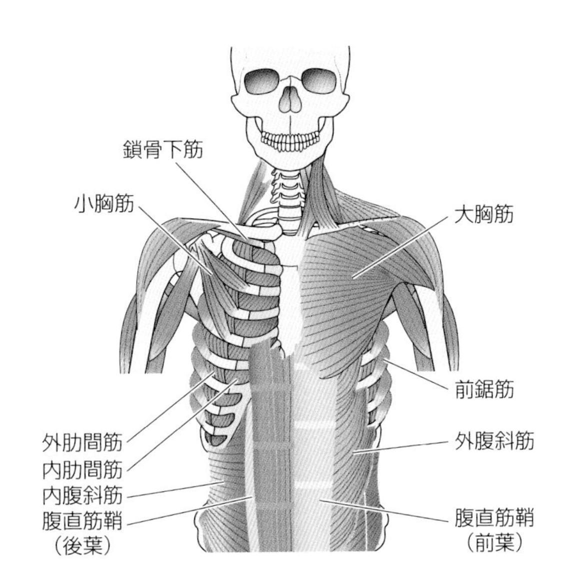

Column　呼吸数を評価するときは深さにも注意する！　～換気量と肺胞換気量

成人の1回換気量は大体500mLであり，1分間の換気量（分時換気量）を1分間の呼吸数15回で計算すると，1回換気量×呼吸数=500mL×15回=7,500mLとなる．しかし，鼻腔から末梢気管支までの気量である解剖学的死腔（成人で大体150mL）は，肺胞でのガス交換に使われない．すなわち，肺胞での換気量＝1回換気量－死腔量で，肺胞換気量（1分間）は，肺胞換気量＝（1回換気量－死腔量）×呼吸数となる．よって，肺胞換気量＝(500mL－150mL)×15回＝5,250mLとなる（p.13参照).

しかし，胸水貯留などのため1回換気量が300mLに落ち，呼吸数25回になった場合を考えると，分時換気量は，300mL×25回＝7,500mLと同じだが，死腔量は変わらないので，肺胞換気量は，(300mL－150mL）×25回＝3,750mLとなる．つまり，分時換気量は変わらなくても，肺胞換気量は1,500mLも減少していることになる.

呼吸をみるときは，数とともに深さにも注意しなければならない理由がここにある．呼吸数だけで評価するのは不十分だということがわかっていただけただろうか.

1-3

呼吸時の横隔膜の動き（呼吸運動）

- 安静時の呼吸運動のほとんどは横隔膜が担う．肺は自ら膨らんだり縮んだりできない．横隔膜の上下運動による呼吸を腹式(横隔膜)呼吸といい，この横隔膜の運動で胸郭内の圧力が変化して，肺が受動的に膨らんだり縮んだりする．
- 吸気は，横隔膜が収縮することで胸郭内が陰圧になり空気が流入してくる．つまり，息は吸うというより入ってくるイメージに近い．

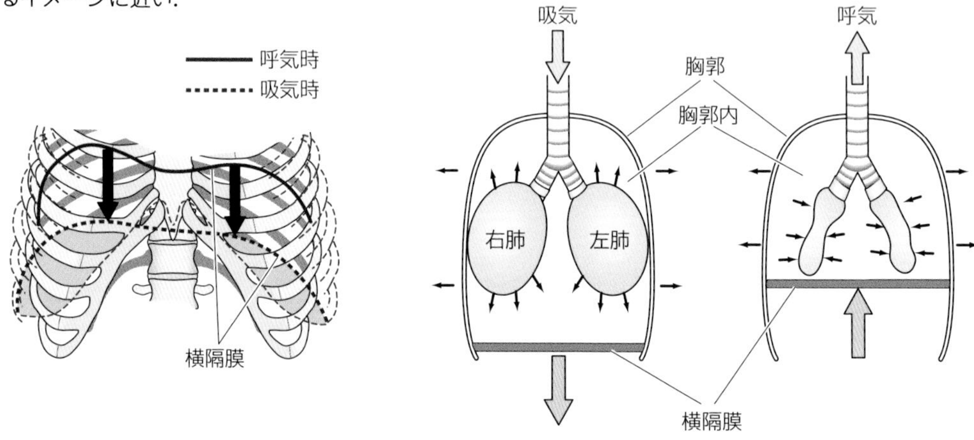

深呼吸時の肋骨の動き

- 深吸気時には，側方から見ると前胸部の肋骨が大きく持ち上がり，肋骨の走行は水平に近づく．前面から見ると肋骨角が広がり，胸郭が前後左右ともに拡大して容積が増す．
- 肋骨の挙上と胸郭の拡大が繰り返される呼吸を胸式呼吸といい，運動時にはこの呼吸の割合が多くなる．

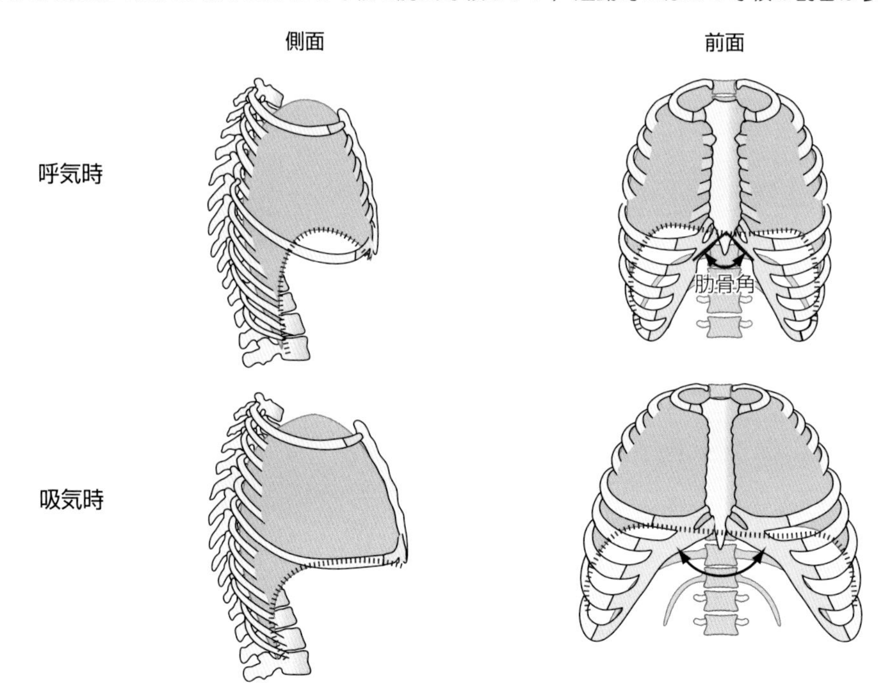

胸式呼吸と腹式呼吸（横隔膜呼吸）

- 年齢によって呼吸様式が異なる．乳児は腹式呼吸で，成人になると主に胸式呼吸がみられてくる．
- 胸式呼吸は男性より女性のほうが強い．高齢になると胸郭が硬くなるため，腹式呼吸となる．

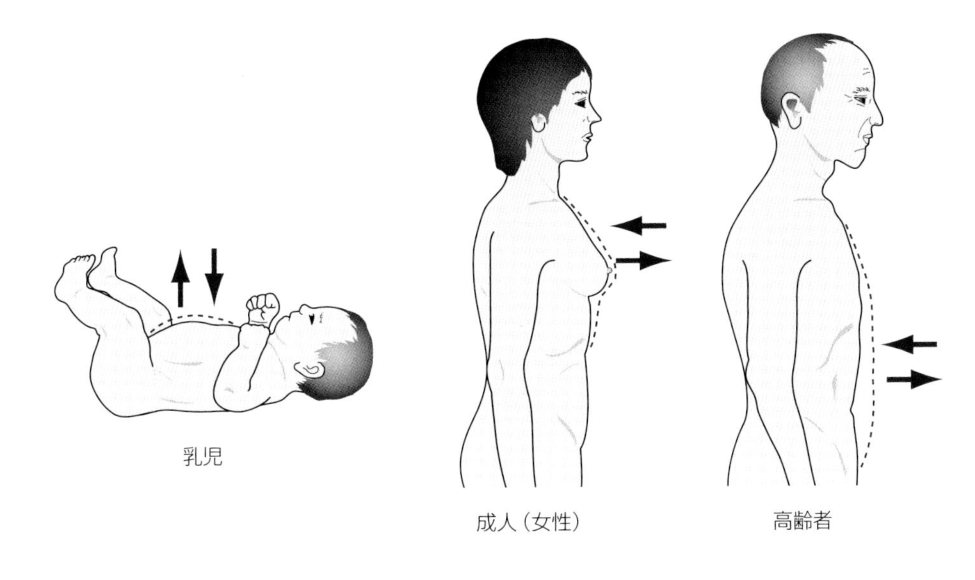

Column　乳幼児の呼吸器の特徴と加齢に伴う呼吸器への影響

乳幼児の呼吸器は以下のような特徴がある．

- 生まれたときの酸素と二酸化炭素の交換を行う肺胞数は全体の20％程度で，肺は生後2歳くらいまでに完成する．
- 鼻孔，鼻腔が狭く，気管支も細く，肺が膨らみにくい．
- 気道を取り巻く軟骨が軟らかく，わずかな圧迫などによって内腔が狭くなりやすい．
- 呼吸運動にかかわる筋肉の発達が未熟で力も弱く，疲労しやすい．
- 感染に対する防御機構が未熟で，ウイルスや細菌に感染しやすく，感染症にかかると重症化しやすい．

そして，加齢に伴い呼吸器はさまざまな影響を受けるようになる．以下に主なものをまとめた．

- 背筋の筋力が低下し，円背になり肺が圧迫される．
- 胸郭が硬くなり，呼吸にかかわる筋力や肺自体が縮まろうとする力が低下する．
- 肺活量や1秒量（息を吐きはじめの1秒間に肺から吐き出される空気の量）などの呼吸機能が低下する．
- 運動時の最大酸素摂取量（1分間に体内に取り込められる最大限の酸素量）が低下する．
- 嚥下反射が低下し，異物が気道に入りやすくなる．
- 咳反射が起こりにくくなり，異物の排除機能が低下する．
- 免疫機能が低下し，抵抗力が弱まる．

1-4 ガスの交換と運搬

- 空気中の酸素（O_2）を体内に取り入れ，体内から二酸化炭素（CO_2）を排出することをガス交換といい，O_2を肺から細胞へ，CO_2を細胞から肺へと運ぶことをガスの運搬という．
- ガス交換には，肺胞においてO_2を取り込み，肺胞内のCO_2を放出する肺胞レベルのものと，組織まで運搬されてきたO_2を細胞の活動のためのエネルギーとして使い，この副産物としてCO_2を発生する末梢組織のものがある．
- 体内の組織と肺との間のガスの運搬は血液を介して行われる．動脈はO_2を肺から末梢組織へ，静脈はCO_2を末梢組織から肺へ運搬する．

吸気・呼気のガス組成

大気つまり吸気には，窒素（N_2），酸素（O_2），二酸化炭素（CO_2）が含まれていて，そのうちO_2の占める割合は21％程度で，CO_2は0.04％と少ない．肺胞でガス交換が行われ，呼気の組成はO_2が約16％，CO_2は約4％となる．つまり，約5％の酸素を消費し約4％のCO_2を排出しており，ほぼO_2を消費した分，CO_2が排出されることになる．

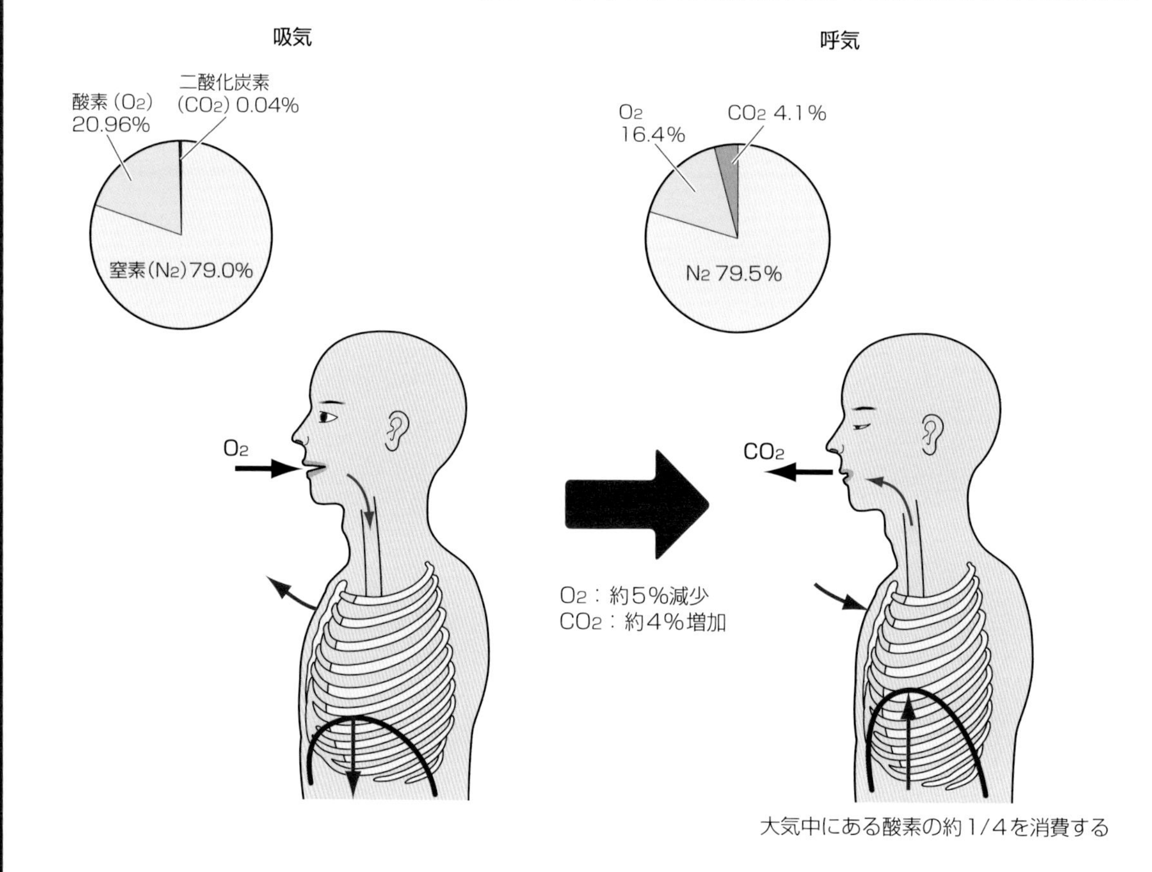

外呼吸と内呼吸

- 呼吸には，外呼吸と内呼吸がある．外呼吸は肺で行われるガス交換を，内呼吸は細胞で行われるガス交換を意味する．
- 内呼吸は血管と細胞の間で直接行われるのではなく，毛細血管から濾過された間質液を介して行われる．

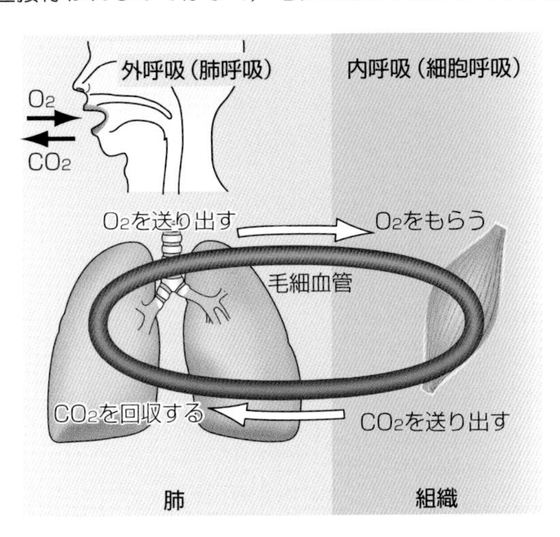

O_2の取り込みとCO_2の排出経路

大気中から空気を吸入し，肺胞でO_2を受け取り，動脈血となって肺静脈をとおり，心臓の左心房へ入る．左心室を出た動脈血は，全身の毛細血管で細胞にO_2を与え，CO_2を受け取って静脈血となり，心臓の右心房へ入る．右心室を出た静脈血は肺動脈をとおり，肺の毛細血管でCO_2を排出する．

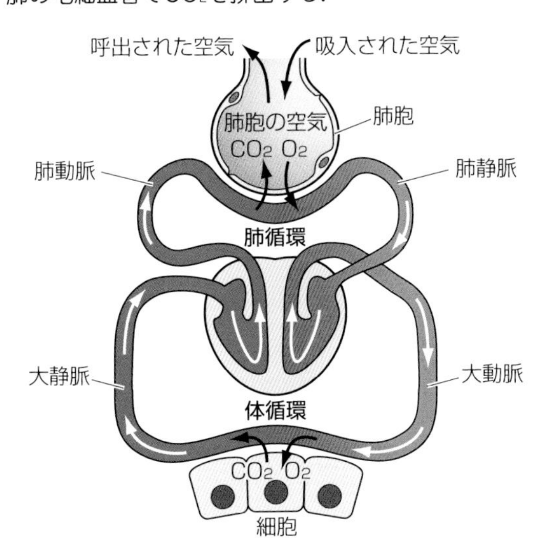

肺胞でのO_2・CO_2拡散

拡散とは，物質が濃いほうから薄いほうに移動する現象である．肺胞気O_2分圧が100 Torrで，混合静脈血O_2分圧が40 Torrなので，O_2は肺胞→血液へと移動する．CO_2分圧は，肺胞気が40 Torr，混合静脈血が45 Torrなので，血液→肺胞へと移動する．

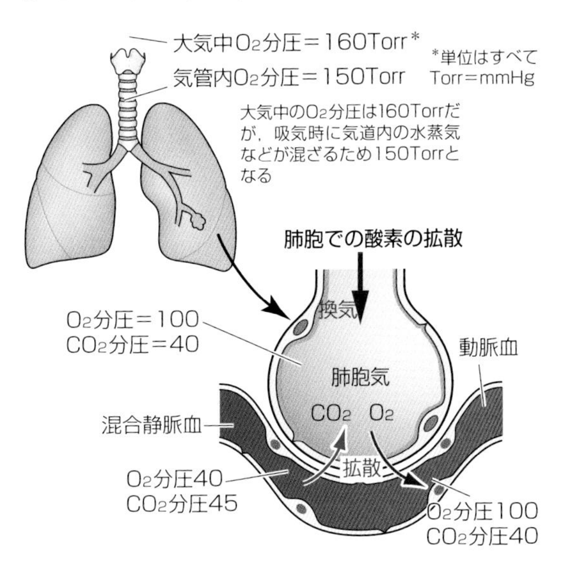

肺胞換気量と肺胞気酸素分圧および肺胞気二酸化炭素分圧の関係

●肺胞気酸素分圧（P_AO_2）は，肺胞換気量（$\dot{V}_A$）と比例関係にある．運動時など$\dot{V}O_2$（酸素消費量）が増大すると，曲線は右下方にシフトし，正常のP_AO_2を保つためには換気量が増大する（A点→B点）．

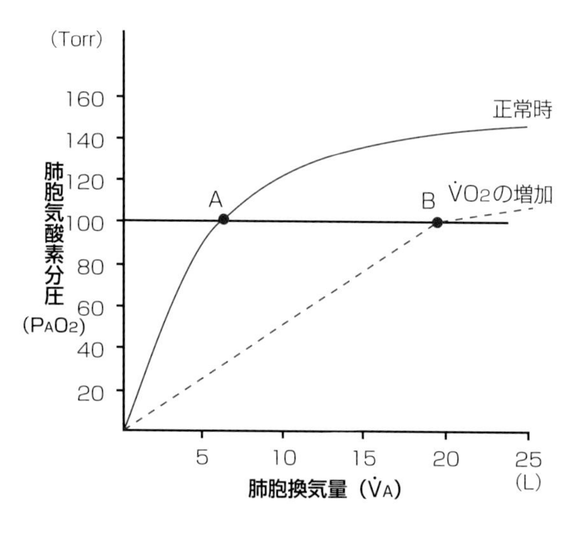

●肺胞気二酸化炭素分圧（P_ACO_2）は，肺胞換気量（$\dot{V}_A$）と反比例関係にある．CO_2生産量が増加すると，曲線は右上方にシフトし，正常のP_AO_2を保つために換気量が増大する．（A点→B点）．

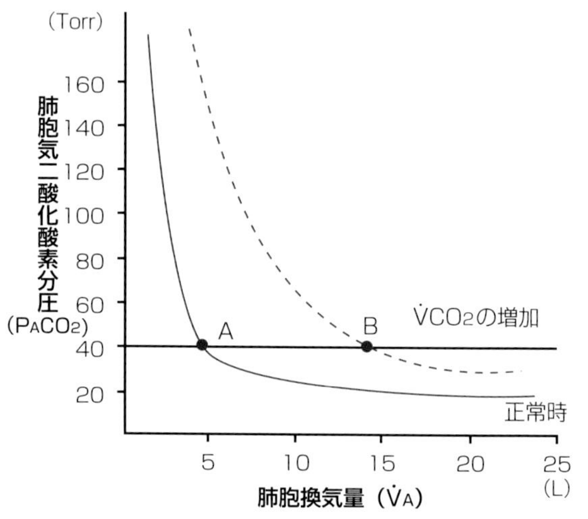

血液中のガスの運搬

O_2は拡散によって肺胞から血管内に移動し，そのほとんどが赤血球中のヘモグロビン（Hb）と結合して運ばれる．細胞では拡散によりO_2を血管内から取り込み，CO_2を細胞から血管内へと移動させる．ほとんどのCO_2は重炭酸イオン（HCO_3^-）として運ばれる．

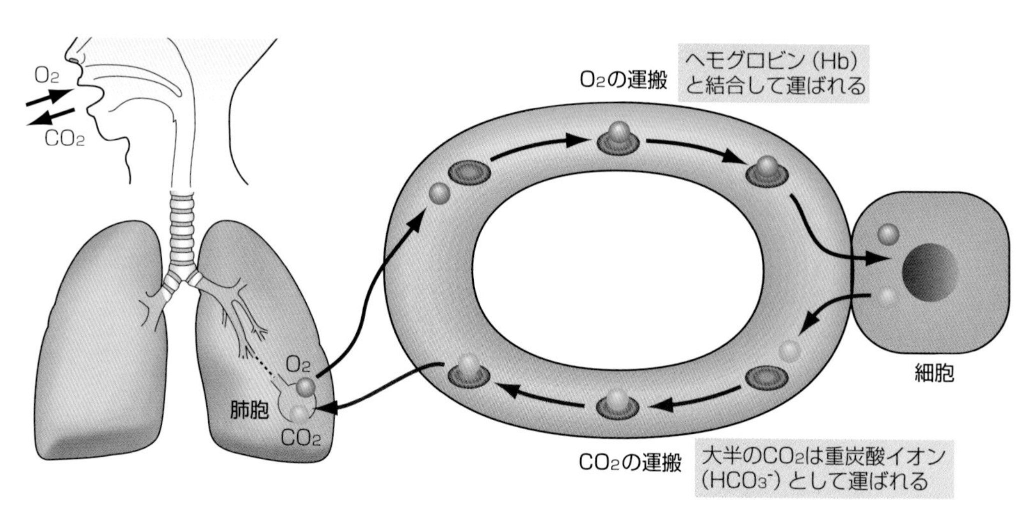

肺胞と組織での拡散の様子

肺胞での拡散は前述したとおりである．一方，組織では動脈血のO_2分圧100 Torrと組織のO_2分圧40 Torrの分圧差で拡散が生じ，O_2は血液→組織へと移動する．CO_2分圧は，組織が45 Torr，動脈血が40 Torrであるため，CO_2は組織→血液へと移動する．肺胞と組織でのO_2とCO_2の拡散の様子を下図に示す．

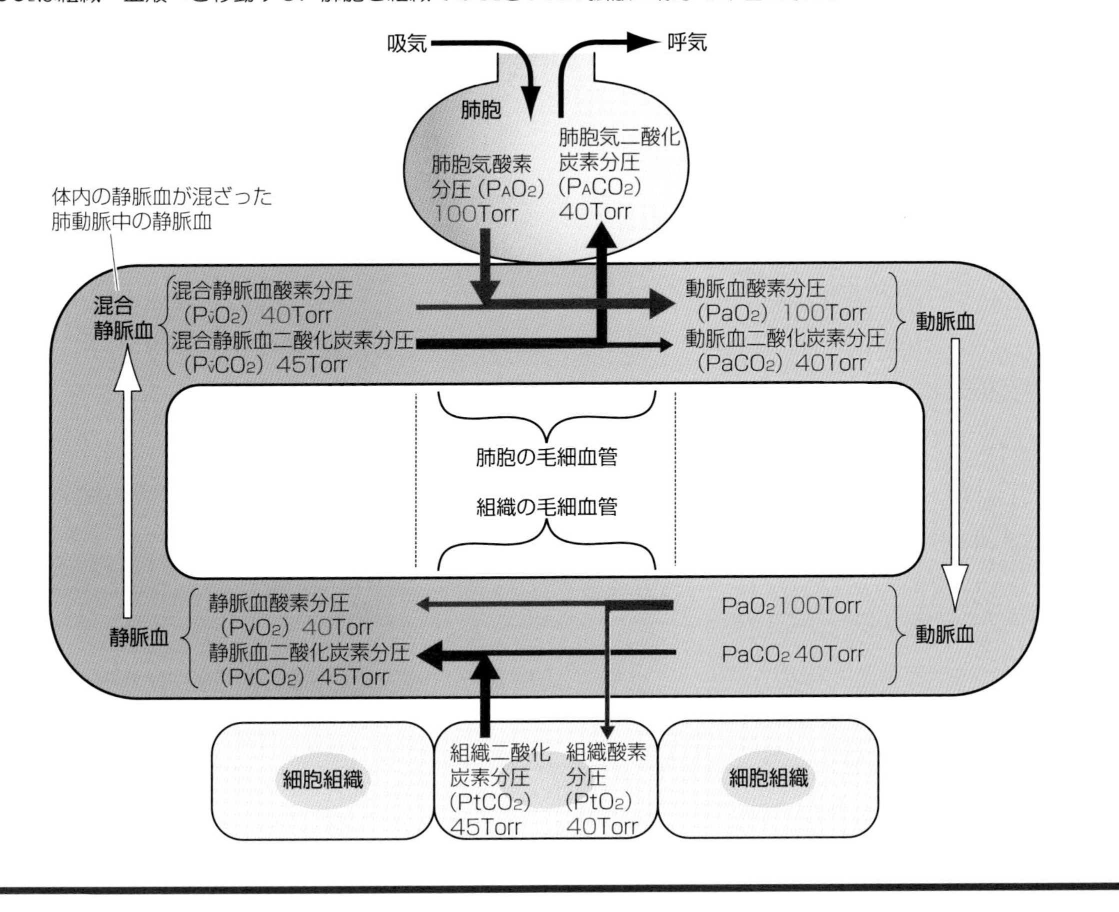

Column　分圧の単位

「圧」の単位はmmHgが最も一般的だが，Torr（発音は「トル」）もよく使われるようになってきた．Torrは数値的にmmHgに等しく，同義に使うことができる．発音しやすいし，パソコンのキーボードも打ちやすいということもあり少しずつ普及してきている．

イギリスでは，kPa（キロパスカル）が普及している（1 kPaは7.5mmHg）．海面での気相のガスの％濃度はそのままkPaで表した分圧に等しい．例えば，空気中の酸素濃度は21％で，分圧も約21kPaである．これは大気圧が約101kPaだからである．

1-4

酸素解離曲線

●赤血球内のヘモグロビン（Hb）がO_2と結合して運ぶことは前述したが，HbがO_2と結合している割合を動脈血酸素飽和度（SaO_2）という．SaO_2は動脈血酸素分圧（PaO_2）が高いほど高くなるが，直線関係ではなく，S字状曲線の関係にある．このS字状の曲線を酸素解離曲線という．

●肺などのO_2が豊富な組織では，HbはO_2を離しにくく，逆にO_2が少ない組織では，HbはO_2を離しやすい．この働きによって，HbがO_2を肺から末梢組織に効率よく運搬することができる．

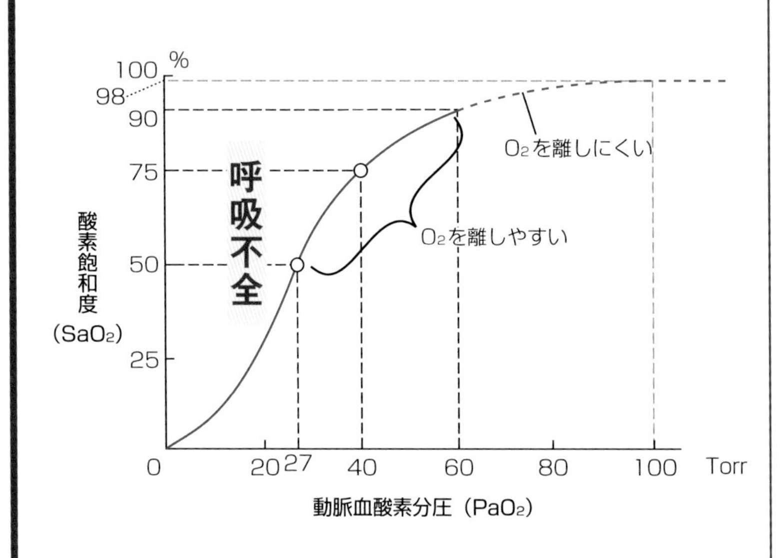

MEMO

SpO_2とは?!

経皮的動脈血酸素飽和度といい，パルスオキシメーター（下図）を用いて測定できる．直接動脈血から測定したものがSaO_2であり，SpO_2とほぼ同じ値である．

つまり，「SpO_2 90％＝SaO_2 90％＝PaO_2 60Torr」といった関係になる．

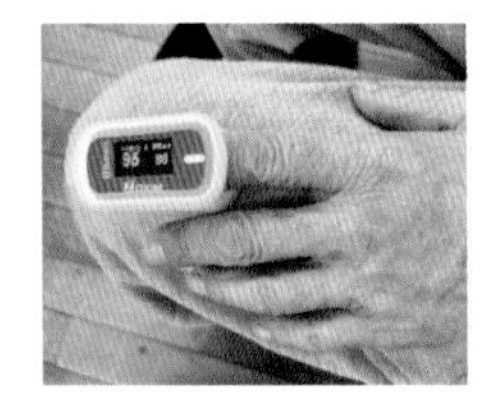

非侵襲的に連続測定ができる．

Column　フィジカルアセスメントは患者さんとの信頼関係を築く一歩

近代医学における検査・診断法は非常に進歩・発達してきたが，現在でも視診，触診，打診および聴診は診察の基本である．患者さんに苦痛を与えず簡便に行えて，その場で主要な情報が得られるし，病状の経時的な変化を評価することもできる．しかし，臨床現場をみてみると，残念ながらあまり行われていないのが実情のようである．確かに，日常業務では覚えることもたくさんあるし，忙しくて時間はないと思うが，フィジカルアセスメントができれば，病態が把握でき，ふだんの仕事もスムーズになるのではないかと思う．

患者さんの評価は，出会いのときから始まる．診察技術の向上には，実際の臨床の場での経験が欠かせない．一例一例，丁寧に診察し，どんな症例からでも学ぶといった姿勢で意識的にトレーニングを積むことによって診察技術は確実に身につく．また，この機会が患者さんとの信頼関係を築く第一歩にもなる．

患者さんへ接する際は，十分な知識とすぐれた技術が必要なことはいうまでもない．同時に，人間的な温かみや安心感を与えられる品性も備えておかなければならない．少なからず不安や恐怖を抱いている患者さんから，微妙な症状や徴候，さらにプライバシーが絡む問題までも評価する医療者は，患者さんに信頼される人間でなければならない．

2

フィジカル アセスメント の実際

2-1 問診 interview

- 呼吸困難と呼吸不全は同義ではない．
- 呼吸困難は，「息苦しい」と感じる主観的な「呼吸に関連した不快な感覚」で，自覚症状である．
- 呼吸不全は，$PaO_2 \leqq 60$ Torr（$SaO_2 = SpO_2 \leqq 90\%$）という客観的病態である．

呼吸困難と呼吸不全の関係

呼吸困難
患者が「苦しい」と感じる
（訴える）もの
主観的症状

⇔

呼吸不全
$PaO_2 \leqq 60$ Torr
$SpO_2 \leqq 90\%$
客観的病態

酸素が足りていても
苦しいと感じることがある

酸素不足なのに
苦しくないこともある

呼吸困難について

●患者の表現例と質

「呼吸に関連した不快な感覚」を本人はどう感じているかを探る．

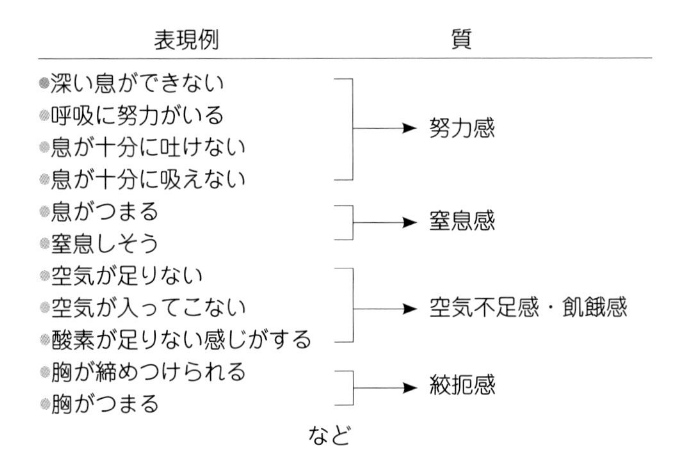

表現例	質
●深い息ができない ●呼吸に努力がいる ●息が十分に吐けない ●息が十分に吸えない	努力感
●息がつまる ●窒息しそう	窒息感
●空気が足りない ●空気が入ってこない ●酸素が足りない感じがする	空気不足感・飢餓感
●胸が締めつけられる ●胸がつまる	絞扼感

など

●発症様式

急性，慢性，慢性期の急性悪化など

●発症状況

安静時，労作時，運動による誘発，体位など

●程度

mMRC（修正MRC）息切れスケールが世界的に使用されている．mMRC分類（ATS/ERS 2004）は，オリジナルのMRCのⅠ～5を0～4に1段階シフトさせている．

Grade	内容
Grade 0	激しい運動を除き，息切れが気になったことはない
Grade 1	平地を急いだときや，穏やかな坂を歩いて上がるときに息切れを感じる
Grade 2	息切れのため同年齢の人よりもゆっくり歩かなければならない．平地を自分のペースで歩いても息継ぎのため休まなければならない
Grade 3	平地を100mほど，あるいは数分歩いただけで息継ぎのために休まなければならない
Grade 4	息切れが強くて外出できない．あるいは着替えだけでも息切れがする

MRC：Medical Research Council

ここがポイント

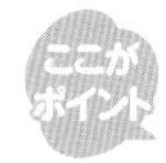

診療報酬上の呼吸器リハビリテーションの算定要件となるMRC 2以上は，mMRCでは1以上に相当することに注意が必要である．

呼吸困難の評価

呼吸困難の評価は大きく直接的評価法と間接的評価法の2つに分けることができる．

●直接的評価法

患者自身が直接呼吸困難の程度や強度を測定するので「主観的評価」方法となる．安静時だけではなく，運動負荷試験などの運動中や運動直後の呼吸困難を評価するときに用いられる．修正BorgスケールやVASがその代表である．

修正Borgスケール

0	何も感じない	Nothing at all
0.5	非常に弱い	Very, very weak
1	やや弱い	Very weak
2	弱い	weak
3	ちょうどよい	Moderate
4	ややきつい	Somewhat strong
5	きつい	Strong
6		
7	かなりきつい	Very strong
8		
9		
10	非常にきつい	Very, very strong
·	最大	Maximal

視覚的アナログ・スケール

10cm
息切れなし
最大の息切れ
●左端からの距離を物差しで測り，呼吸困難度を示す
●横または縦の直線

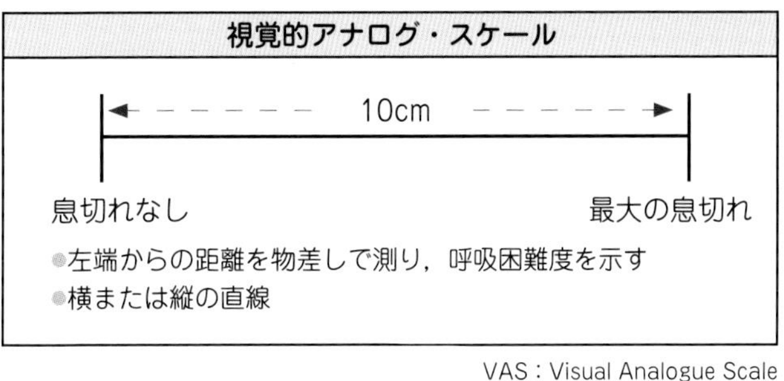

VAS：Visual Analogue Scale

●間接的評価法

問診などにより医療スタッフが評価するので「客観的評価」方法となる．主に日常生活活動や在宅での生活において，呼吸困難の臨床的重症度をみるのに用いられる．mMRC息切れスケールがその代表である．

2-2 視診 inspection

● 視診とは，肉眼でさまざまな角度から身体を観察し，全身的および局所的所見を把握することである．
● 呼吸状態（呼吸の型・数・リズム，呼吸補助筋の活動など），胸郭の形状と左右対称性，頸静脈の怒張，浮腫，チアノーゼ，ばち状指などを観察する．

視診でわかること

姿勢，意識レベル，呼吸状態など

姿勢，体位，顔貌，口唇チアノーゼの有無，頸静脈怒張の有無，呼吸補助筋の活動，呼吸状態（呼吸の型・数・リズム・深さ），胸郭の形状・変形の有無・左右差，ばち状指の有無，皮膚の状態（皮疹，手術痕など），体格や栄養状態などを観察することで，時間をかけずに異常所見を見つけることができる．さらにこの視診の所見を背景に胸部の所見を積み上げることが可能である．

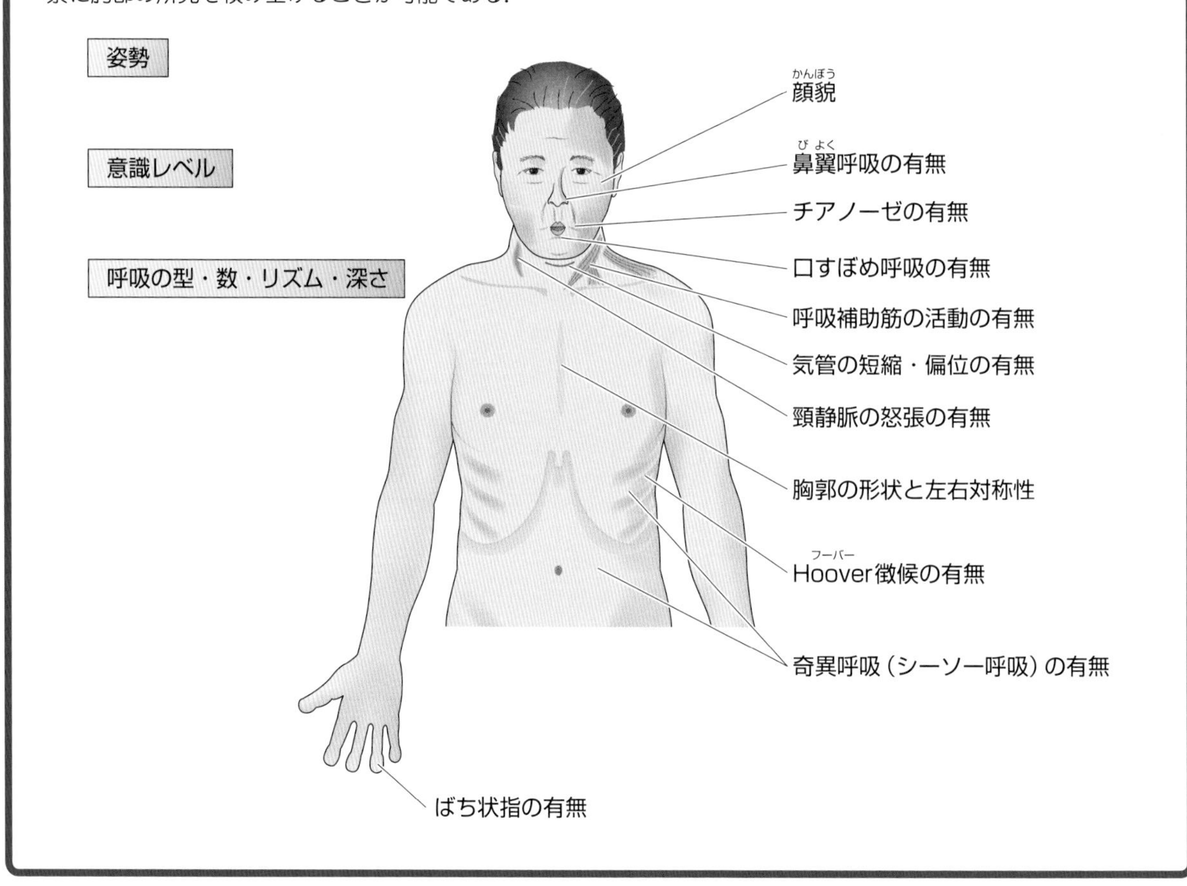

胸郭の観察の仕方

胸郭の観察は胸郭全体を露出した状態で，前面，側面，背面の３方向から行う．腫脹や変形がある場合は，上方，下方，側方，斜方向からの観察も必要である．遠くから（全身を）みたり，近くから（局所を）みたりして，胸郭の形状，胸郭運動の左右差，呼吸パターン（腹式呼吸・胸式呼吸）などを観察する．

前面　側面

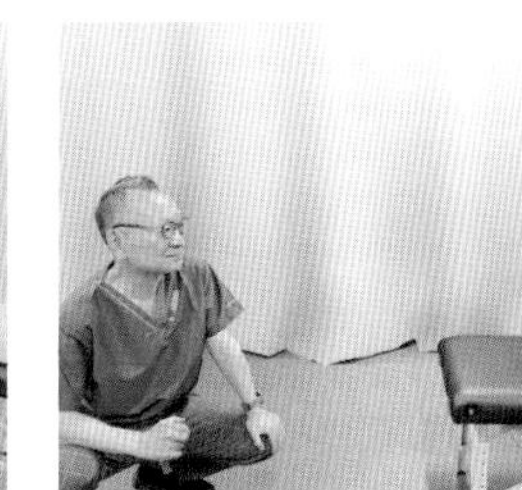

背面

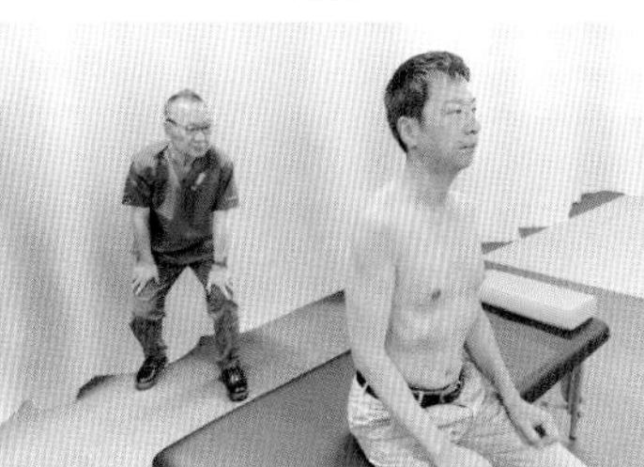

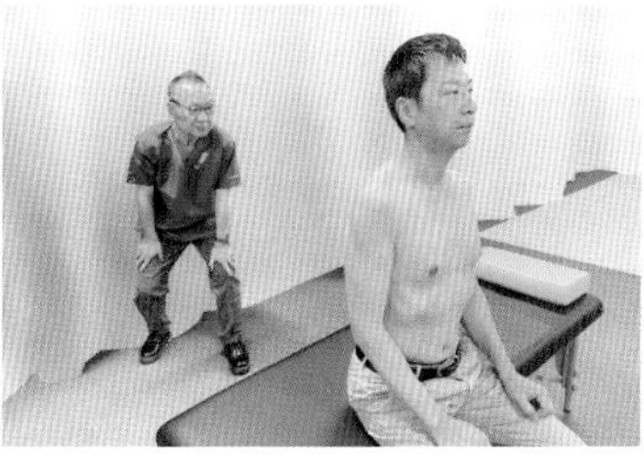

側方

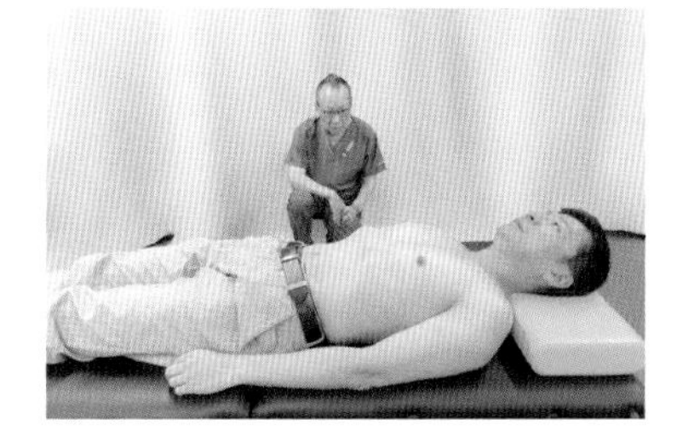

頭上

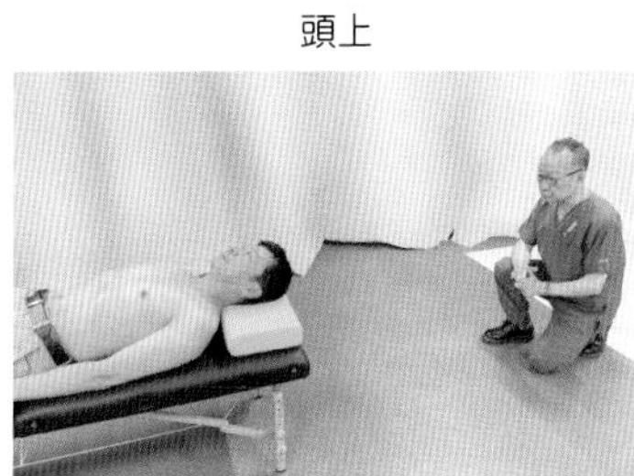

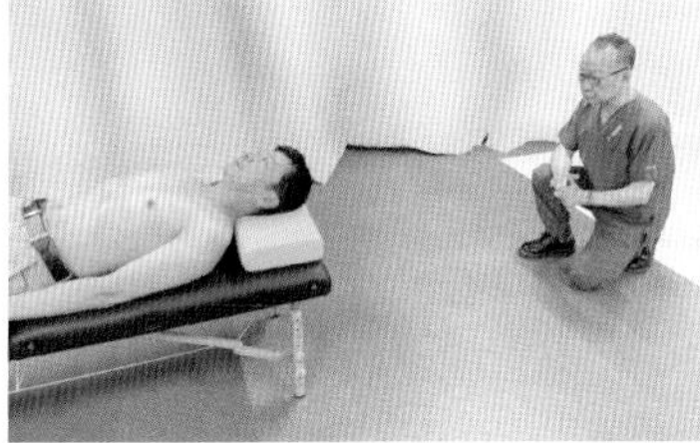

足元

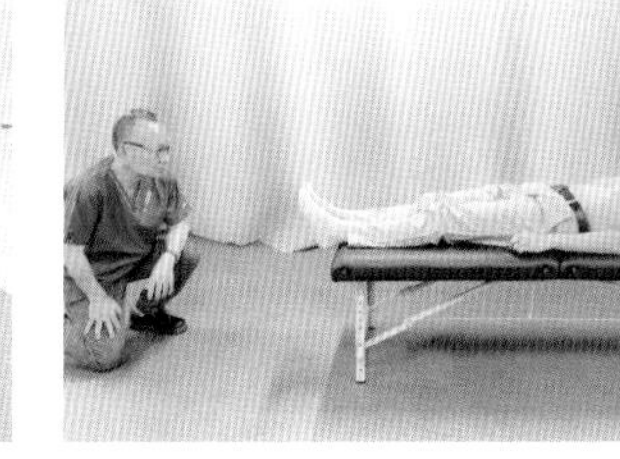

斜め上

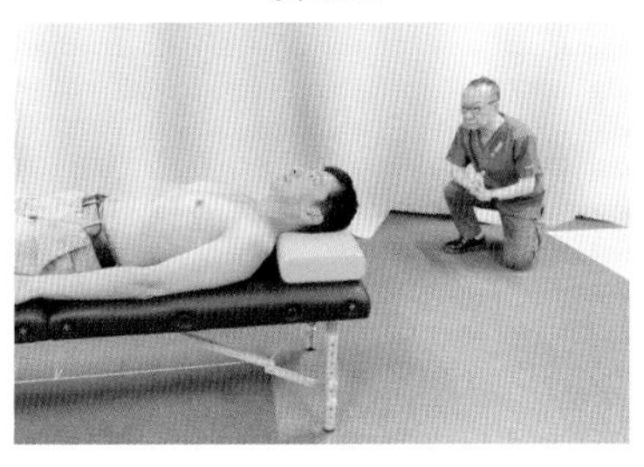

斜め下

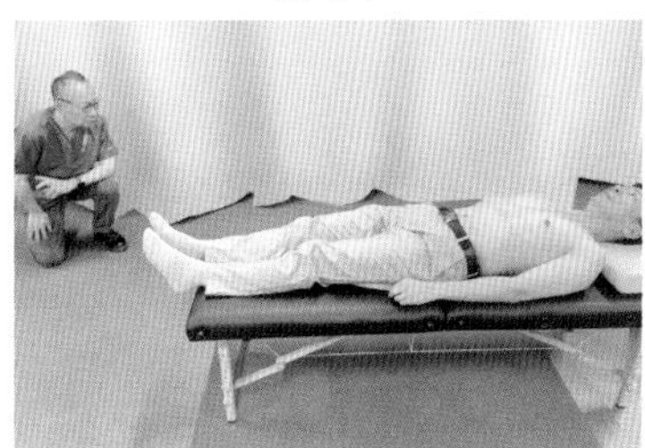

近くから

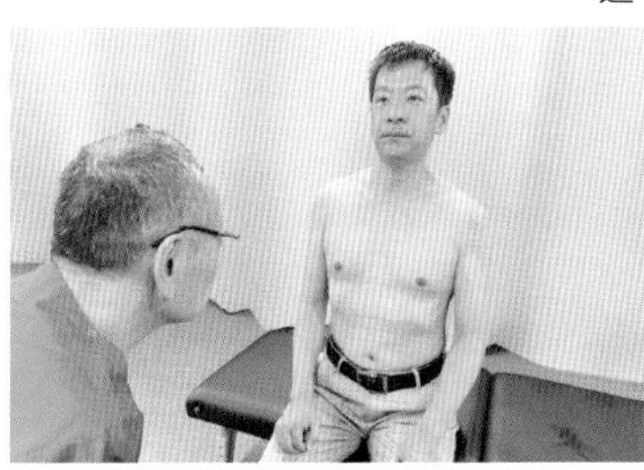

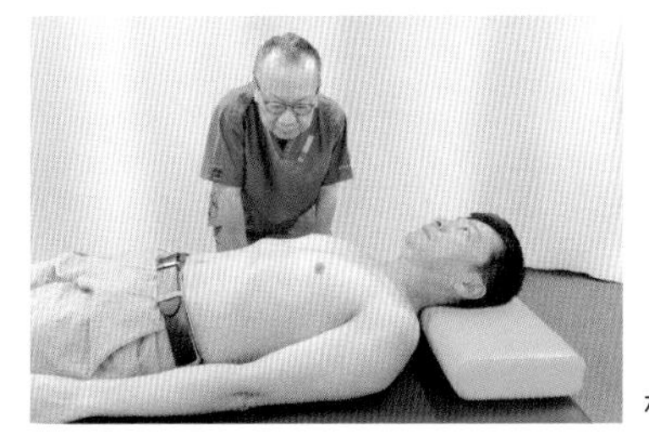

など

2-2

胸郭の形状と左右対称性

- 胸郭の前後径と左右径とを比較し，正常の楕円形か，前後径が短く扁平か，円形で樽状か，変形はないか，左右は対称か，異常な突出や陥没はないかなどを確認する．
- 呼吸に伴う胸郭の動きにも注意する．胸郭の左右対称性，肋間腔の異常，胸郭の動きの制限は深呼吸をさせることによってはっきりすることが多い．

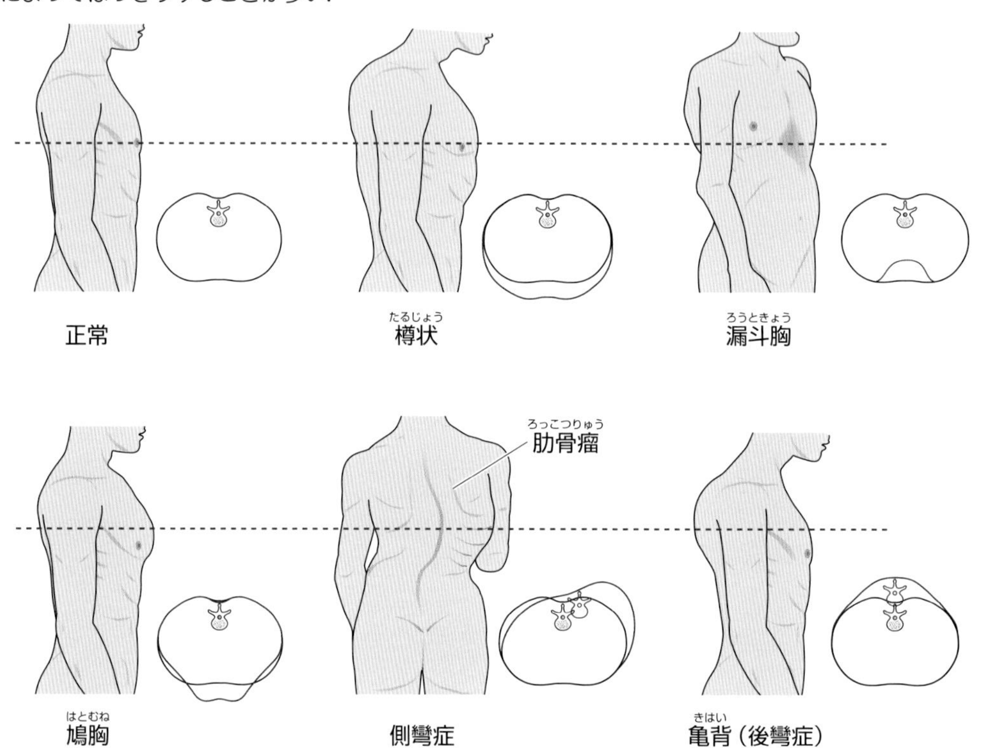

胸郭の形状	原因
患側の扁平化・陥凹	陳旧性肺結核や滲出性胸膜炎による一側胸膜の高度の癒着，無気肺
患側の拡大	大量の胸水貯留，気胸
胸郭の前後径の拡大	樽状胸郭（COPD）
胸郭の前後径の低下	扁平胸（両側・広範の肺萎縮，胸膜癒着）
胸骨下部の陥凹	漏斗胸（先天的）
胸骨下部の突出	鳩胸（クル病が原因のことがある）
脊柱の彎曲	後側彎が多い（脊椎骨関節炎，脊椎カリエスが原因）

呼吸状態の観察

まずは体位の観察が大切となる．体位によって横隔膜の位置や動きが変わってくるため，呼吸状態にも影響を与える．そのうえで呼吸を意識し努力して行っていないかを観察して，呼吸の数・リズム・深さを評価する．

易呼吸姿勢

●起坐呼吸

COPDでは布団や机などにもたれかかり前傾姿勢をとることにより，横隔膜が下がり換気スペースが確保される．また，呼吸補助筋も活動しやすくなる．

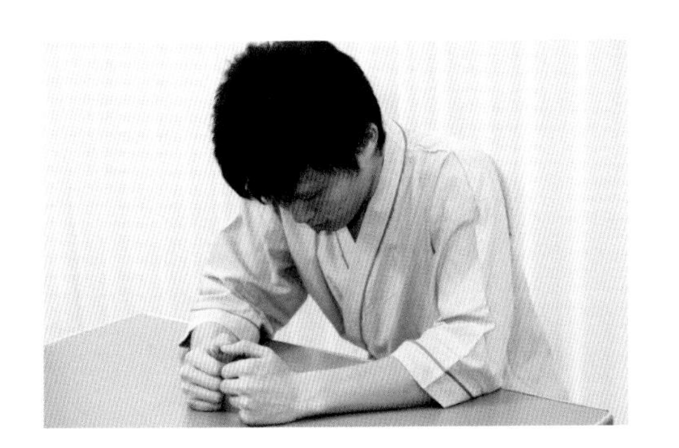

●側臥位呼吸（片側臥位呼吸）

高度の**気胸**，**無気肺**，**胸水貯留**で，患側を下にした側臥位をとることによって，健側肺の横隔膜の活動をしやすくする．ただし，軽度の病態では患側を上にすることもある．

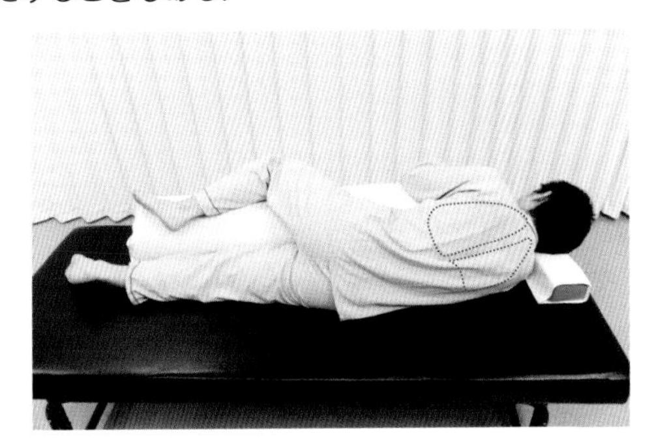

呼吸数

呼吸数を測定するときは，脈をとるふりをしたり，患者の視野外から観察するなどして，患者が呼吸に意識を向けないようにする．

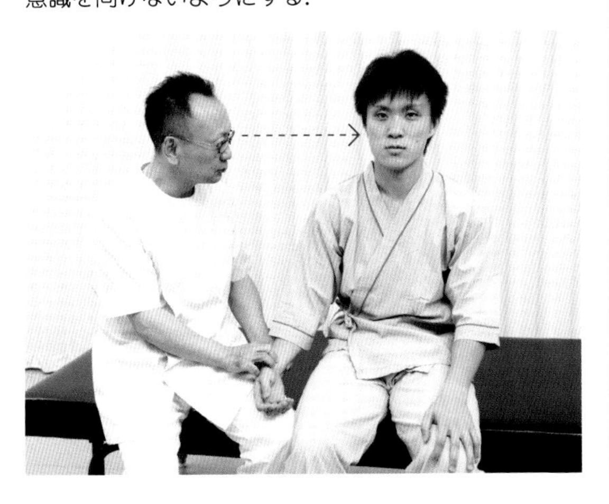

安静呼吸の時相（自発呼吸）

- 1分間以上，静かに観察することが必要．正常呼吸回数は12～18回/分．脈拍のように15秒間での回数を数えて4倍する方法は適さない．
- 安静の自発呼吸には，「吸息→吸気ポーズ→呼息→休止期」の4つの位相がある．
- 安静時の各時相に正常値はないが，目安は，吸息が1～1.2秒，吸気ポーズが0.2秒，呼息が1～1.2秒，休止期が残りの時間である．

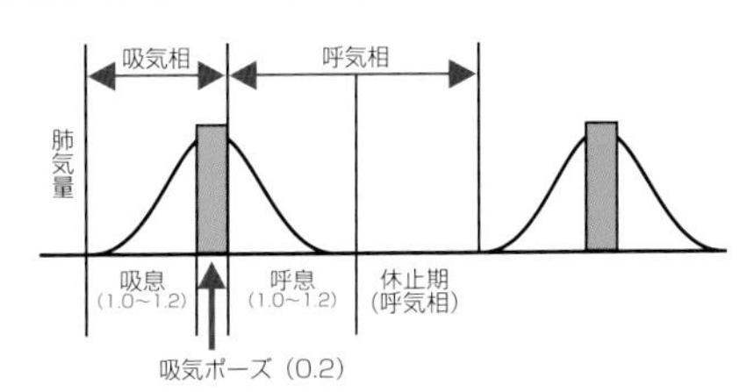

（尾崎孝平：自発呼吸のみかた．呼吸器ケア（夏季増刊）．2005；メディカ出版．p.87-101をもとに作成）

口すぼめ呼吸

気道の虚脱があると息をうまく吐き出せない．口をすぼめて息を吐くと気道内が陽圧になるため，気道の閉塞の改善につながる．

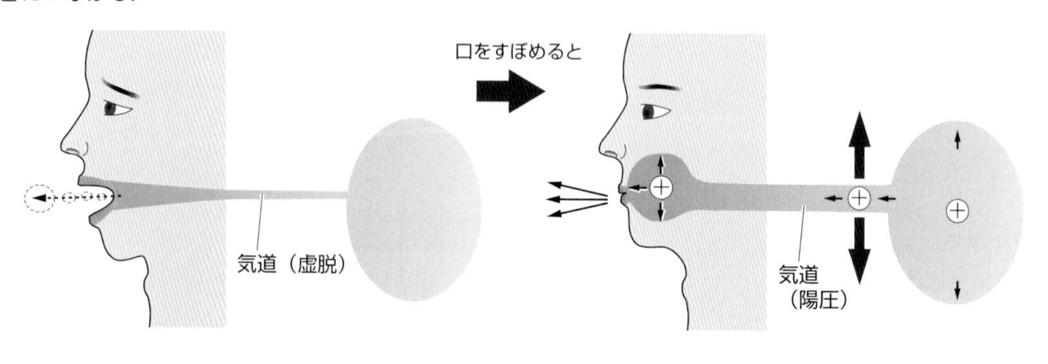

MEMO

呼吸数の重要性

バイタルサインのチェックで，呼吸数はつい忘れがちになってはいないだろうか？
実は，呼吸数は非常に重要で，患者の状態が変化し重大な問題が発生した場合，呼吸数は他のバイタルサインに先行して異常を示す．これは，脈拍，血圧，体温は，加齢や内服薬による影響を受けやすいが，呼吸数はあまり影響を受けないことにもよる．
４秒に１回の呼吸のサイクルは，15回/分で正常であるが，３秒に１回以上のサイクルとなる呼吸（呼吸数20回/分）では，「私…今日は…朝から…息が…苦しく…」のように会話の単語ごとに息が切れるようになる．この３秒に１回以上の呼吸（呼吸数20回/分）以上は，要注意ととらえよう．

●呼吸数を考える―頻呼吸

休止期(p.29参照)が長いのはリラックスした呼吸だが，休止期がなくなってしまうと２秒に１回の呼吸となり，呼吸数は30回/分になる．

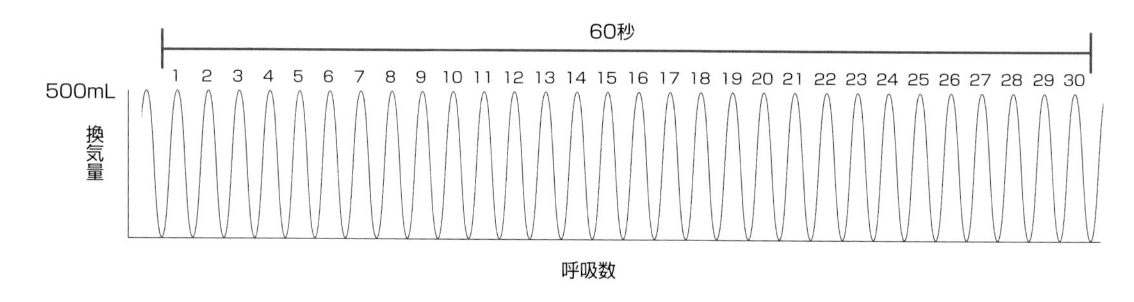

呼吸数　30 bpm：1回/2秒の呼吸（2秒×30＝60秒）
20 bpm：1回/3秒の呼吸（3秒×20＝60秒）
15 bpm：1回/4秒の呼吸（4秒×15＝60秒）
12 bpm：1回/5秒の呼吸（5秒×12＝60秒）

奇異呼吸（シーソー呼吸）

●正常な呼吸

正常な呼吸では吸気時に胸郭と上腹部が拡張する.

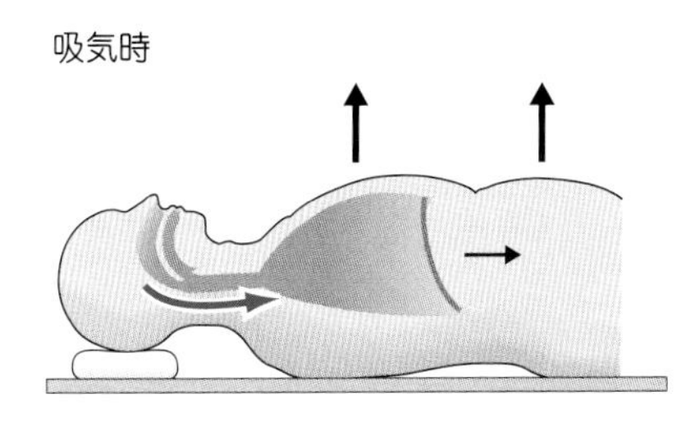

●奇異呼吸（シーソー呼吸）

横隔膜に疲労があると吸気時には頸部などの呼吸補助筋の収縮によって胸腔内圧が低下する．そのため横隔膜が挙上し，上腹部が陥凹する．呼気時はその逆になる.

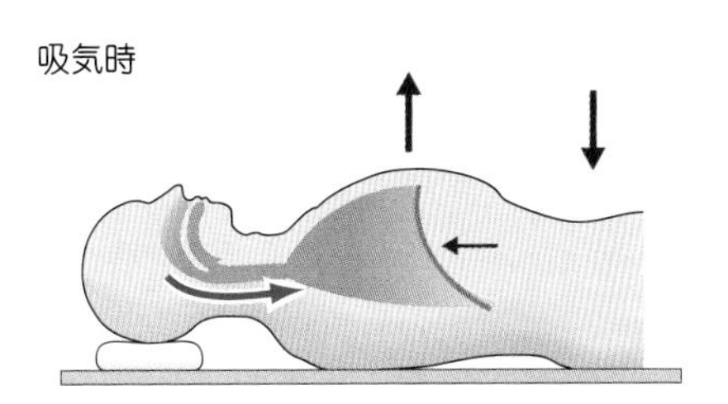

Hoover（フーバー）徴候

吸気時に肋骨縁が内側へ動き(肋骨角の鋭化)，肋骨縁の陥凹が認められる所見である.

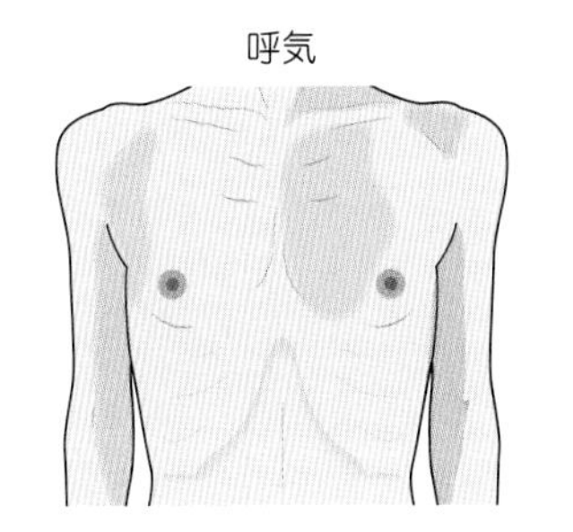

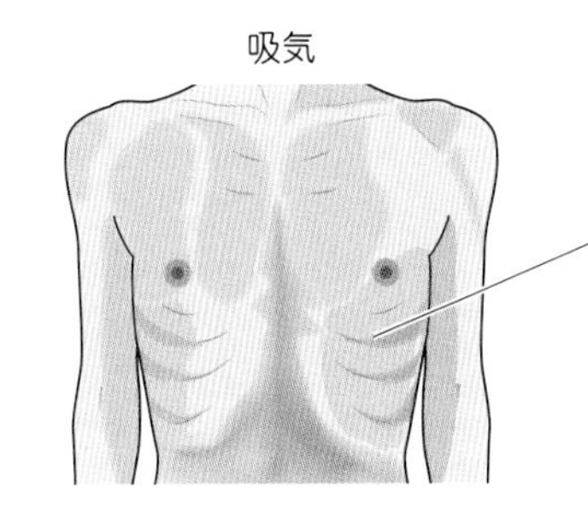

●評価法

両手を患者の左右の肋弓下にあて，両母指を正中の肋骨縁に置き，患者に深呼吸をしてもらう．Hoover徴候では，吸気時に肋骨縁が内側に移動し，肋骨角が鋭角となる．これは，横隔膜が平低すると上下運動が行えず，横隔膜が収縮すると横隔膜付着部である季肋部や下部肋骨を胸郭内に引っ張り込むため，水平方向の運動になり生じる.

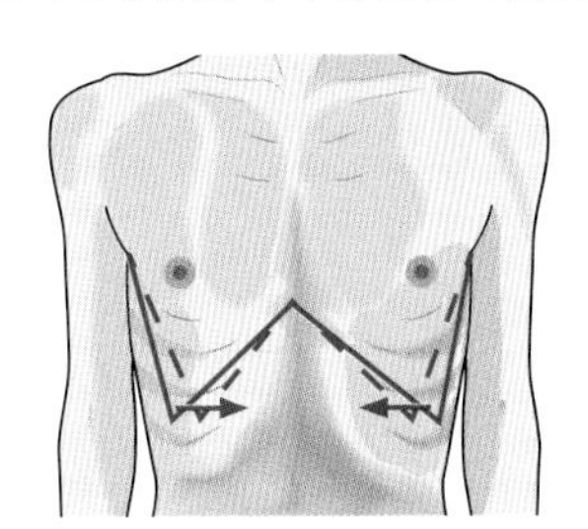
肋骨縁の内側への動き

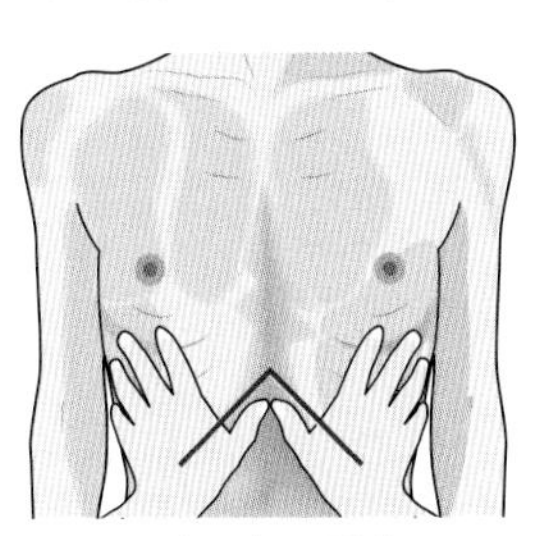
肋骨角の鋭化

2-2

呼吸状態と代表疾患

正常な呼吸はリズムが規則的で，呼吸数は成人で12〜18回/分，1回換気量（深さ）が約500mLである．呼吸の数・リズム・深さによりさまざまな呼称がある．

	呼吸パターン		状態	代表疾患
正常	正常な呼吸	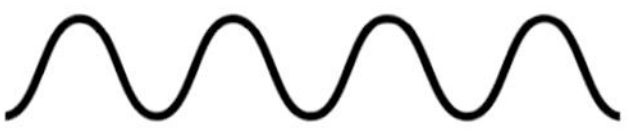	成人：呼吸数は12〜18回/分，1回換気量は約500mL，規則的	——
呼吸と深さの異常（規則的）	頻呼吸（tachypnea）	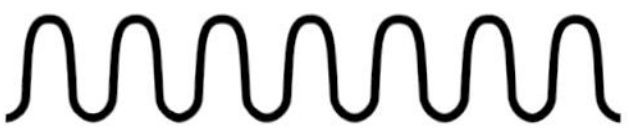	呼吸数が24回/分以上に増加，深さは不変	肺炎，気管支喘息，ARDS，肺水腫など
	徐呼吸（bradypnea）	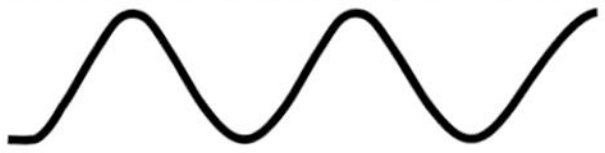	呼吸数が12回/分以下に減少，深さは不変	頭蓋内圧亢進，麻酔・睡眠薬投与時など
	多呼吸（polypnea）	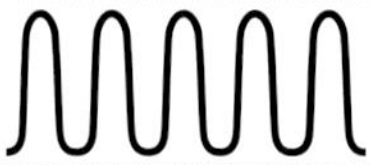	呼吸数・深さともに増加	過換気症候群，肺塞栓など
	少呼吸（oligopnea）	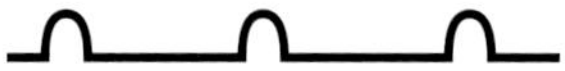	呼吸数・深さともに減少	肺胞低換気症候群，死の直前など
	過呼吸（hyperpnea）	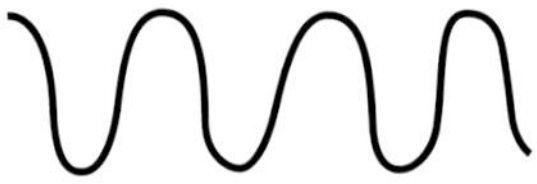	呼吸数は不変だが，深さが増加	過換気症候群，運動後など
	減呼吸（hypopnea）	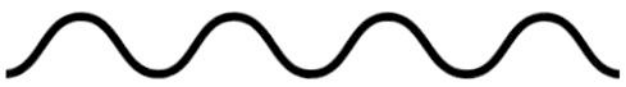	呼吸数は不変だが，深さが減少	筋ジストロフィ，ALS（筋萎縮性側索硬化症）など
リズム異常	睡眠時無呼吸（sleep apnea）	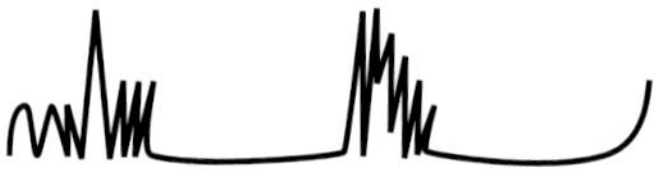	睡眠中に10秒以上の気流の停止を伴う無呼吸	睡眠時無呼吸症候群など
	チェーン・ストークス（Cheyne-Stokes）呼吸	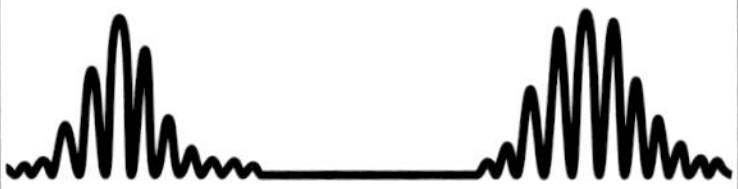	ごく浅い呼吸から，深く数の多い呼吸となり，再び浅くなり20〜30秒の周期的な無呼吸	脳出血，脳腫瘍，重症心不全など
	ビオー（Biot）呼吸	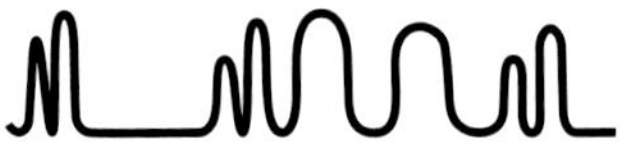	深さが一定しない呼吸と無呼吸が，不規則に交互に出現．周期性はない	脳腫瘍，脳外傷，脳膜炎など．特に橋の障害時にみられる
	クスマウル（Kussmaul）呼吸	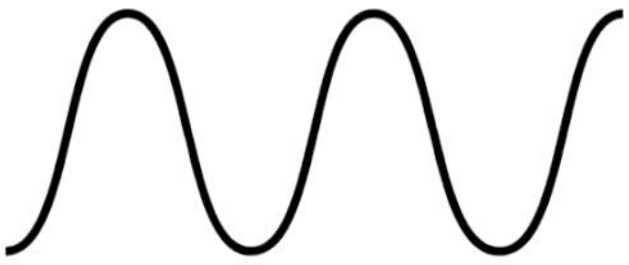	ゆっくりとした深く大きい規律的な呼吸が発作性に出現	糖尿病や尿毒症など，代謝性アシドーシスにみられる

MEMO

呼吸数と１回換気量の関係

呼吸数と1回換気量は下図のような関係となる．

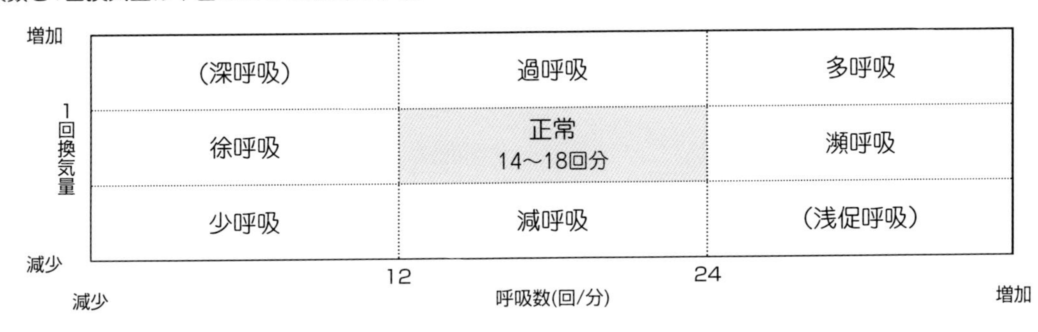

MEMO

呼吸による胸部と腹部の関係

胸部の動き（上段）は,上方への傾斜線が外側への胸壁の動きを，下方への傾斜線が内側への胸壁の動きを示している．腹部の動き（下段）は，腹部の膨らみとへこみを示している．正常な呼吸では胸部と腹部の動きは同調し，非同調性の呼吸では呼気時に腹部の動きだけが異常となる．奇異的な呼吸では，吸気および呼気の動きがいずれも異常で，吸気時にへこみ，呼気時に膨らむ．

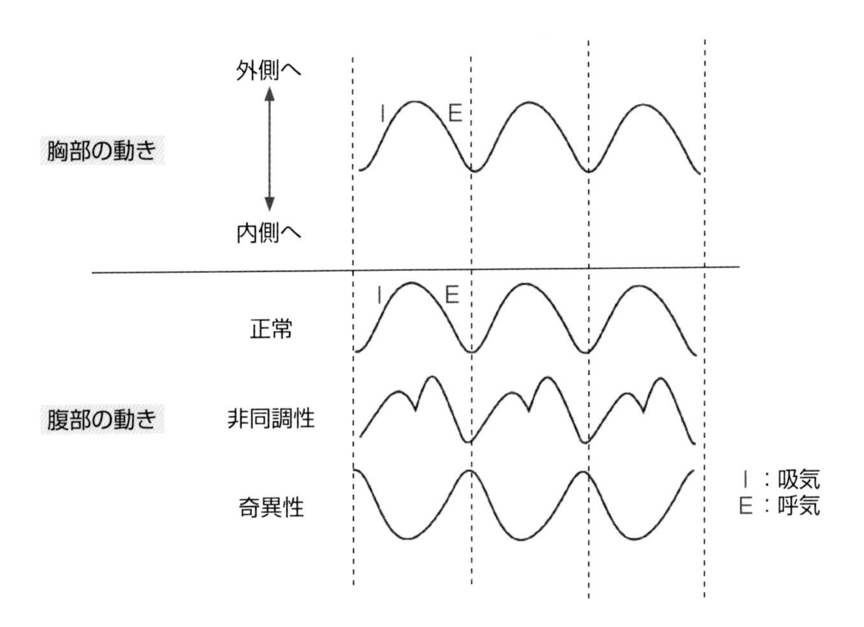

（McGee S著，柴田寿彦訳：マクギーの身体診断学─エビデンスにもとづくグローバル・スタンダード．診断と治療社；2009．p.131-40をもとに作成）

2-2

頸部や指などの胸郭以外の観察

頸部の呼吸補助筋の活動，頸静脈の怒張，浮腫，チアノーゼ，ばち状指など，胸郭以外でも呼吸器疾患と関連した所見があるので，視診ではこれらも忘れずに観察する必要がある．

頸部の呼吸補助筋の活動

吸気努力により，**胸鎖乳突筋**，**斜角筋**，**僧帽筋**の活動が観察される．

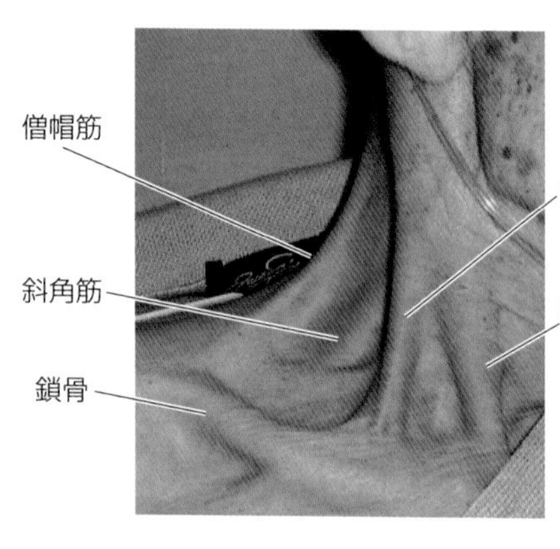

浮腫

右心不全を併発すると全身に血液が溜まり，浮腫がみられる．

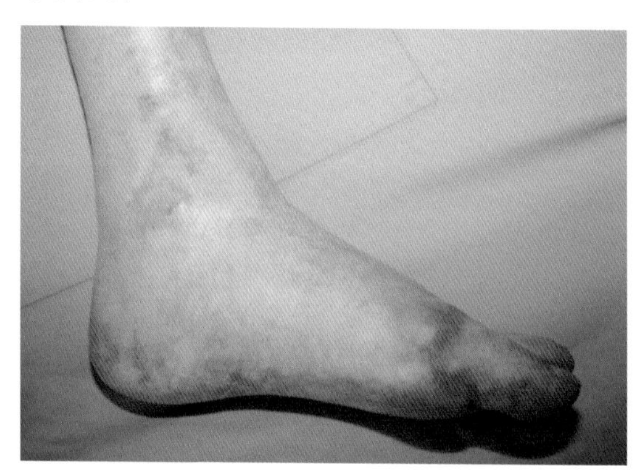

頸静脈の怒張

右心不全を併発すると，右心房への環流が妨げられ頸静脈が怒張する．臥位で増強するが，坐位でも観察することがある．懐中電灯などで光を当てて影をつくってみると，はっきりと観察できる．

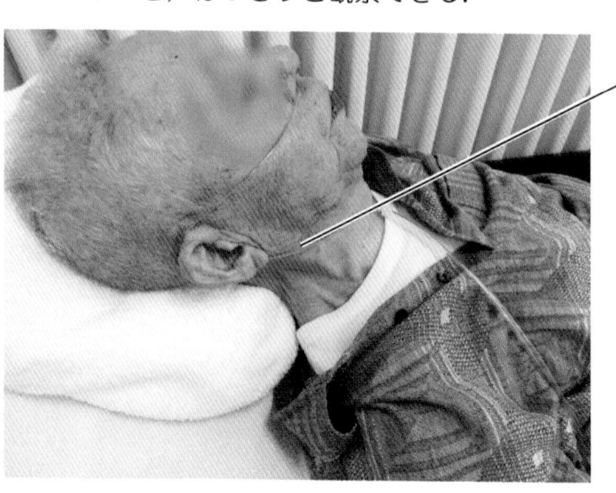

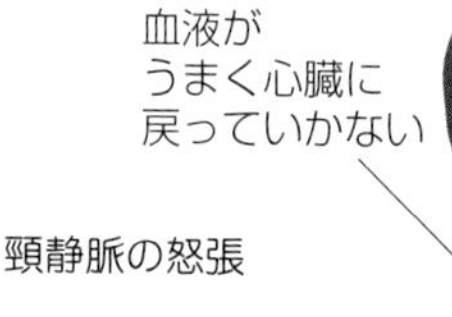

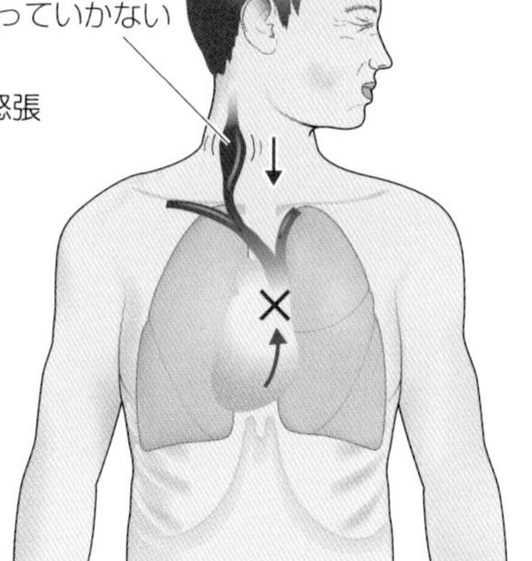

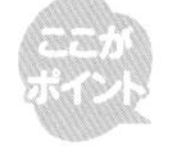

頸静脈の怒張は，右内頸静脈と右心房は解剖学的にまっすぐにつながっているため，一般的に右内頸静脈の視診で行う．頸静脈怒張は，坐位で頸静脈が拡張して張り出して見える所見で，臥位では増強する．基本的には，上半身を 45 度起こして観察するとよい．

ばち状指

慢性の**低酸素血症**が持続すると爪床部を中心に指尖部が肥大する．

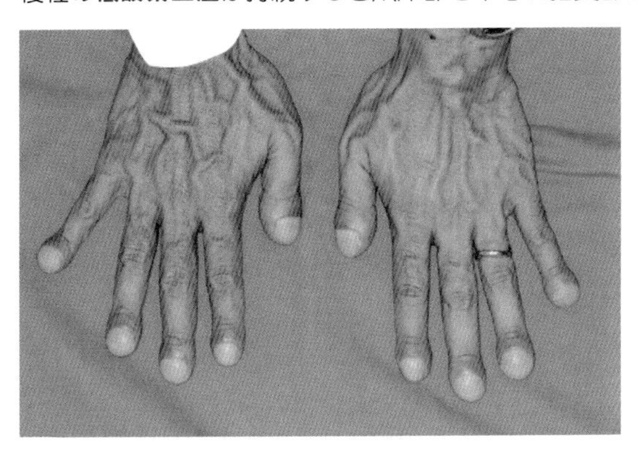

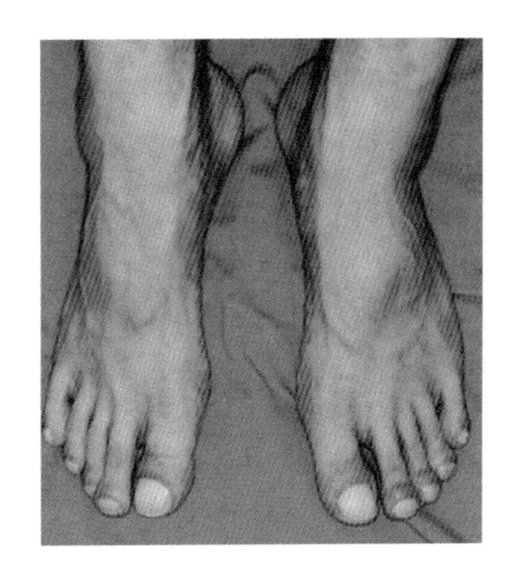

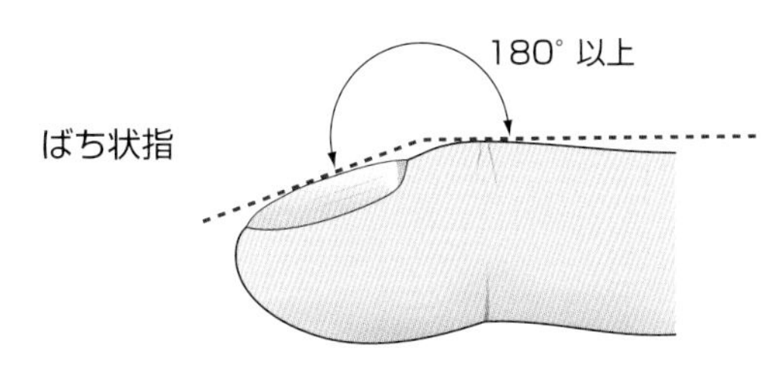

チアノーゼ

チアノーゼは100mLの血液中に5g以上の**還元ヘモグロビン**が含まれると出現する．多血症で観察されやすく，貧血ではみられないこともある．

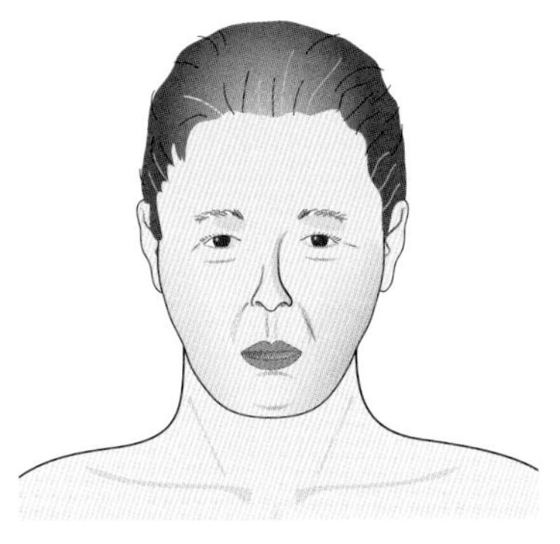

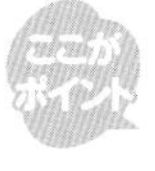

末梢循環が悪くても出現するので注意が必要．

MEMO

ばち状指の観察

中指の爪面を合わせると，健常人では爪の基部にダイヤモンド形の空間（下図）がみえるが，ばち状指ではこの空間が消失する（Schamroth sign）．

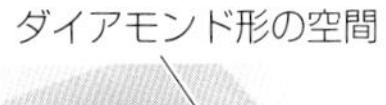

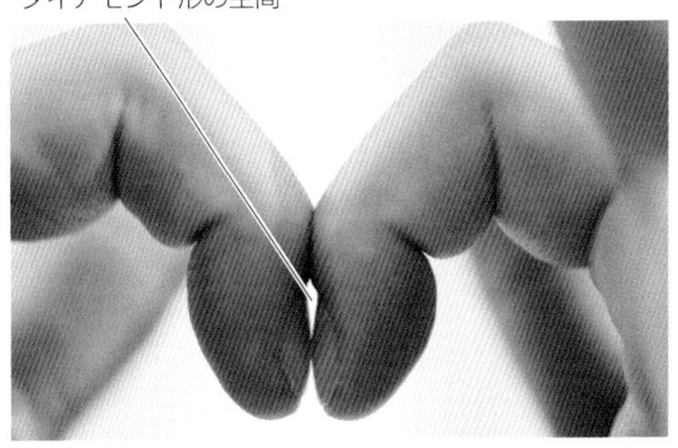

2-3 触診 palpation

- 触診とは，問診や視診所見で得られた情報に基づき，手で患者の身体を触って，胸郭の動きなど呼吸器系の所見を把握することである．
- 呼吸運動に伴う胸郭の動き，横隔膜の動き，頸部や胸部の筋肉の緊張度・圧痛や，気管の短縮・偏位の有無などが評価できる．

触診でわかること

胸郭の動き

正常な上部胸郭の動きは前後の，ポンプの柄の動き（**pump-handle motion**）をして胸郭の前後径を増大させる．一方，下部胸郭の動きは側方への，バケツの柄の動き（**bucket-handle motion**）をして胸郭の横径を増大させる．

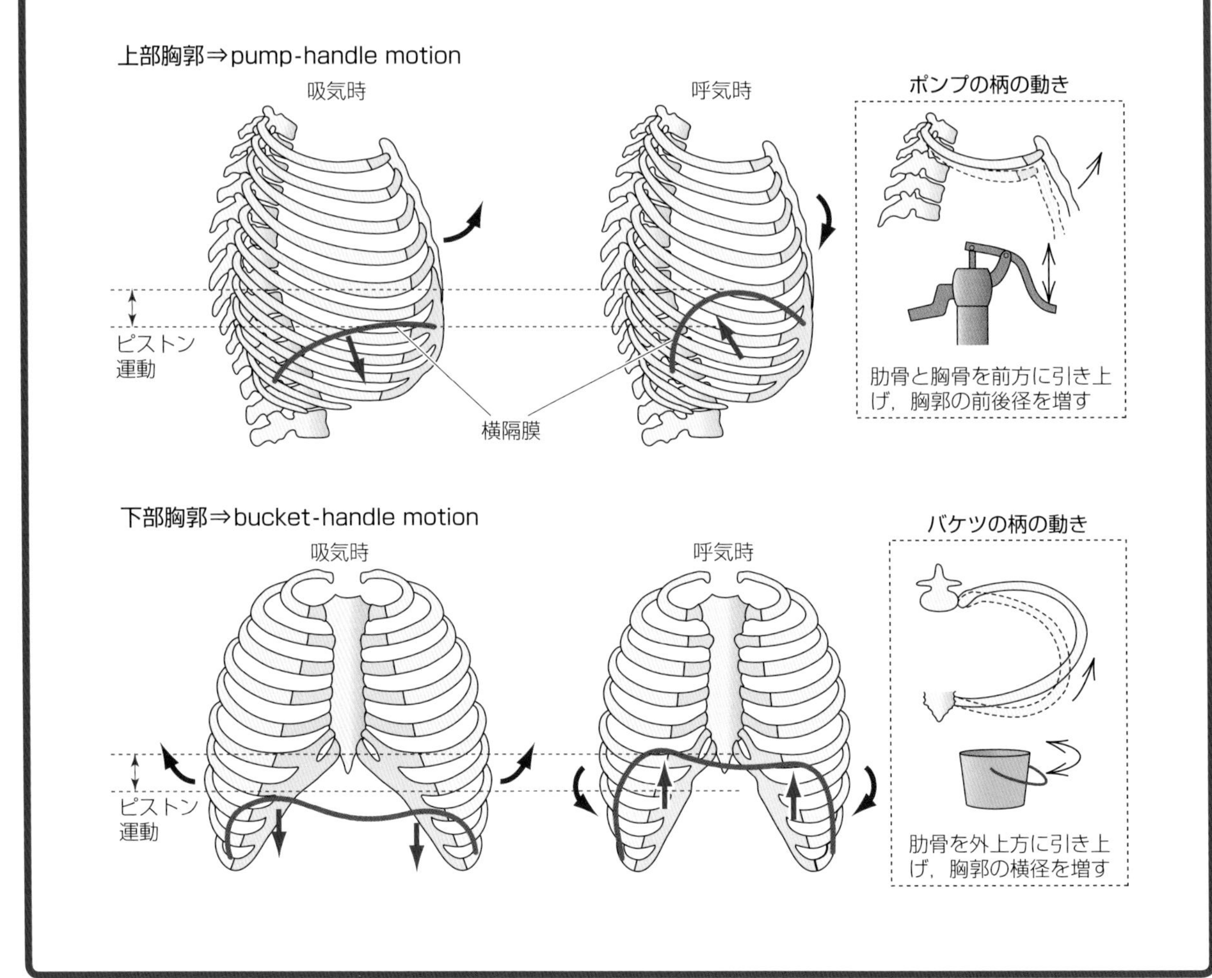

横隔膜の動き

横隔膜は肋骨の内側にあり，胸腔と腹腔とを境とする上方に凸のドーム状の膜状筋である．吸気時には，腹腔内臓器の圧力に抗しドームを平らにするように収縮する．呼気時には，弛緩し腹腔内臓器に押され，もとに戻る．

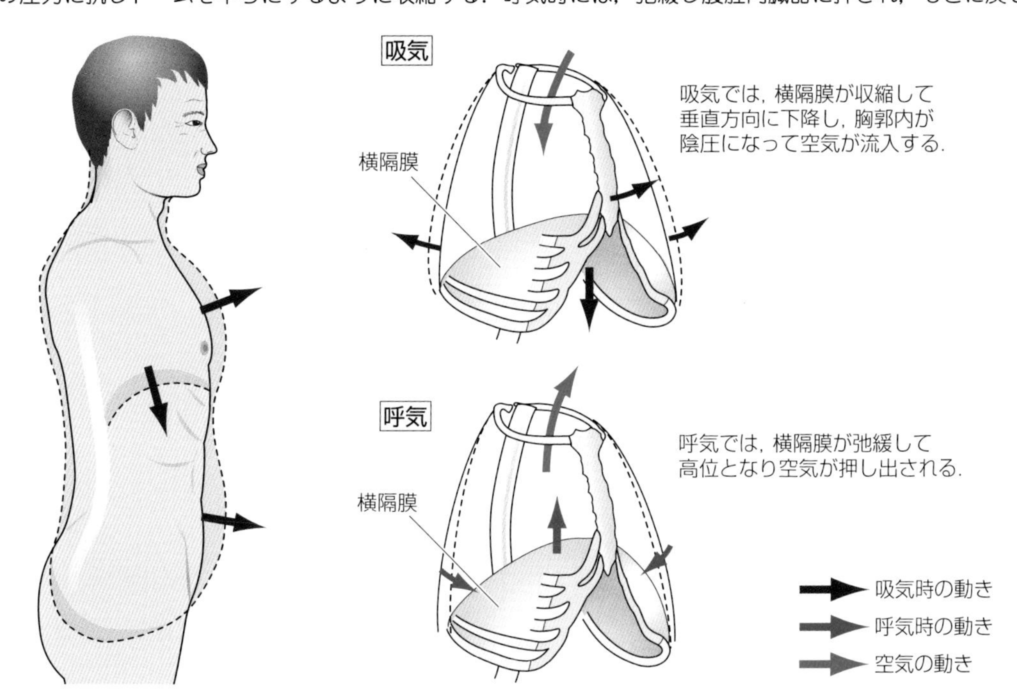

胸郭の音声伝導

坐位で実施する．手掌または尺側面を患者の背部に密着させ，患者に低音で少し長く「ひとーつ，ひとーつ」と繰り返し発声してもらい，振動を確認する．触診部位を変えて実施する．

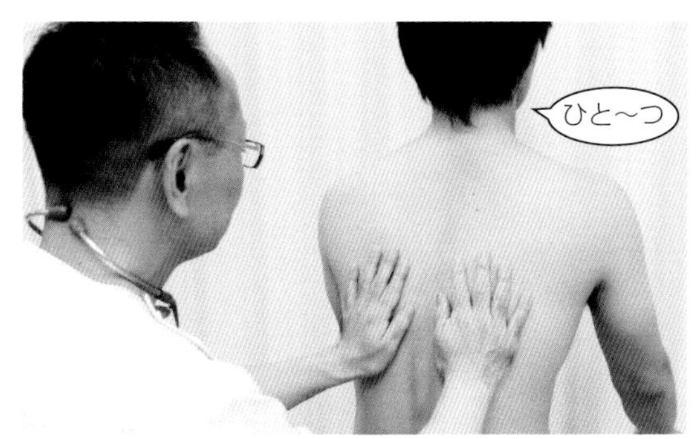

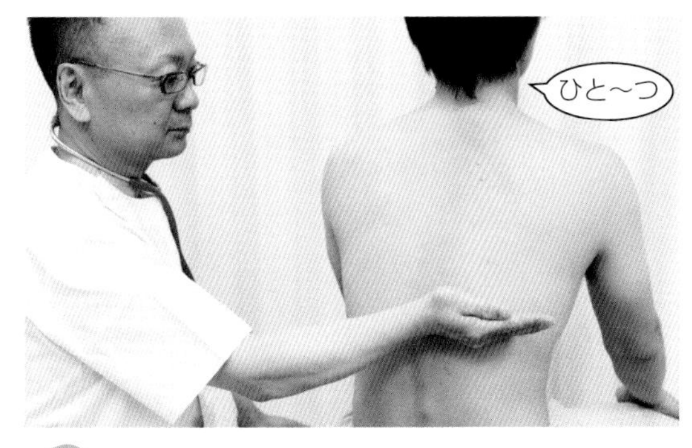

●減弱 → 肺気腫，無気肺，気胸，胸水貯留
●亢進 → 肺炎，胸膜癒着　など

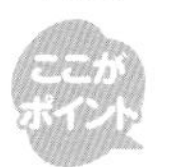

大切なのは強弱ではなく左右差である．

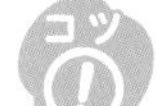

減弱している場合は手掌全体を，亢進している場合は手の尺骨面を使うとよい．

2-3

胸郭の触診法

胸郭を触診する際は，体表からみた肺の位置を理解して行う（「体表解剖」の項-p.2参照）．左右差，可動範囲，動くタイミングなどを調べる．比較的中枢部の気管支に喀痰の貯留があると，ガラガラとした振動（rattling（ラトリング））が触知できる．

胸郭の可動性の診かた

目的とする胸郭の部位へ左右対称となるように両手を置き，深呼吸を促して拡張程度を判断する．

●上葉

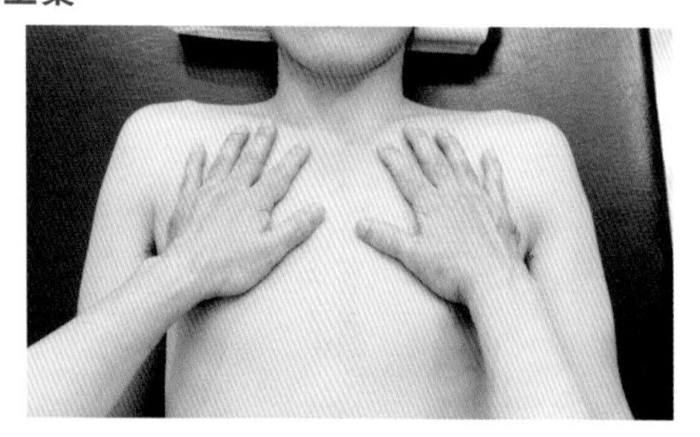

●中葉・舌区

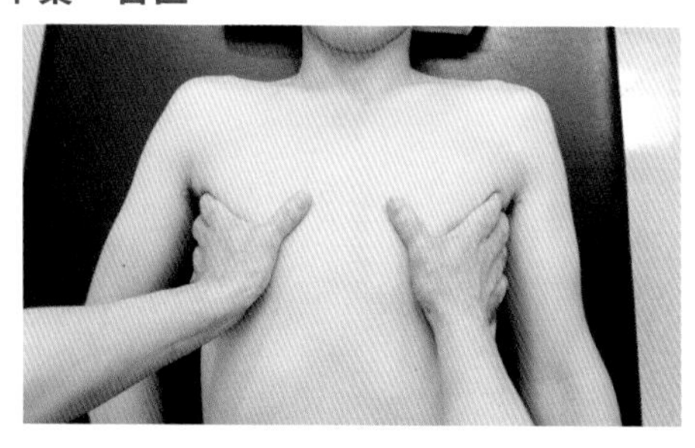

●下葉

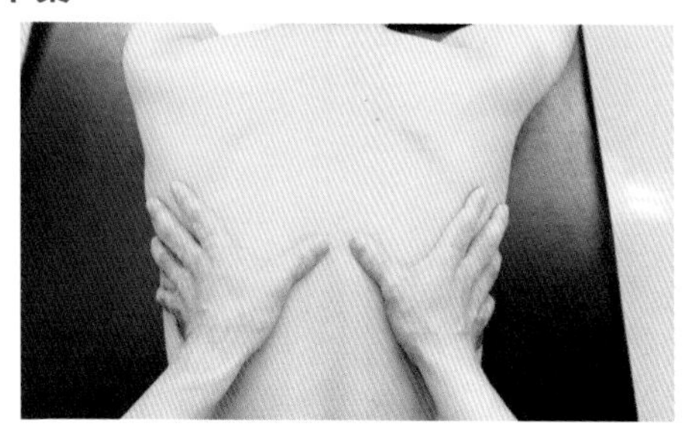

横隔膜の動きの診かた

両方の母指と母指球を季肋部に沿って置き，軽く圧迫する．置いた手が吸気時に押し返される感じを触知する．

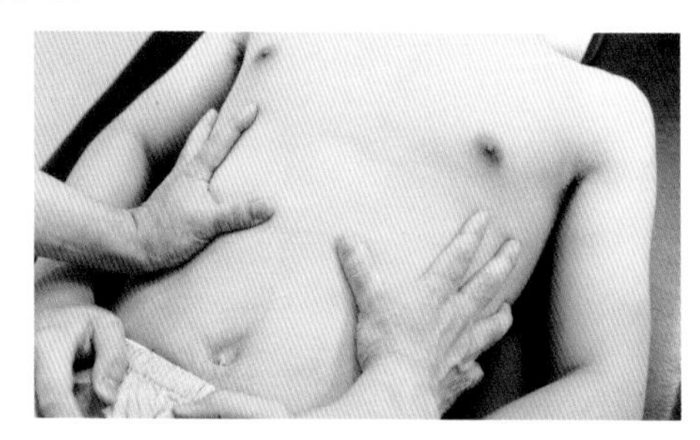

●下葉における最大吸気・呼気時の母指の間隔

両側の母指以外の4指尖を患者の胸壁に固定して置き，両側の母指が同じように左右に移動し，その間隔が4～6㎝あるかを確認する．

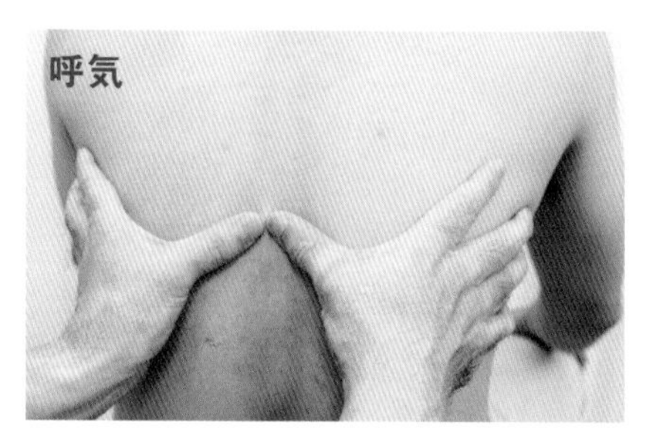

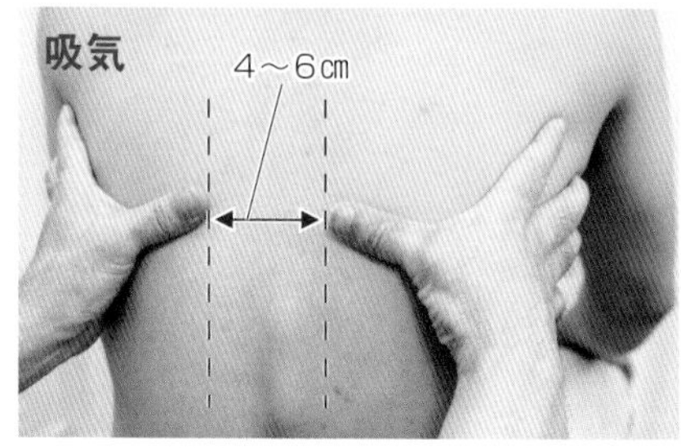

呼吸運動に関与する筋肉の触診

- 呼吸筋の主な役割は，筋の収縮運動によって胸腔の体積を変化させ，換気を行うことである．安静呼吸では横隔膜が呼吸運動の大部分を担っている．
- 呼吸補助筋は，安静呼吸には動員されないが，努力呼吸時に活動する．さらに姿勢コントロールなど呼吸運動以外にも関与しているため，斜角筋，胸鎖乳突筋，僧帽筋などは筋緊張が亢進し，圧痛を認めることがある．

吸気筋

- 横隔膜と外肋間筋が吸気筋として働く．横隔膜の働きはきわめて重要である．
- 内肋間筋の胸骨近傍にある上位内肋間筋も吸気筋として働く．
- 斜角筋，胸鎖乳突筋などの呼吸補助筋は換気量の増大や努力呼吸の際に働く．

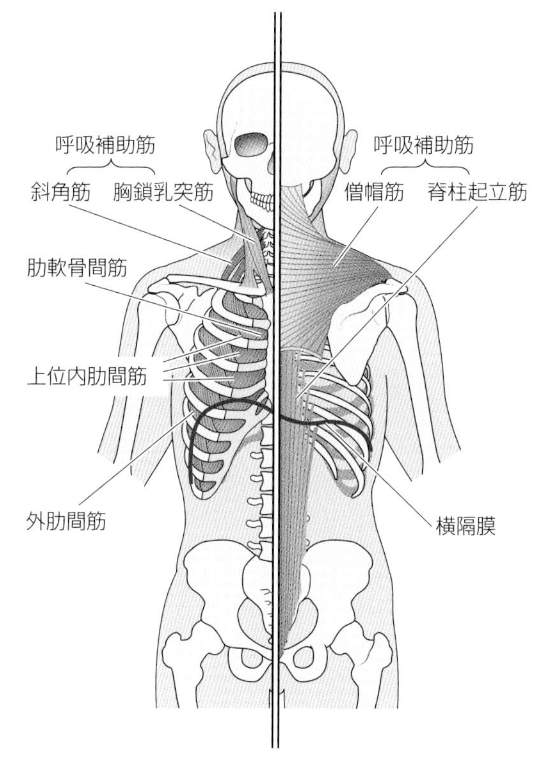

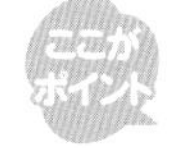
ここがポイント　呼吸補助筋は，努力呼吸の際に働く．

呼気筋

- 内肋間筋のほか，腹筋群（腹直筋，内・外腹斜筋，腹横筋）も呼気筋の作用をもつ．しかし，呼気筋は安静呼吸ではほとんど働かない．
- 呼気は，吸気筋が弛緩して膨らんだ胸郭と肺が弾性によって縮むことで行われる．

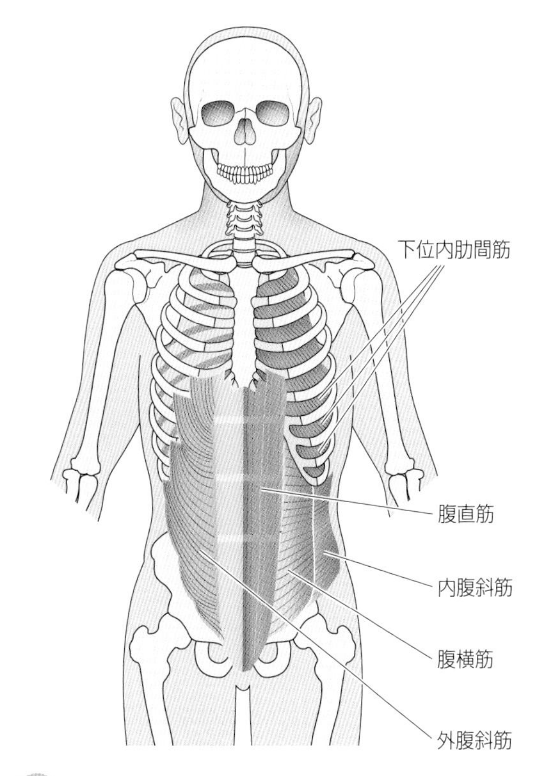

ここがポイント　呼気筋は安静呼気ではほとんど働かず，強く息を吐くときに働く．

2-3

気管の短縮・偏位など胸郭以外の触診

気管の短縮や偏位，皮下気腫，浮腫など，胸郭以外でも呼吸器疾患と関連した所見がある．触診ではこれらの評価も必要となる．

気管の短縮

気管（胸骨柄の上縁と輪状軟骨の間）の長さは通常3〜4cmあるが，COPDによる下肺野の過膨張や肺結核後遺症による両側上肺野の収縮などで2cm以下に短縮する．

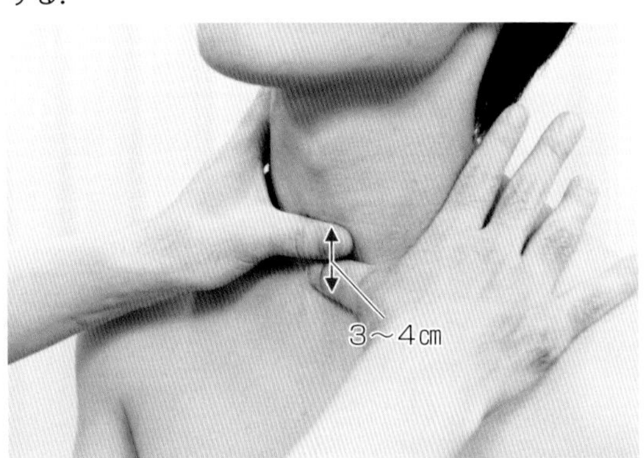

MEMO

触診手法：ちょっとしたテクニック

①手を温めておく
胸郭などに直接手を接触させるので，手をこすり合せるなどして十分に温めておく．

②周りから触れる
予想される病変部位にいきなり触れるのではなく，周辺部位から触れはじめ，最後に目的とするところに手を移す．

③目的意識をもつ
何を知ろうとしているのか目的意識をもって触診する．目的によって，指先のみ，手掌全体，強さなど，部位や手の触れ方を変える．

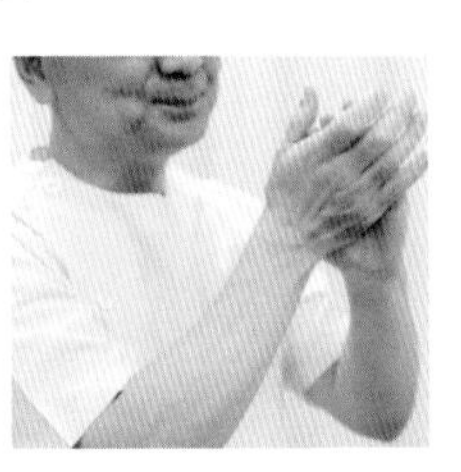

気管の偏位

正常では大動脈弓に押され正中〜やや右に偏位しているが，大きく一側へよっていれば同側の肺の虚脱または反対側の液体の貯留，腫瘍が疑われる．

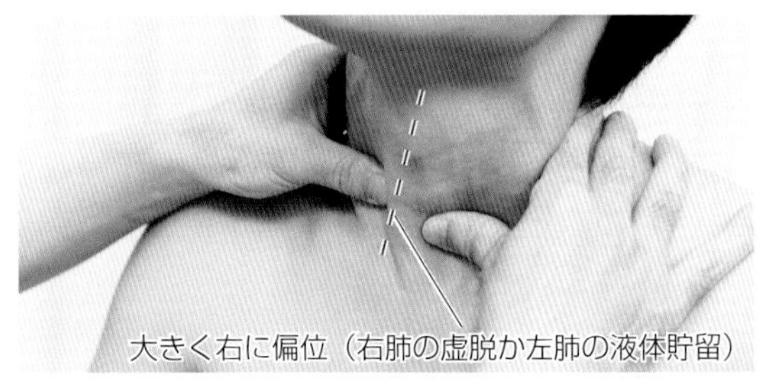

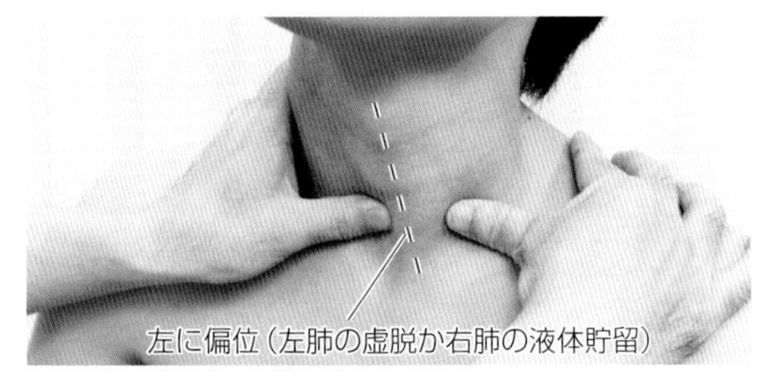

患側へ偏位（無気肺）

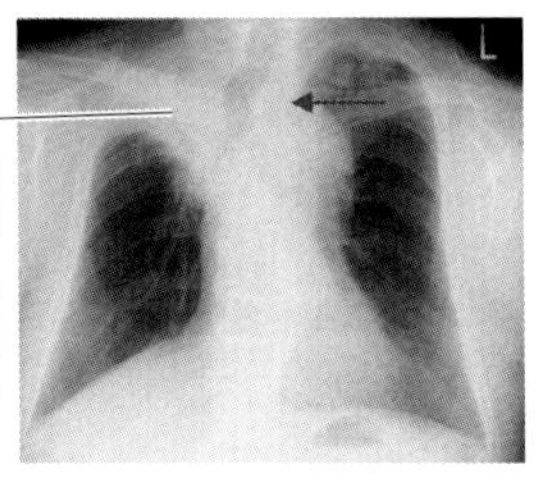

健側へ偏位（胸水）

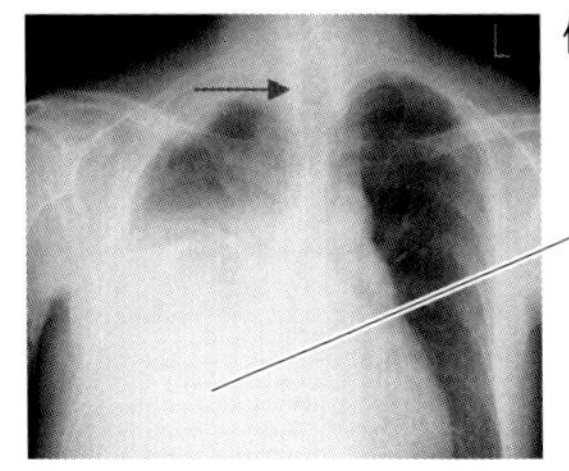

どちらの画像も右肺に病変を認めるが，左図は気管が患側に偏位（矢印）しているので無気肺，右図は健側に偏位（矢印）しているので胸水貯留が疑われる．

皮下気腫

皮下気腫では，雪を握ったようなプチプチとした感触があるのが特徴で，これを握雪感（あくせつかん）という．

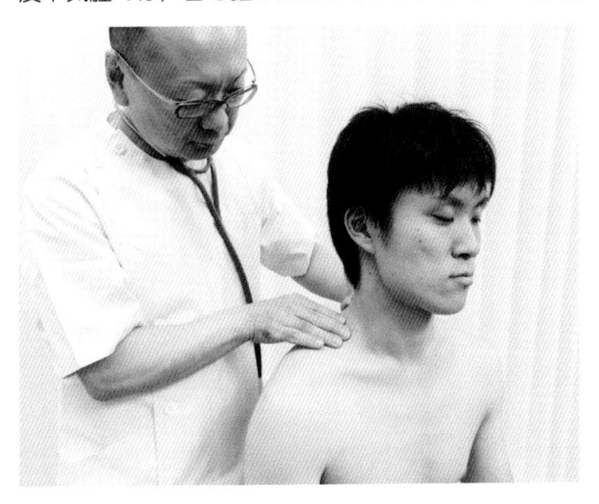

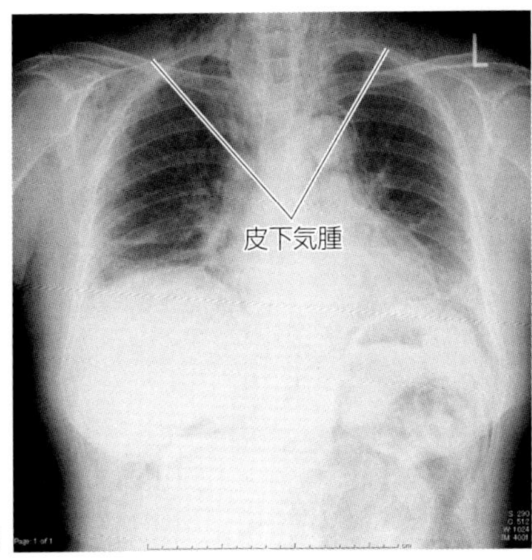

胸部X線

浮腫

指で5～10秒間圧迫して，くぼみ具合を感じとり，圧痕が残るかチェックする．

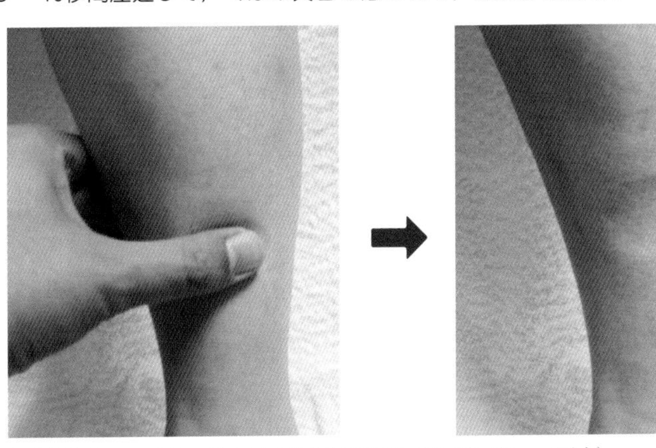

（三浦稚郁子編：フィジカルアセスメント徹底ガイド 循環．中山書店；2011．p.23より）

圧痕性浮腫．圧迫により圧痕が残る．正常では，押した後にくぼみが残らないが，浮腫があるとくぼみが残る．

●浮腫の程度

浮腫の所見によって，4つのレベルに分けられる．

浮腫の程度	所見
1	わずかに圧痕を認める
2	明らかに圧痕を認める
3	静脈や骨，関節の突起部が不明瞭になる程度の浮腫
4	見てすぐにわかる高度な浮腫

ここがポイント　浮腫は，右心不全の症状であり，全身性に認められるが，重力の影響から下腿の浮腫として観察されることが多い．

2-4 打診 percussion

- 打診とは，身体の表面を叩くことによって生じる音の性質や手指に伝わる反響から，その部分の性状を知る方法である．
- 打診によって，胸壁から5cm以内の深さで直径2～3cmの病変を見分けることができる．
- 横隔膜の高さや動き，含気量の程度，胸水または胸膜肥厚の有無，気管支や細気管支腔内の分泌物の存在の有無などの変化を見出すことができる．

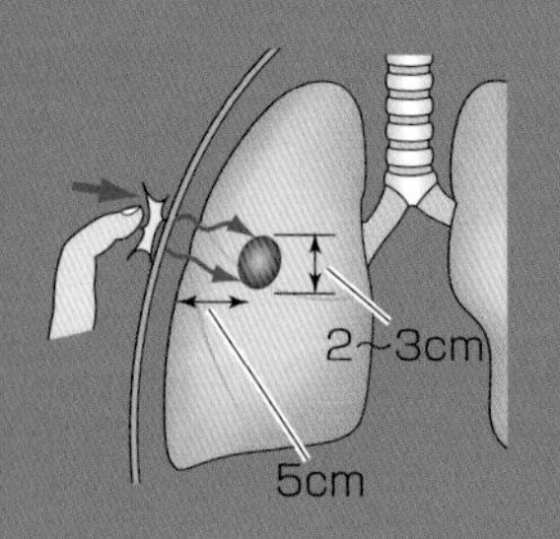

打診でわかること

横隔膜の高さや動き

横隔膜の麻痺や肺に空気が入りにくかったり，入り過ぎたりする疾患では，横隔膜の動きが制限され，横隔膜の高さも変化する．

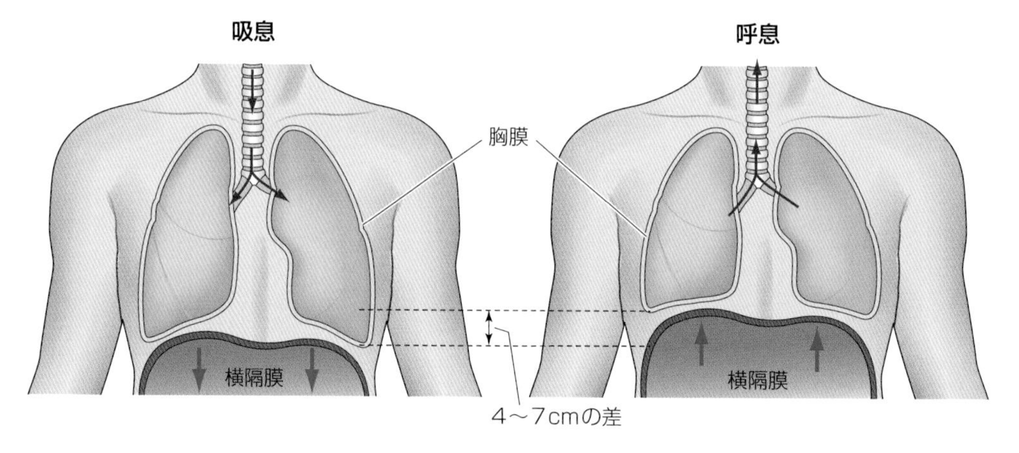

横隔膜は吸気で下に，呼気で上に移動し，正常では最大吸気位と最大呼気位で**4～7cmの呼吸性移動**を打診で確認できる．

含気量の程度

太鼓と同じように，含気量が多いと音の跳ね返りがよく，含気量が少ないと音の跳ね返りは悪くなる．

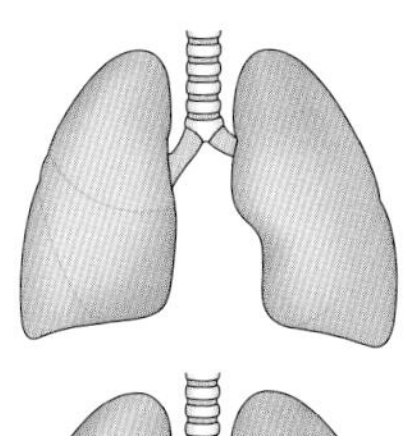

正常な全肺気量は約5,000mLである．

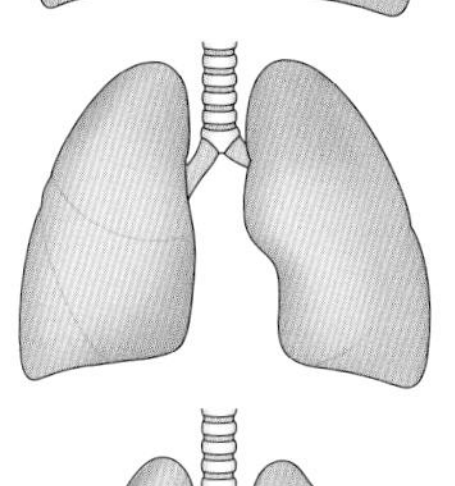

全肺気量が増加すると，打診音の響きがよくなり，**過共鳴音**となる．

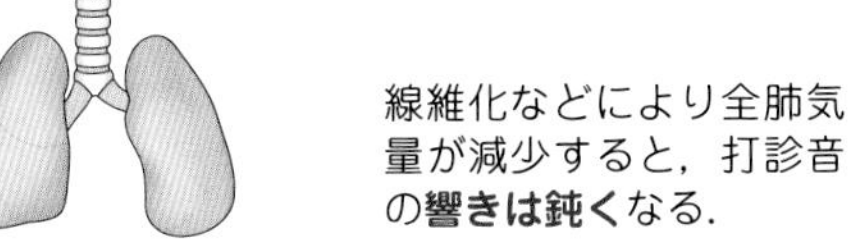

線維化などにより全肺気量が減少すると，打診音の**響きは鈍く**なる．

胸水・胸膜肥厚の有無

空気の成分ではない胸水や胸膜肥厚があると，肺野の音の響きは悪くなる．

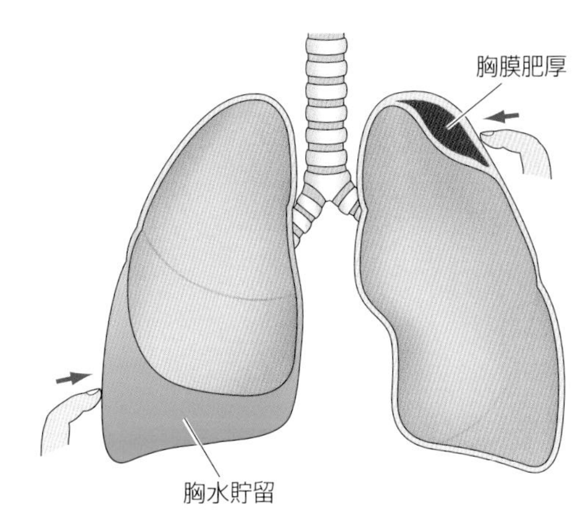

胸水や胸膜肥厚などがあると**打診音は鈍く**なる．

気管支・細気管支腔内の分泌物の存在の有無

含気量が減少する病態でも打診音は鈍くなる．

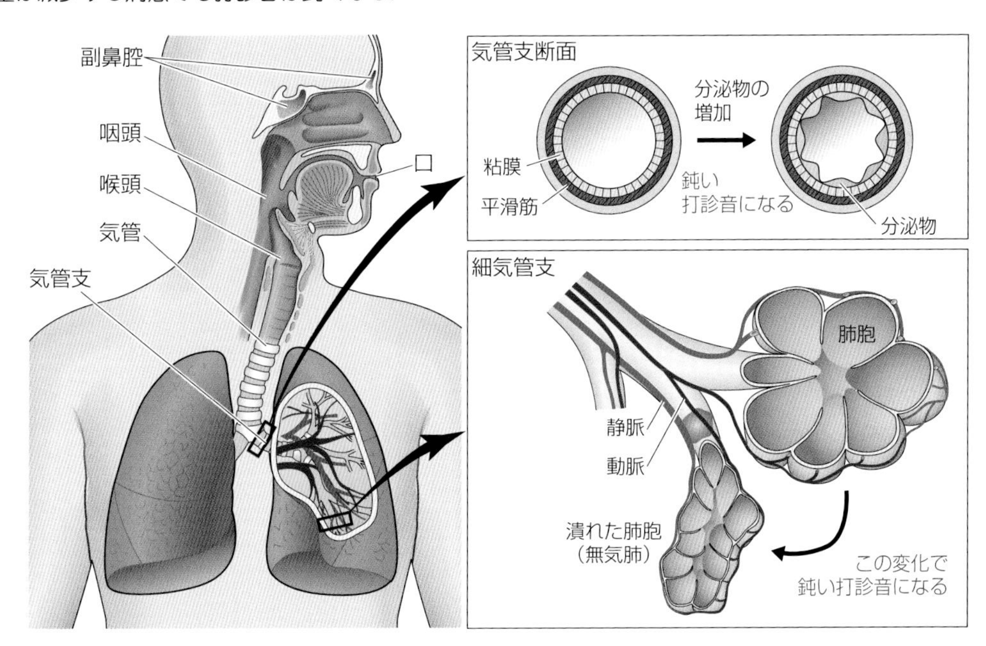

気管支に**分泌物**があると換気不良により空気が少なくなるため鈍い打診音になる．**無気肺**を形成するとさらに鈍い打診音になる．

2-4

正常な打診音

清音，鼓音，濁音が本来の部位でみられるか，また肺の左右の同じ部位を比較したときに左右差がないかを確認することが重要である．

打診音の種類

	清音 (normal resonance, clear)	鼓音 (tympanic)	濁音 (decreased resonance, dull)
強さ	強	強	弱
長さ	長	中	短
音質	低い・張りがある	高い・よく響く	高い・鈍い
特徴	正常肺野の打診音 **(空気と水の混合)**	腹部ガスや，胸壁に近い空洞上の打診音 **(空気)**	心臓，肝臓，もしくは横隔膜上の打診音 **(水)**

打診音とX線画像の関係

X線画像では
空　気▶**黒く**
骨と水▶**白く**
写る

●**黒く**（空気）見えるところは**鼓音**
●**白く**（水）見えるところは**濁音**
●**灰色**（空気と水）に見える肺は**清音**

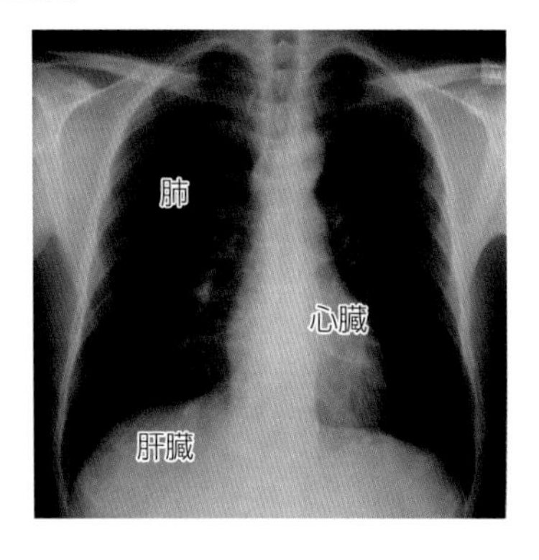

正常な打診音の所見

●解剖的にみた所見

- 心臓，肝臓，横隔膜以外の濁音は病的と考えられる.
- 胃泡は鼓音となるが，それ以外の鼓音は異常である.

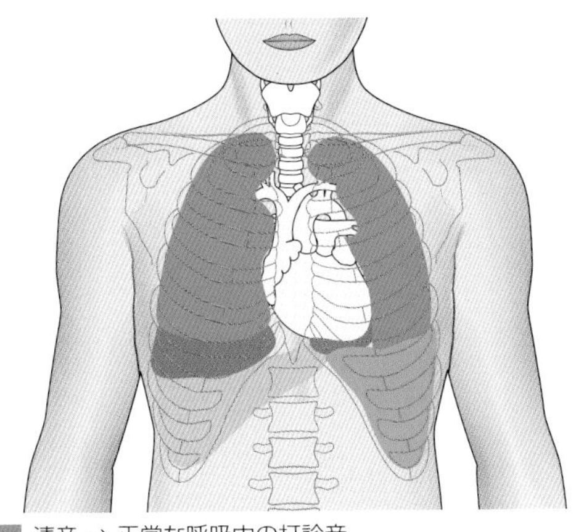

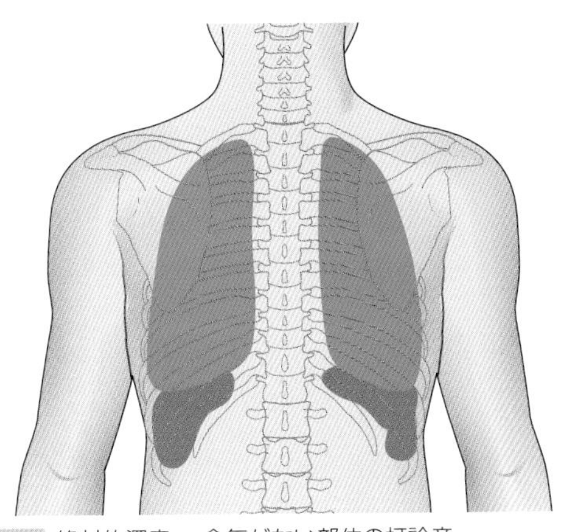

清音 ⇒ 正常な呼吸中の打診音
比較的濁音 ⇒ やや含気空間のある部位の打診音
絶対的濁音 ⇒含気がない部位の打診音
鼓音 ⇒ 胃泡のある部位（トラウベの三角）の打診音

●体表面からみた所見

体表解剖を理解し，予想される濁音界のレベルを打診することで，心肺境界，肺肝境界，横隔膜の位置を決定することが可能となる.

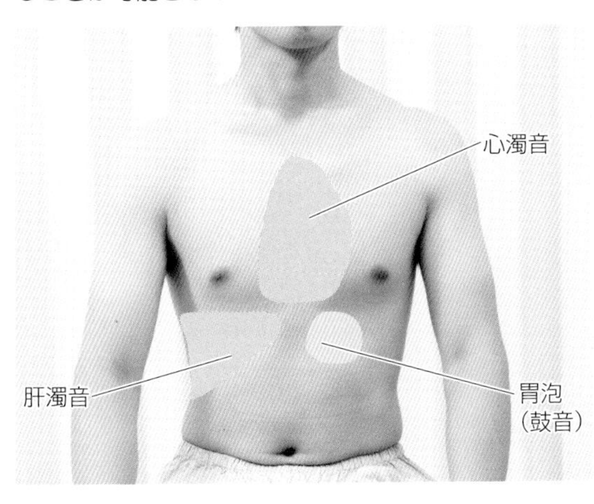

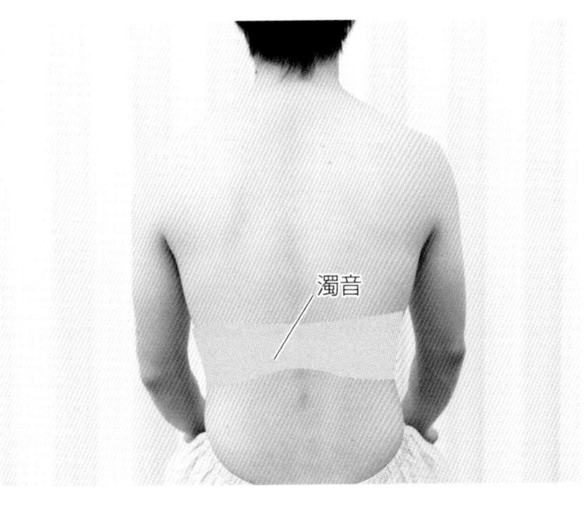

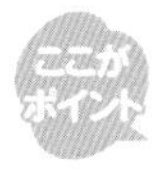

叩打の強さは強ければよいわけではない．一般的には軽打が適切である.

異常な打診音

空気成分や含気量が減少すると濁音に，増加すると鼓音になる．

異常な打診音と疾患の関係

太鼓と同じように，含気量が多いと音の跳ね返りがよく，含気量が少ないと音の跳ね返りは悪くなる．

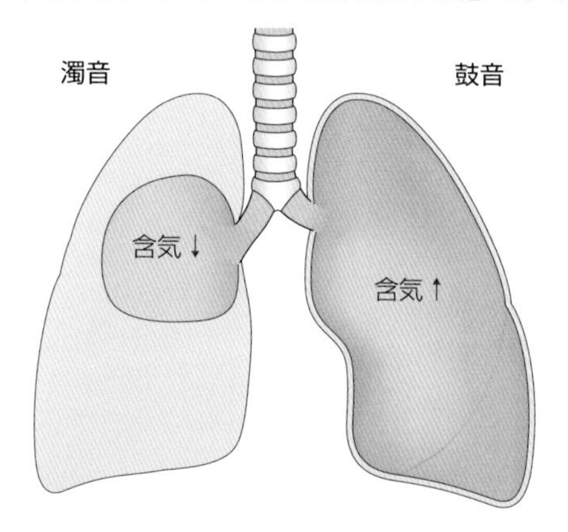

濁音になる疾患	鼓音になる疾患
●両側性の場合 ●間質性肺炎 ●両側性胸水 など ●片側性または局所性の場合 ●肺炎 ●肺梗塞 ●肺腫瘍 ●胸水 ●肺膿瘍 ●胸膜肥厚 など ●無気肺	●両側性の場合 ●COPD ●気管支喘息の発作時 ●両側気胸 など ●片側性の場合 ●限局性の自然気胸または人工気胸 ●巨大嚢胞 など

肺肝境界の上昇・低下と病態の関係

肺肝境界の上昇は横隔膜が挙上していることを，低下は横隔膜が下降していることを示す．

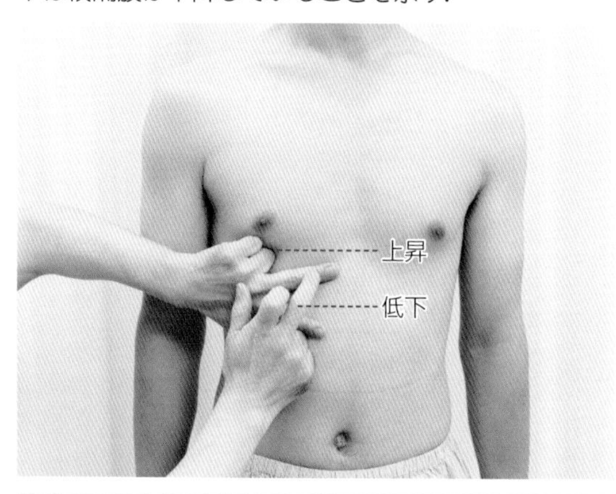

肺肝境界の上昇を示す病態	肺肝境界の低下を示す病態
●胸水貯留 ●無気肺 ●横隔膜挙上 ●肝腫大	●COPD ●高度な気胸

打診の基本手技

打診では，打つほうの手技に注意が払われるが，打った後にすばやく打診指を被打診指から離し，音が弱まらないようにすることも重要となる．また，音ばかりでなく，叩かれた指の感じも大切にし，それらを総合して判断する．

指の置き方・叩き方

●正しい方法

被打診指である左手の中指の中節部分のみを体表面に接触させ，打診指である右手中指は，鉤状に屈曲させて指頭の先端で垂直にスタッカート様に叩く．

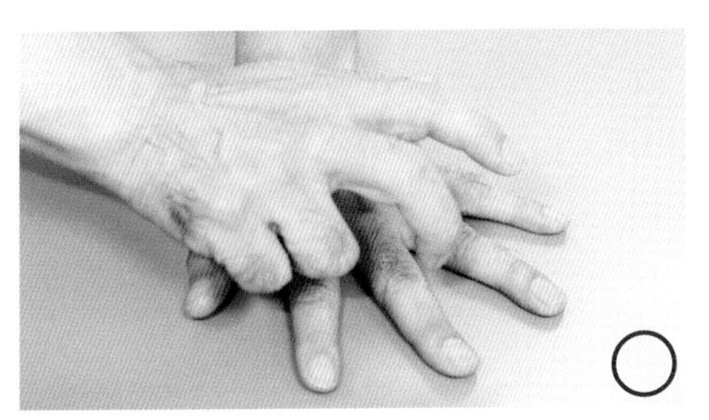

コツ　肩の力を抜き，前腕が楽に動くようにし，手関節のスナップをきかせて２回ずつ打つのがコツ．

●間違った方法

被打診指と体表面に隙間があったり，打診指の腹側で打ったりしてはいけない．

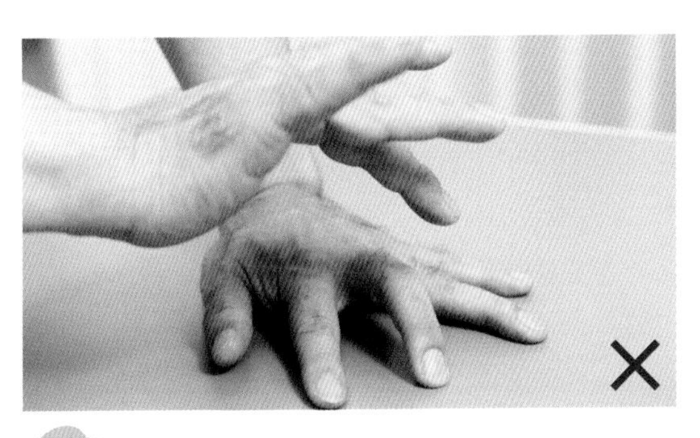

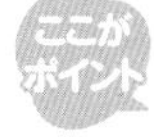

打診指の指頭を被打診の中指に直角にあてる．

患者の姿勢と被打診指の置き方

●患者の姿勢

患者には，坐位をとらせ，背すじをまっすぐ伸ばし，手を膝の上に置いてもらう．

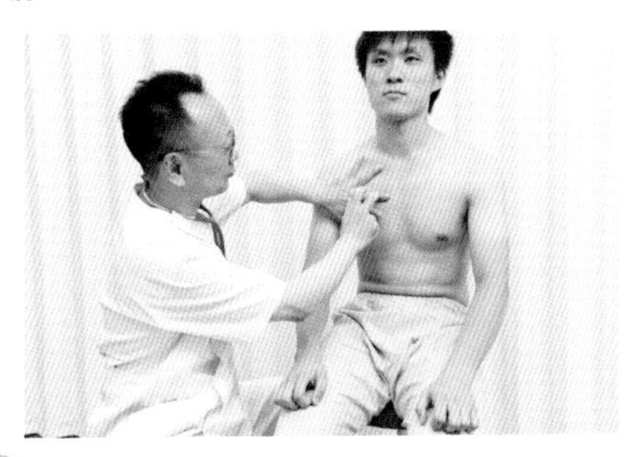

ここがポイント　心身をリラックスさせる．患者の側方に位置すると打診しやすくなる．

●被打診指の置き方

被打診指は中指を用いるが，右肺尖部だけは左の母指を被打診指にする．

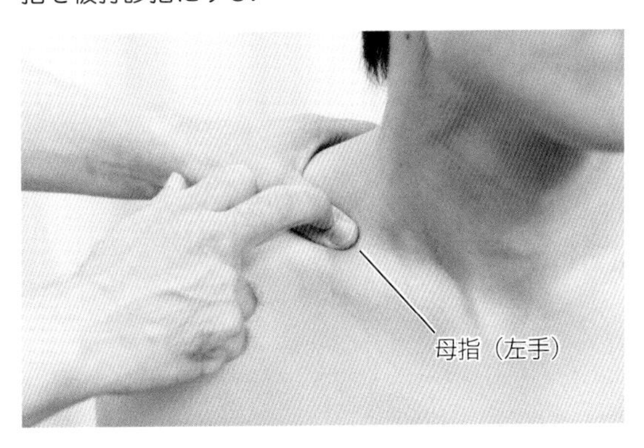

2-4

前胸部と背部の打診の順序

- 打診は，前胸部の上方から下方，側胸部，ついで背部の上方から下方の順に行う．
- 右肺尖部→左肺尖部→左上肺野→右上肺野→右中肺野→左中肺野→左下肺野→右下肺野の順で，左右対称部位を比較する．

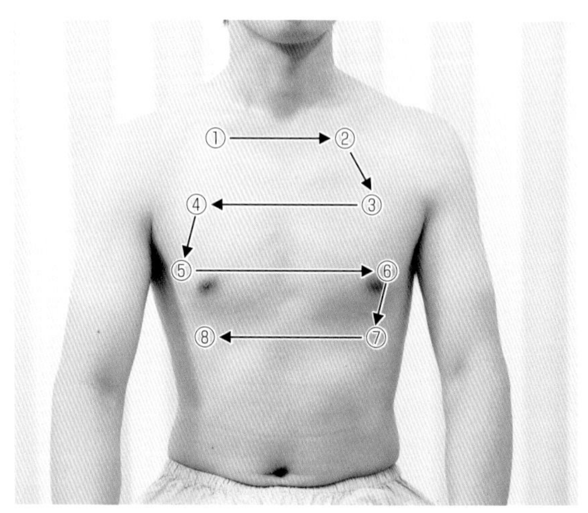

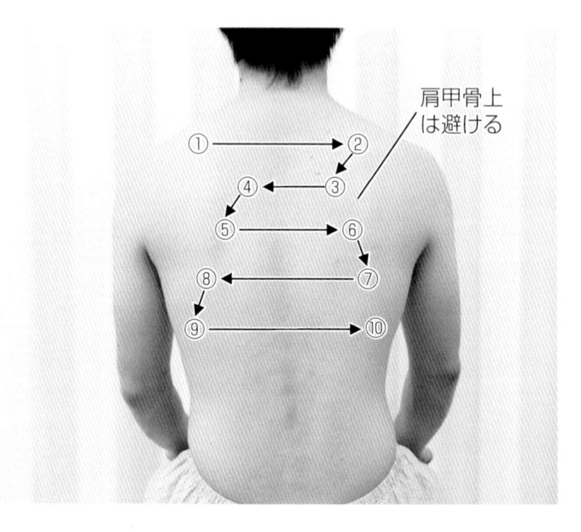

肺区域をイメージして行う．

Column　フィジカルアセスメントの手順

実際の現場では，いきなり聴診や打診をするわけではない．カルテや看護記録をみたり，検査結果をみたり，写真をみたりなどして事前に必要な情報を得ておく．つまり，フィジカルアセスメントは，最新の検査・診断法をあわせて総合的に判断することで，病態の把握などの強力な手段となるわけである．

胸部診察は視診からはじめ，触診→打診→聴診と順に行うのが一般的であるが，実際は必ずしもその順に行っているわけではない．経験を積むと視診をしながら触診や打診をしたり，打診や聴診の際に異常呼吸を観察したりと同時に行えるようになる．

打診の練習法

机や壁，水の入ったペットボトル，空のペットボトルなど，いろいろなものを叩いて音の違いを感じ取るようにする．そして自分の身体で，清音，鼓音，濁音を識別できるようになったら，健常者を相手に練習する．

①ペットボトルなど，いろいろなものを叩いてみる．

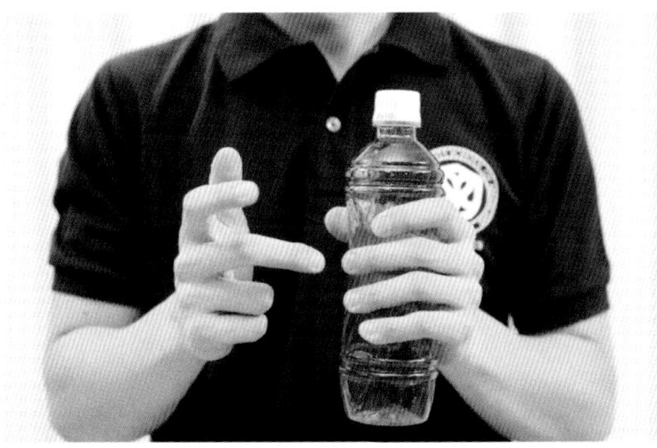

②大腿部を叩いてその濁音を聴く．

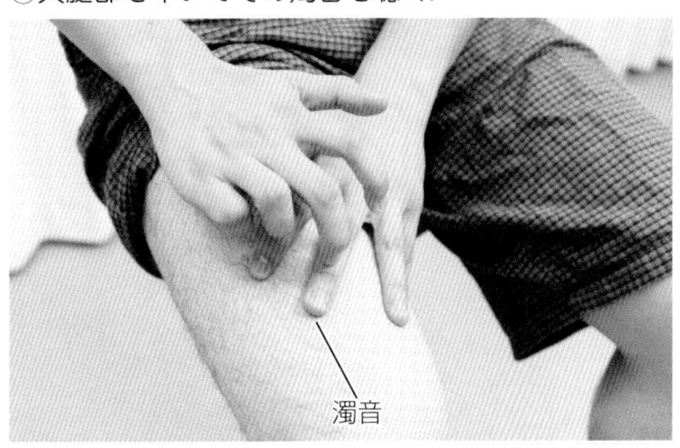

コツ！ 軽打・中等打・強打による違いを比較してみるとよい．

③上腹部左肋骨弓部で胃部の鼓音を聴く．

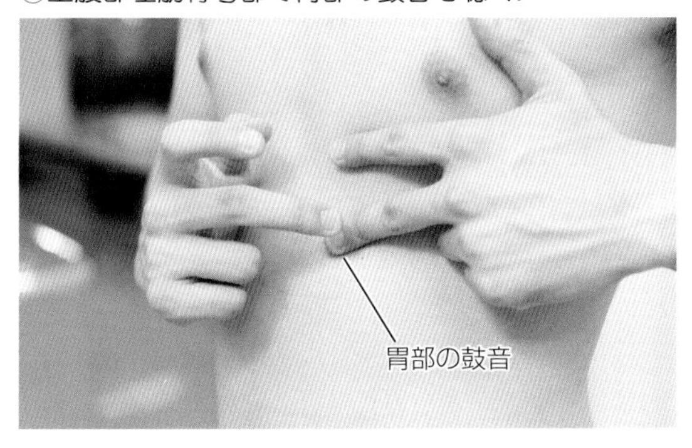

④左鎖骨下を叩いて，肺の清音を聴く．

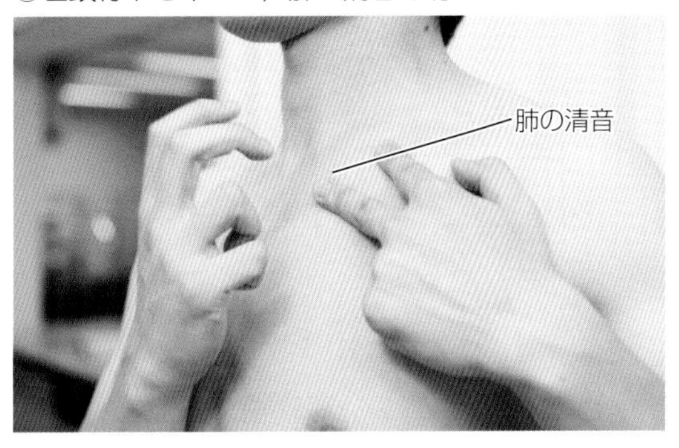

⑤心臓部を叩いて，心濁音界を聴く．

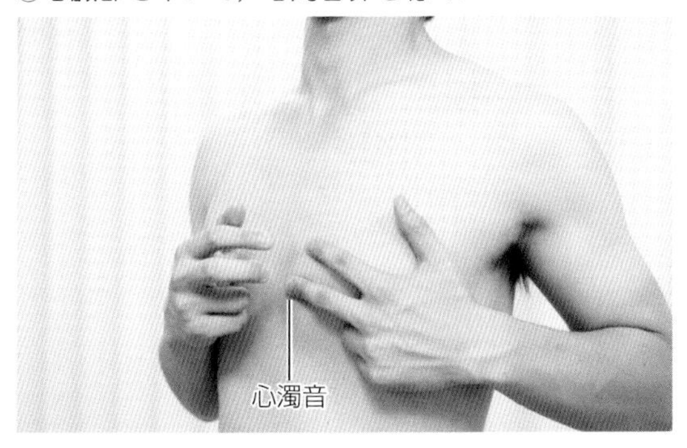

MEMO

打診するときは以下の点を念頭において行う！

①心臓・肝臓・脾臓・胃の位置
②横隔膜の高さと動き
③胸郭内および肺内の含気量の程度
④含気量の少ない，または多すぎる病巣の広がりと位置
⑤胸腔内に胸水または空気の存在の有無
⑥胸膜肥厚の有無　など

⑥右下部胸郭の前胸部および側胸部で肝濁音を聴く．

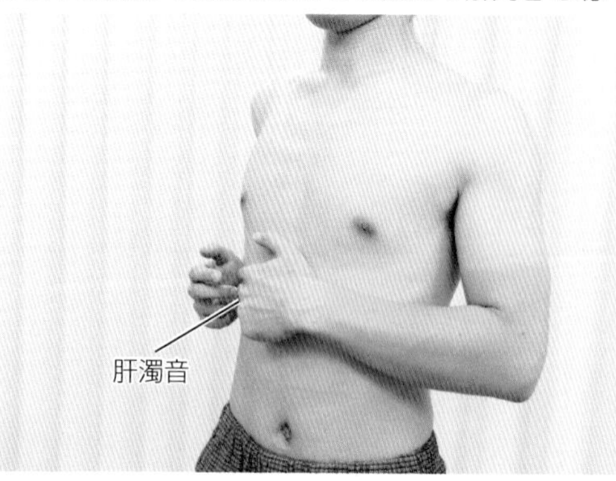

⑦鎖骨中線上で肺肝境界を決める

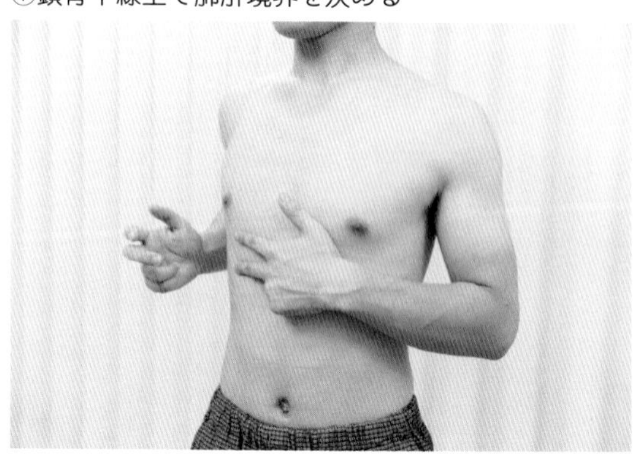

⑧最大吸気位と最大呼気位での肺肝境界の動きで，横隔膜の位置を調べる．

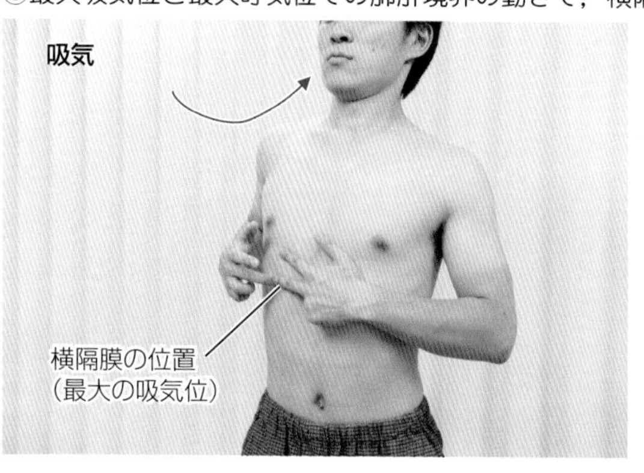

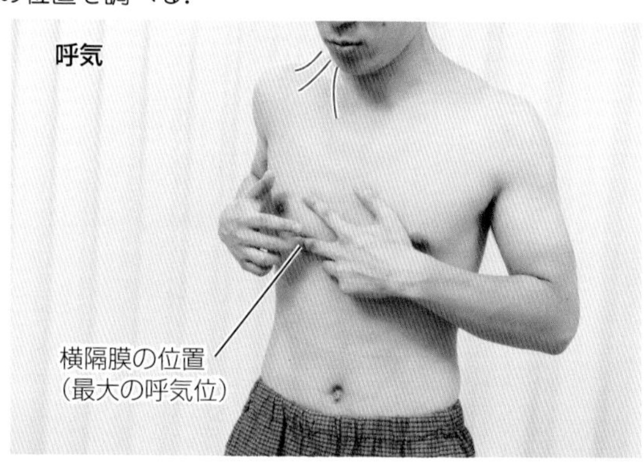

⑨側臥位で横隔膜の位置を調べ，上側より下側のほうが横隔膜の位置が高いのを確認する．

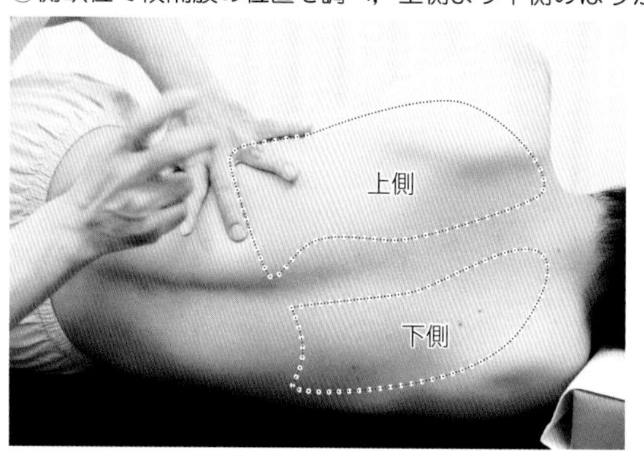

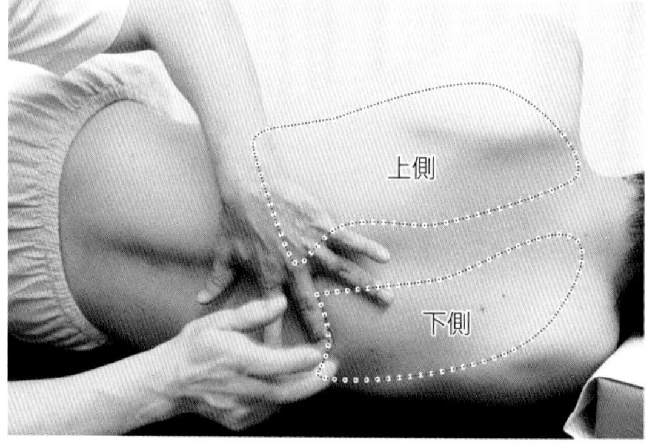

叩くときの音だけでなく，被打診指に響く感じも大切にする．

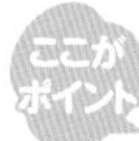

側臥位になると，下側では横隔膜が挙上し縦隔が下垂するため，肺は縮小し含気量は減少する．そのため，打診音は上側に比べ短音となる．

MEMO

ペットボトルで濁音・清音・鼓音のイメージをつかもう！

ペットボトルを使って，濁音・清音・鼓音の違いを確かめてみよう.
ペットボトルのキャップを外して，下記の①～③のように，水の量を変えて叩いてみると，その違いがわかる.
①水がいっぱい入ったペットボトルを叩く……… **濁音**
②水を半分にしたペットボトルを叩く…………… **清音**
③水が入っていない空のペットボトルを叩く…… **鼓音**

①濁音

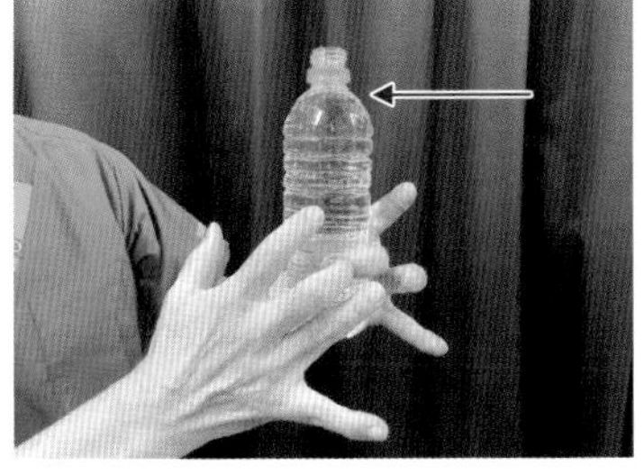

水がいっぱい入ったペットボトル

②清音

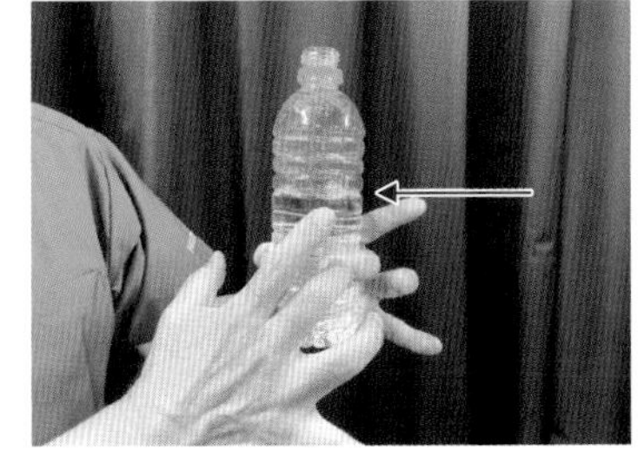

水が半分入ったペットボトル

③鼓音

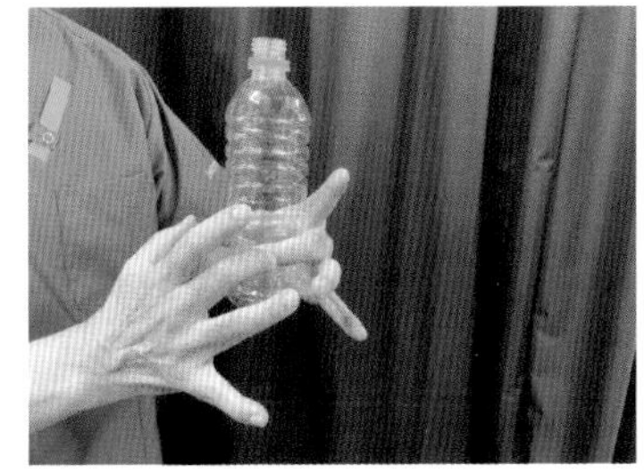

空のペットボトル

Column　打診は自分の身体で練習できる

打診音は，音の強さが大きいか小さいか，音質が高いか低いか，音の長さが振動する長い音か途切れる短い音か，この3つの要素を区別する.音の強さが大きく，質が低く，長さが長いほど，含気量が大きいことになる.

左右どちらでもよいが鎖骨下に被打診指を置いて，普通の状態で呼吸して打診すると，「ポン，ポン」という音が聴こえ，思いっきり息を吸い込んで打診すると，「ポーン，ポーン」と音が変わるのが分かる．これは，含気量が増えたからである.

打診音の判別は，絶対的なものではなく，このように「さっきの音と比べて…」とか，「他の部位と比べて…」のような相対的なものである.まずは，1）肺を叩いて清音，2）大腿部を叩いて濁音，3）お腹が空いているときの左胸下部の胃泡のある部分（トラウベの三角形）やガスの貯留した腹部を叩いて鼓音，この3つ打診音を聴き分けてみよう.

2-5 聴診 auscultation

- 聴診とは，集音器である聴診器を身体にあてて，体内から伝達される音を聴取し，強度・質・持続時間・頻度などを評価する．
- 呼吸音の正常や異常，副雑音が確認できる．
- 正常な呼吸音には，気管，気管支などの中枢側の太い気道から発生する音（気管呼吸音，気管支呼吸音）と末梢の細い気道より発生する音（肺胞呼吸音）がある．
- 肺炎などで気道に痰が詰まったり，気管支喘息で気管が狭くなったりすると，副雑音が聴こえる．

聴診でわかること

気管〜肺胞までの呼吸音と副雑音

- 気道は，気管から肺胞へと末梢にいくほど細くなるが，断面積の総和は大きくなっていくため，気流速度は遅くなり，音は弱くて小さくなっていく．
- 副雑音は病的な雑音で，肺からは連続性と断続性のラ音が聴取される．

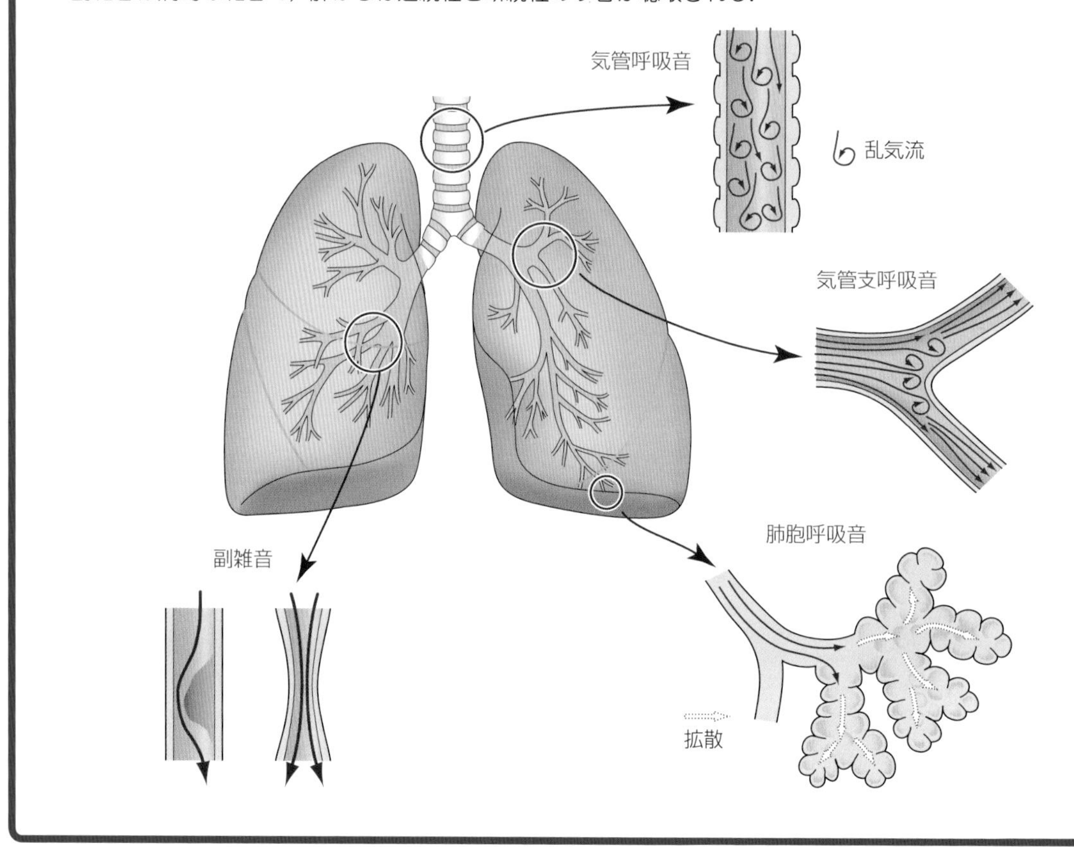

呼吸音（肺音）の分類

- 肺音（広義の呼吸音）は，健常肺では正常な呼吸音（狭義）が，異常な場合には**呼吸音（狭義）の異常**と**副雑音**が聴取される．
- 副雑音には，肺内から発生する**ラ音**と肺以外から発生するその他の異常音がある．

- 肺音（広義の呼吸音）
  - 呼吸音（狭義） breath sounds
    - 正常
      - 肺胞呼吸音 vesicular sounds
      - 気管支呼吸音 bronchial sounds
      - 気管呼吸音 tracheal sounds
    - 異常
      - 減弱・消失
      - 増強
      - 呼気延長
      - 気管支呼吸音化
  - 副雑音 adventitious sounds
    - ラ音 pulmonary adventitious sounds
      - 連続性ラ音 continuous sounds
        - いびき様音 rhonchi
        - 笛様音 wheeze
      - 断続性ラ音 discontinuous sounds
        - 水泡音 coarse crackle
        - 捻髪音 fine crackle
    - その他 miscellaneous
      - 胸膜摩擦音など

2-5

呼吸音の伝播

胸壁で聴こえる正常肺胞音は，終末気管支から広い空間である肺胞嚢へ空気が急に流入したときに生じる吸気音である．これに対し呼気音は気管支から発生し多孔性肺組織に吸収されるため胸壁ではほとんど聴こえない．

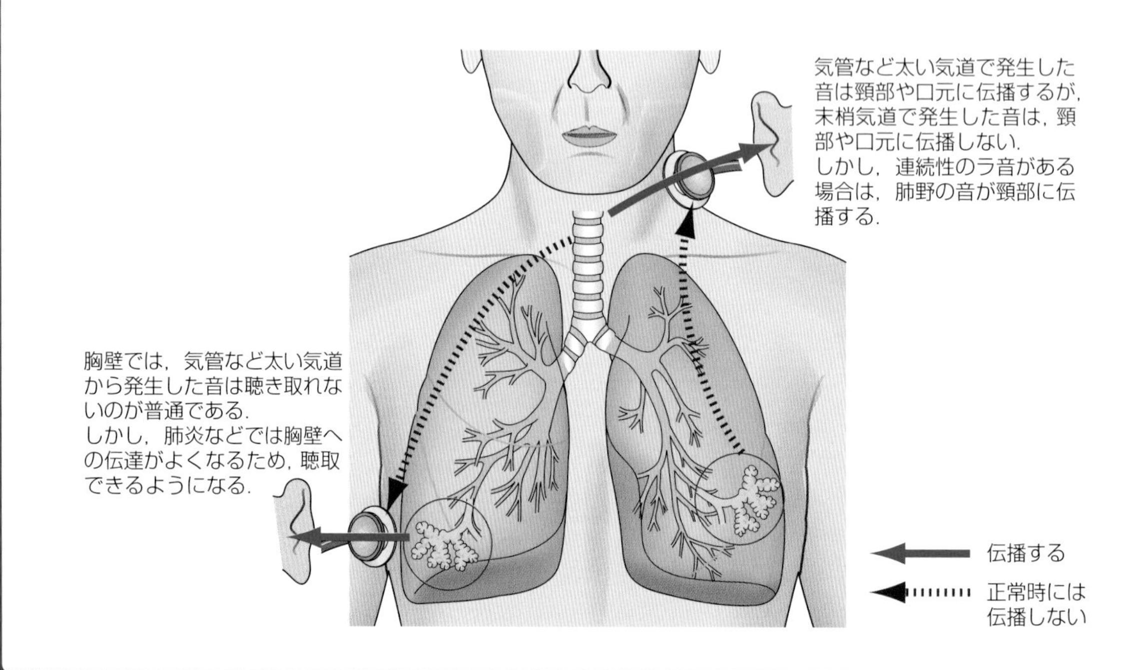

Column　呼吸音のダイアグラム

実際に聴取した呼吸音を右図のように描いてみるのも聴診の練習になる．上行線は吸気，下行線は呼気，線の長さは吸気や呼気の時間，線の太さは音の強さ，線の勾配は音の高さ，また，〰は連続性のラ音，∴は断続性のラ音を示している．

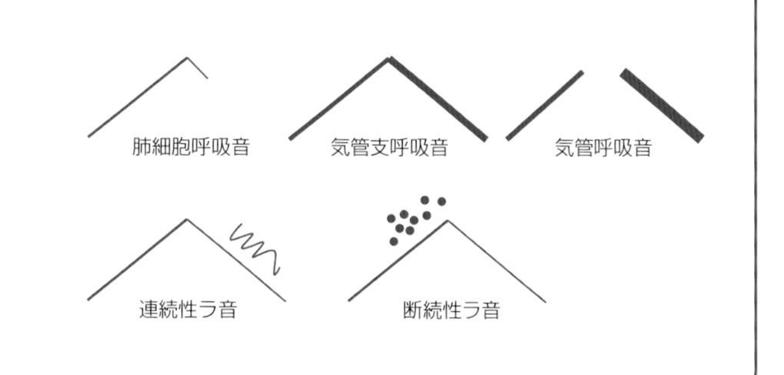

正常な呼吸音と聴診部位

気管呼吸音は頸部気管上である甲状軟骨から気管分岐部である胸骨角までの間で，**気管支呼吸音**は前胸部の胸骨角から主気管支周辺の胸骨上と背部の両肩甲骨間で，**肺胞呼吸音**は肺尖区を除いた肺野で聴取される．

肺胞呼吸音の聴診部位

吸気相で聴こえる．呼気相でははじめに弱くしか聴こえない．聴診部位は，肺野を左右聴き比べながら上から順に行う．聴こえる範囲は両手の親指と人差し指で輪を作ったときの範囲くらいである．

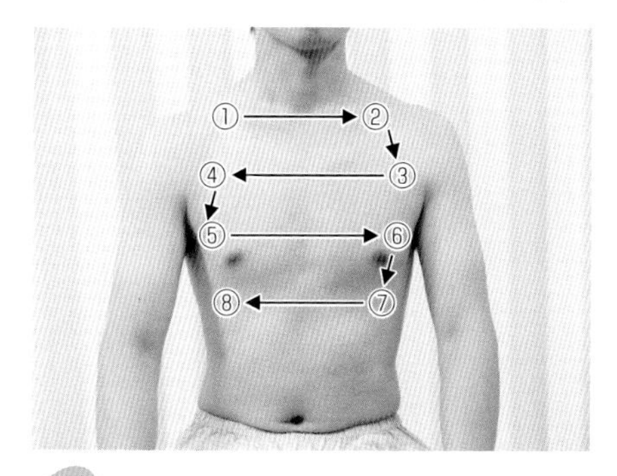

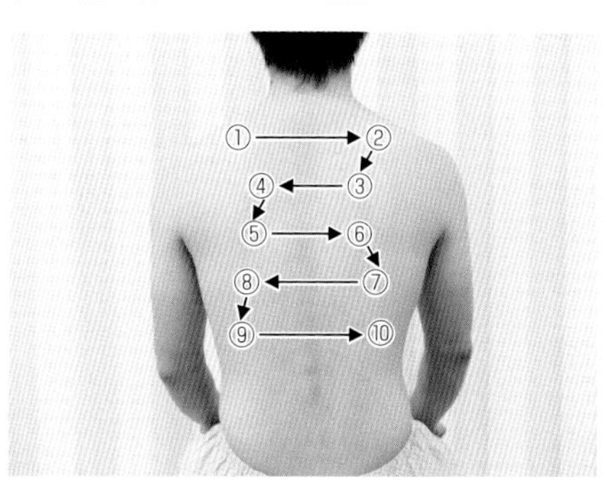

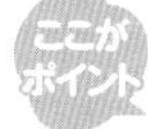

肺胞呼吸音は吸気＞呼気の柔らかい音で「スー」という感じの音

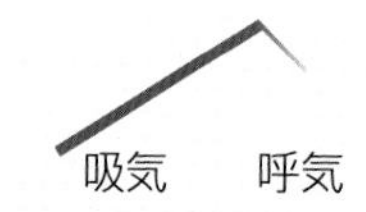

気管支呼吸音と気管呼吸音の聴診部位

●気管支呼吸音

肺胞呼吸音より大きく高調な音で，吸気と呼気の切れ目がはっきりしない．胸骨上，肩甲骨間で聴こえる．

●気管呼吸音

吸気と呼気の間に切れ目がある粗い感じの呼吸音．頸部気管上で聴こえる．

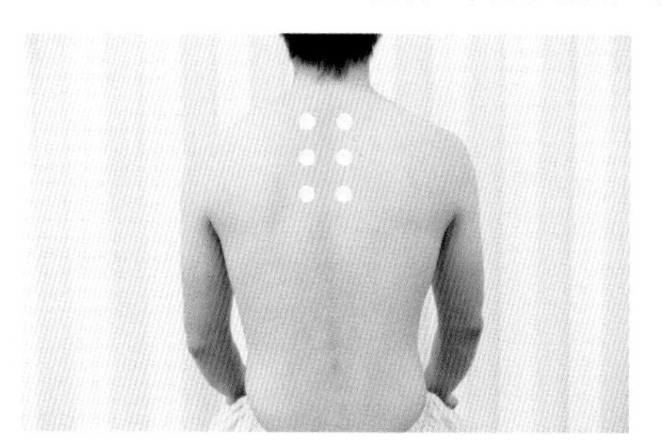

気管支呼吸音

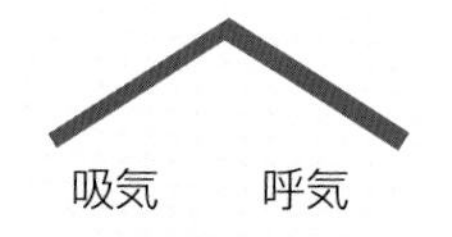

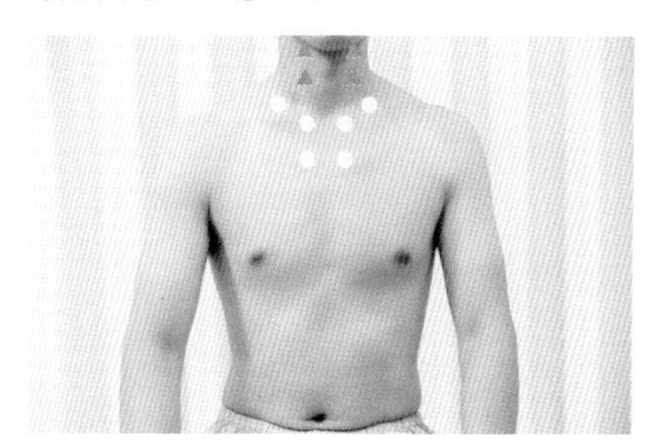

▲気管呼吸音

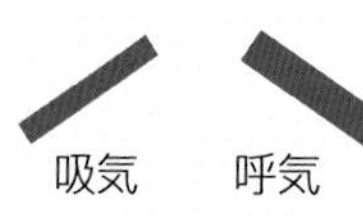

2-5

異常な呼吸音

- 呼吸器系に異常があると，呼吸音の減弱・消失や性状の変化が起きたり，また，この呼吸音の異常とは別の**副雑音**を聴取したりする．
- 正常呼吸音の異常は，副雑音が聴取される前に認められることも多い．よって，異常な呼吸音の聴診では，正常呼吸音の異常と副雑音を総合し，気管から肺胞までの通過状態，肺胞換気の状態，胸腔内の状態などをイメージして判断することが必要となる．

呼吸音の減弱・消失と呼吸音の増強

換気量の減少や伝達障害があると呼吸音の減弱や消失が起こり，換気量の増大や伝達亢進があると呼吸音が増強する．

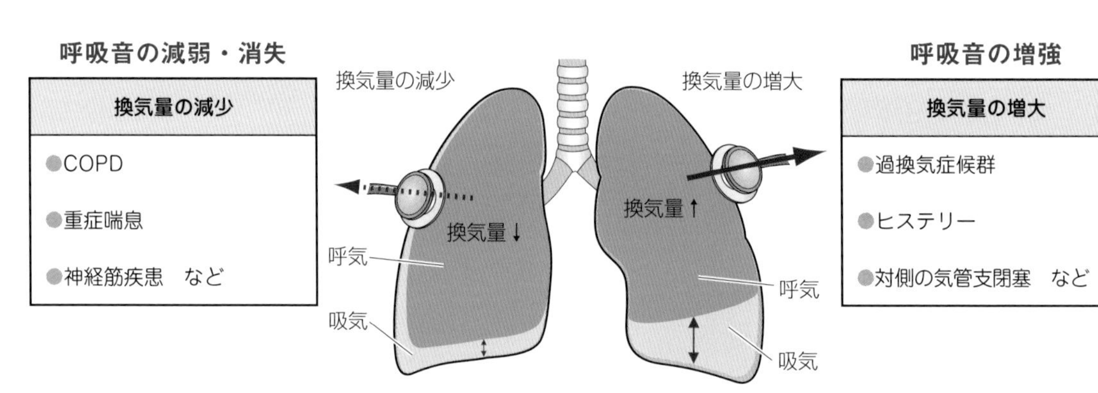

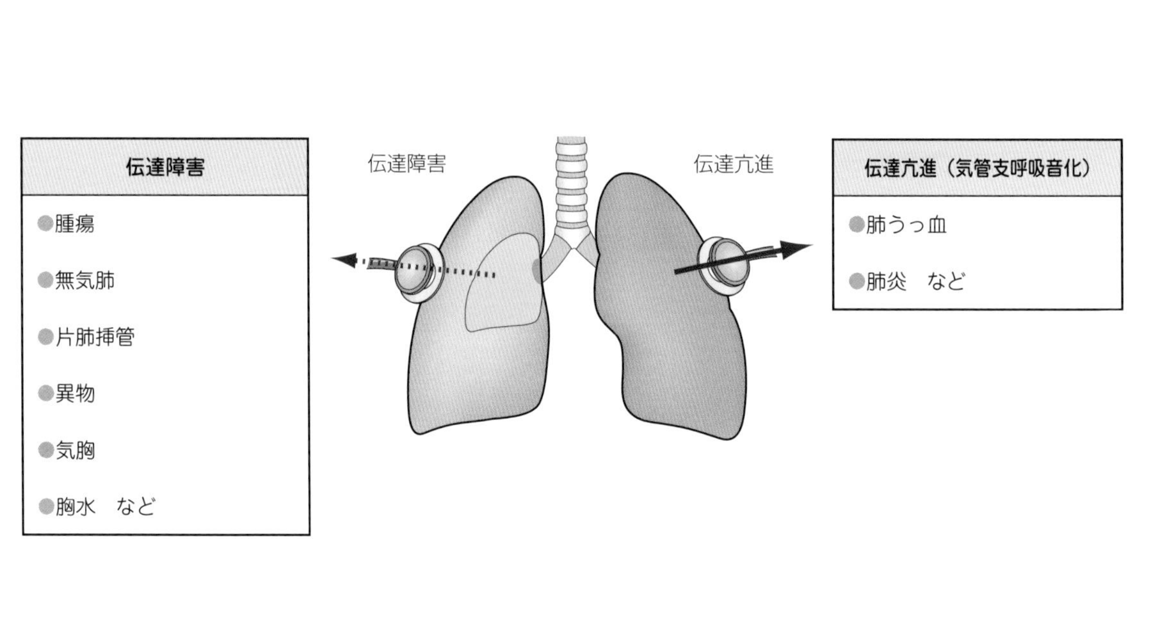

副雑音

●ラ音

副雑音は肺内に由来するラ音と，胸膜摩擦音などの肺以外で発生するその他に分類される．ラ音には一つの音を長く伸ばし連続した音を繰り返す**連続性ラ音**とはじけるような非連続性の短い音を繰り返す**断続性ラ音**があり，それぞれ低音性と高音性に分けることができる．

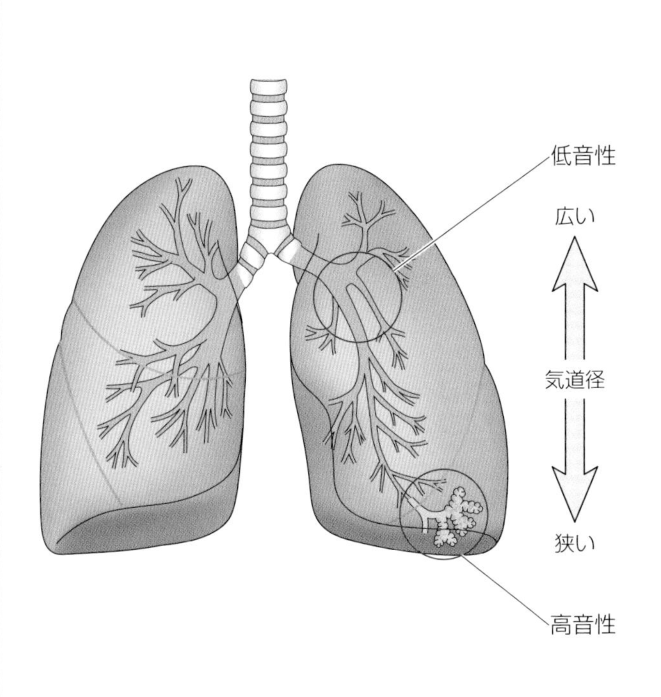

	連続性ラ音（吸気時＜呼気時）	断続性ラ音（吸気時＞呼気時）
低音性	いびき様音 (rhonchi)〔ロンカイ〕 グーグー	水泡音 (coarse crackles)〔コーズクラックル〕 ブツブツ
高音性	笛様音 (wheeze)〔ウィーズ〕 ヒューヒュー	捻髪音 (fine crackles)〔ファインクラックル〕 パリパリ

●胸膜摩擦音

●胸膜摩擦音は吸気，呼気ともに出現する断続的な音である．胸膜炎の初期および吸収期に聴取できる．
●臓側胸膜と，壁側胸膜のこすれる音で，ブツブツとか，ギュギュといった音である．

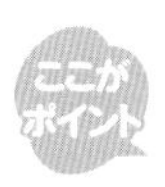

肺内からの断続音と紛らわしいが，呼気，吸気とも均等に出現しやすい．

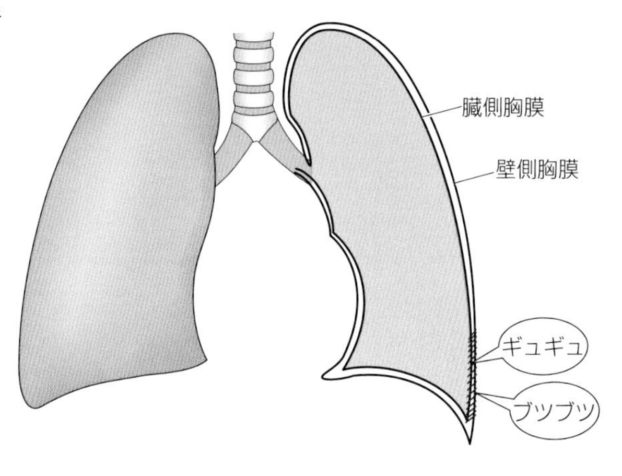

ラ音の発生機序

- 連続性ラ音では，太い気管や気管支が狭窄すると「グーグー」という低い音（いびき様音）が，肺胞に近いところの細い気管支が狭窄すると「ヒューヒュー」という高い音（笛様音）が，主に呼気時に聴取される．
- 断続性ラ音には，比較的太い気管支壁に分泌物がある場合は，吸気ではっきりと長く，呼気では少し小さめの「ブツブツ」という音（水泡音）と，呼気に閉塞した細い気管支が吸気時に開通した場合に吸気の後半で聴こえる「パリパリ」という音（捻髪音）がある．

●連続性ラ音

いびき様音（rhonchi［ロンカイ］）……低音性連続性ラ音

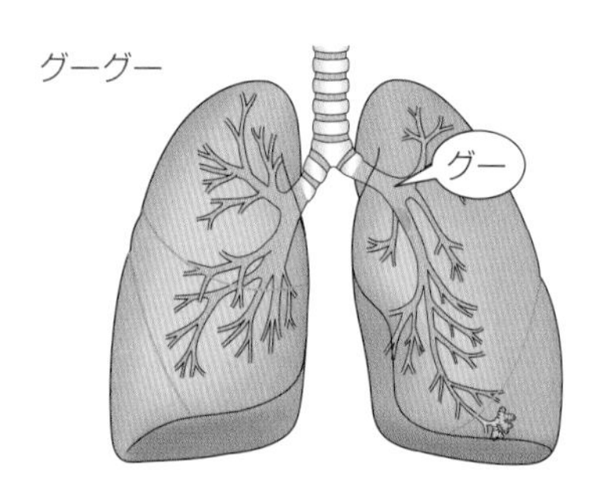

呼気で聴こえるが
吸気でも聴こえる

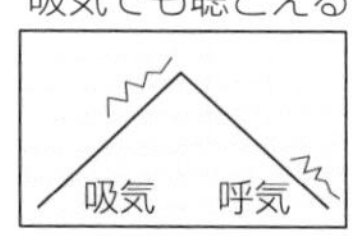

狭窄
グー
痰
グー

疾患
慢性閉塞性肺疾患（COPD）の急性増悪時，心不全などの喀痰貯留時，気道異物，肺癌による中枢の気道狭窄

特徴
喀痰が貯留している場合は咳をさせて痰が移動すれば音が変化する

笛様音（wheeze［ウィーズ］）……高音性連続性ラ音

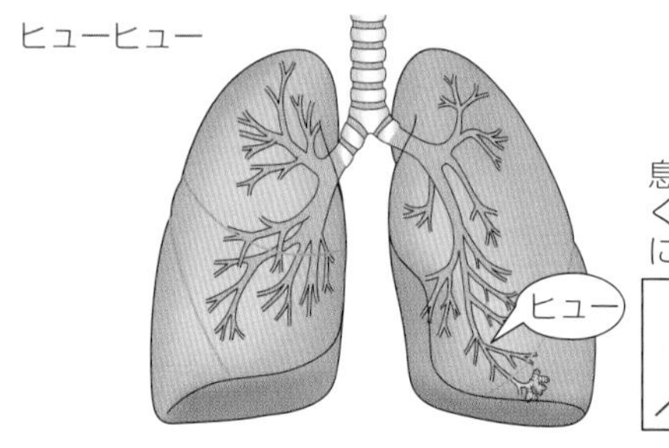

息を吐いて肺が狭
くなった呼気終末
に聴こえやすい

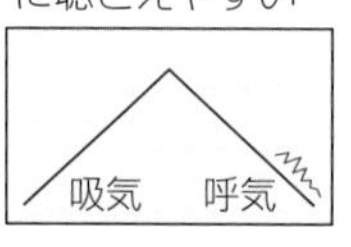

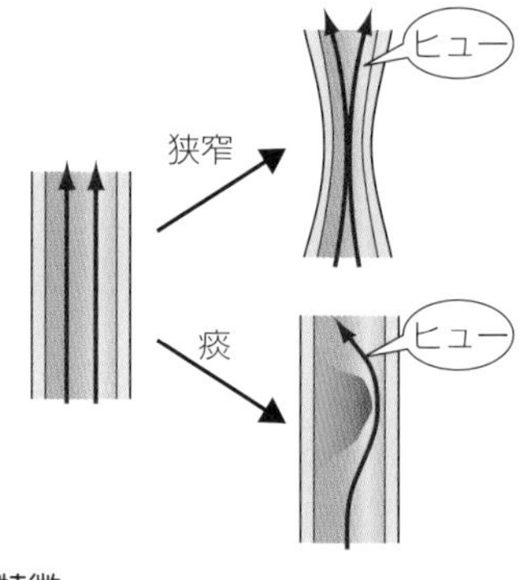

疾患
気管支喘息発作などの閉塞性疾患

特徴
強制呼出で増強する

●断続性ラ音

水泡音（coarse crackles）……粗い断続性ラ音

ルビ：coarse（コーズ）、crackles（クラックル）

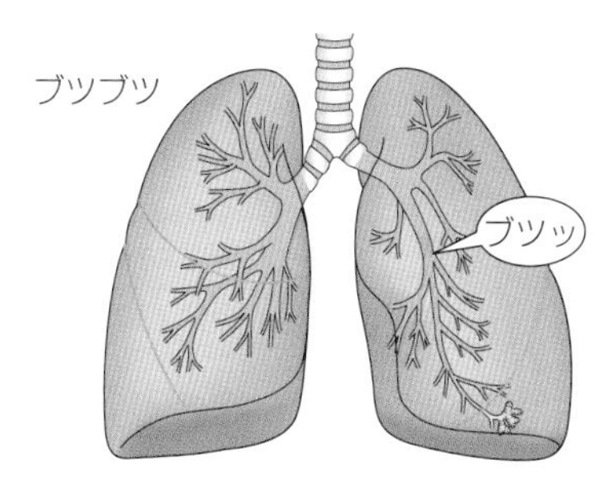

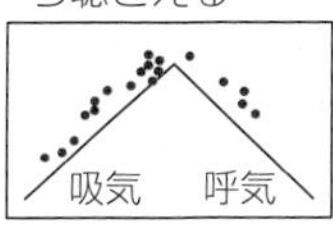

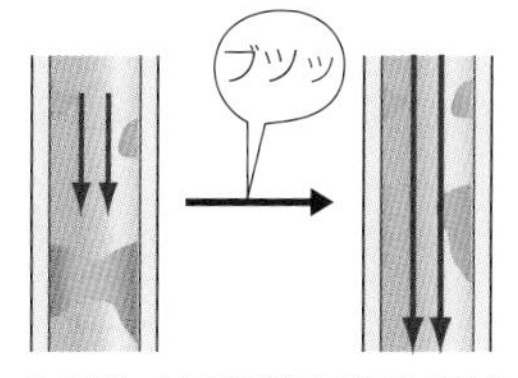

比較的太い気管支壁の痰が気流により破裂する

疾患
気管支拡張症，慢性気管支炎の急性増悪時
肺炎，心不全，肺水腫

特徴
喀痰が貯留している場合は咳をさせて痰が移動すれば音が変化する

捻髪音（fine crackles）……細かい断続性ラ音

ルビ：fine（ファイン）、crackles（クラックル）

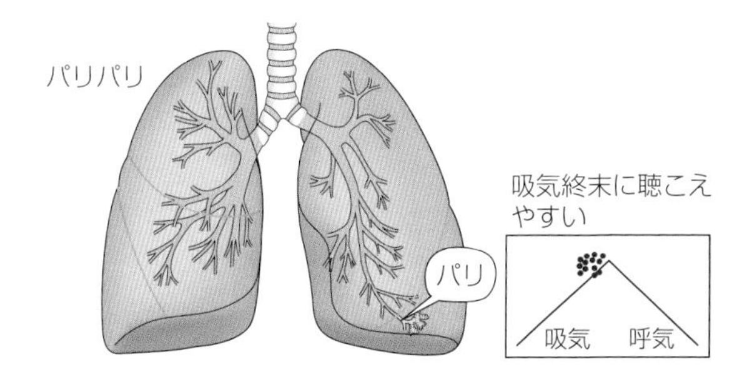

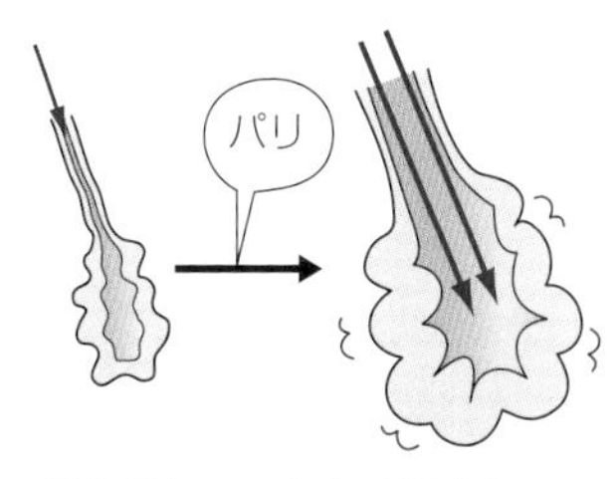

呼気時にいったん虚脱した細気管支が，吸気時に突然再開放する

疾患
肺線維症，間質性肺炎

特徴
深呼気の後の吸気で聴こえやすい．
重力のため，下側で聴こえやすい

Column　臨床での聴診で重要なこと

臨床では，教科書的に連続性ラ音や断続性ラ音がいつも単独で聴取されるわけではない．実際の患者では，2種類以上のラ音が混在していることが多くある．

例えば，細い気管支ばかりでなく，太い気管支も狭窄すると，笛様音といびき様音の2種類の連続性ラ音が聴取されることになるし，気道内分泌物の多い疾患では，いびき様音と水泡音の連続性ラ音と断続性ラ音が混ざって聴こえたりする．そのため，各種呼吸音の特徴を踏まえて，発生要因を考えたうえで判別できるようになることが重要である．

2-5

その他の聴診

- 通常の呼吸音の聴診で異常が疑われる場合には，**音声聴診**や**頸部の聴診**で確認するのもよい方法である．
- 音声聴診は，咽頭から胸壁への振動伝播が妨げられていると弱くなり，亢進すると増強する．
- 頸部の聴診は，連続性ラ音のスクリーニングに適している．

音声聴診

- 患者に低音で少し長く「ひとーつ，ひとーつ」と繰り返し発声してもらう．胸壁上で聴く発声音は，喉頭音波の大部分が肺組織で吸収されるので，正常肺野の部位は「おー，おー」と不明瞭に聴こえる．
- 胸水などによって胸腔内での音の伝播特性が変化すると，健側に比べると音は小さいが，あたかも山羊が鳴いているような明瞭でやや高い音が聴こえる．これを山羊音と特別に呼称している．山羊音は肩甲骨下角で聴取されることが多い．

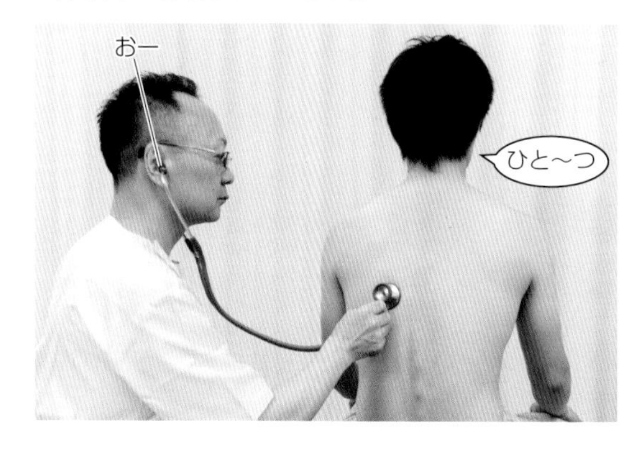

頸部の聴診

- 連続性ラ音の大部分は頸部まで伝播する．
- 胸壁上ではチェストピースをあてた部分の情報しか得られないが，頸部では全肺野の情報を得ることができる．

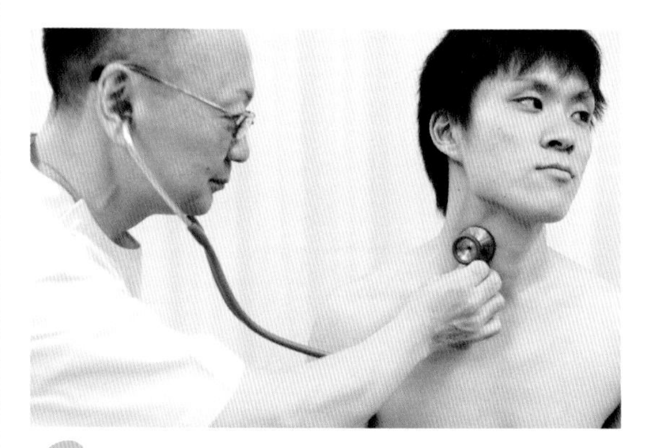

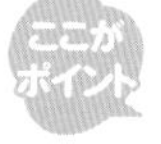

咳をされると，耳が痛いほど大きく聴こえるので要注意．

聴診器の使い方

- 血圧測定用の聴診器は呼吸音の聴診に適さない．末梢の肺胞呼吸音がしっかりと聴こえるものを使う．
- 聴診器の持ち方は，特に決められていない．自分の使いやすい持ち方をしてよいが，チェストピースを一定の圧でしっかりと胸壁に密着させることが重要である．

聴診器の構成（名称）と各パーツの使い方

聴診器は，皮膚にあてて振動を集める集音部（**チェストピース**），この音を耳に伝える**導管部**，外耳孔に密着させる耳部（**イヤピース**）より構成される．各パーツの特徴を知ってから聴診器を選択することが必要である．

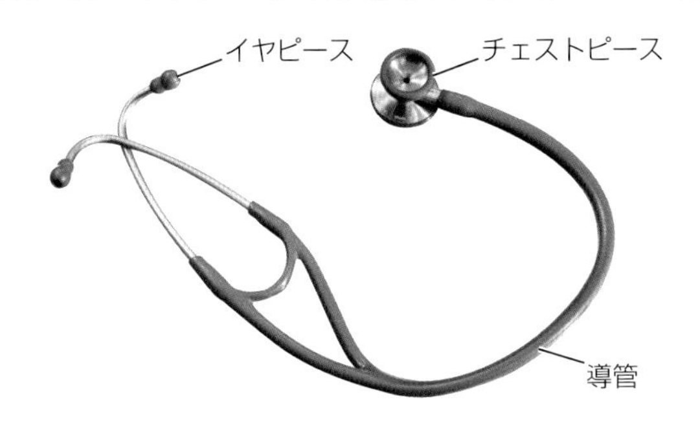

●導管

一般に硬くて太くて，短いほうが音の伝わりがよい．耳にかけたときに臍にチェストピースがくる長さ（40～50㎝）がよい．

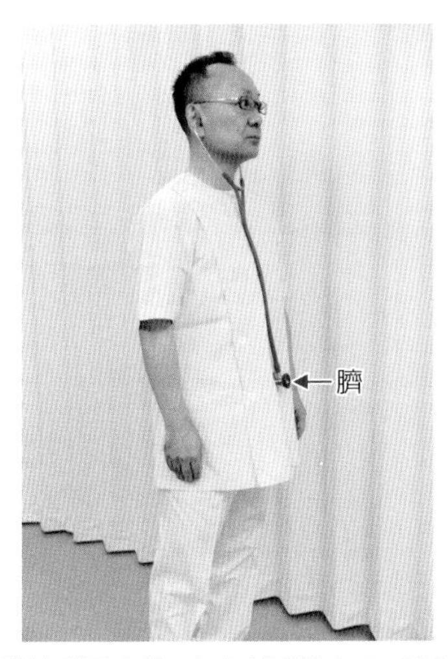

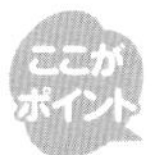

導管が長すぎると音が減弱する．患者の体や衣類あるいは自分の腕にぶつかり雑音を拾うこともある．

●チェストピース

- 面積が大きいほど音が聴きやすくなる．しかし，体表面は彎曲しているのでチェストピースがあまり大きいと，体に密着せず，音が逃げてロスが生じるため聴こえにくくなる．小児に使う場合は小さいもののほうがよい．
- 一般的にチェストピースはベル型と膜型の２種類があり，どちらでも切り換えられるようになっている．
- ベル型は低音を，膜型は高音を聴きやすい．呼吸器の聴診では正常音，異常音ともに高周波帯域に属するので，基本的に膜型を使用する．

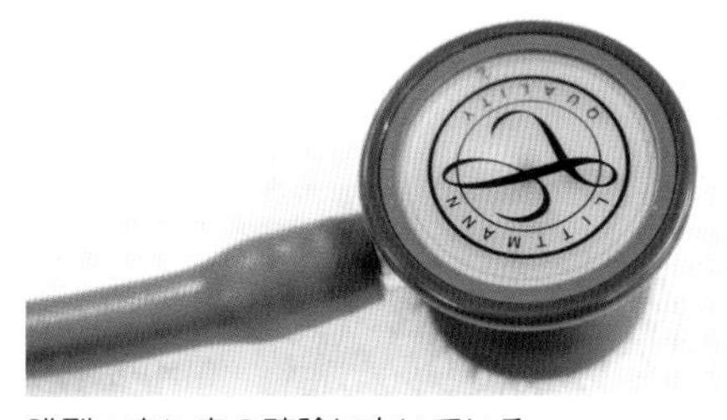

膜型：高い音の聴診に向いている

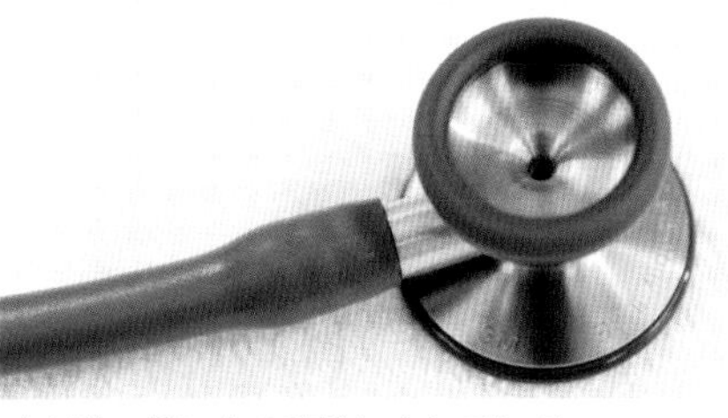

ベル型：低い音の聴診に向いている

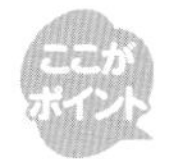

- 呼吸音の聴診には膜型を使う．
- 膜の部分は古くなると振動性が低下するものがあるので，取り換えることも必要となる．

2-5

●チェストピースのあて方

チェストピースの膜が密着せずに胸壁からはがれると，ラ音と紛らわしい音が発生する．聴診には膜全体を一定の圧で胸壁に密着させることが重要である．

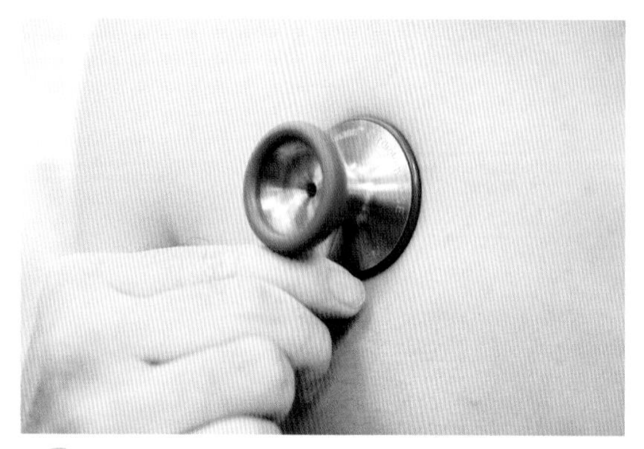

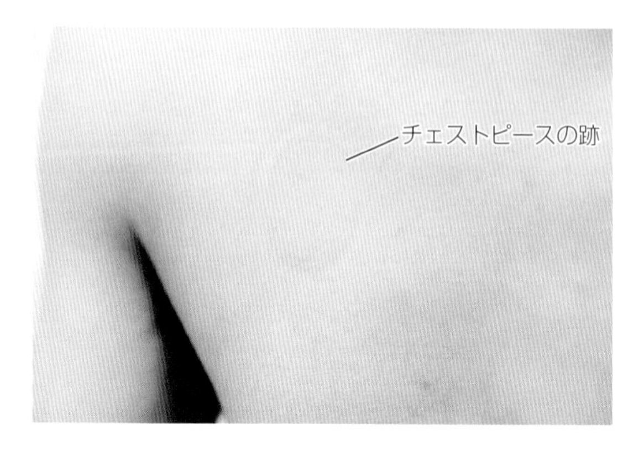

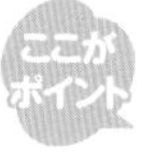

圧の強さはチェストピースを離したときにうっすらと跡が残る程度とする．

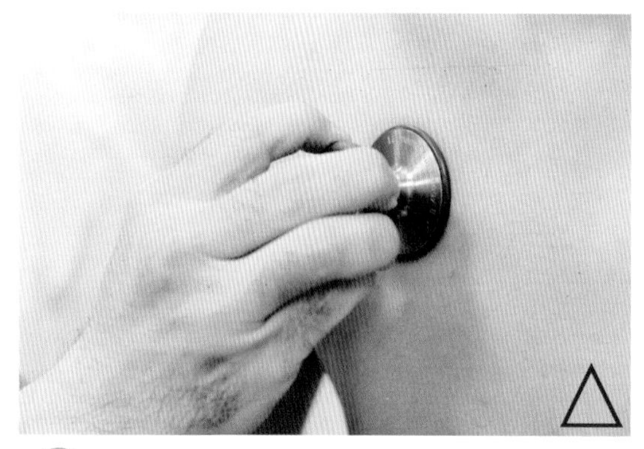

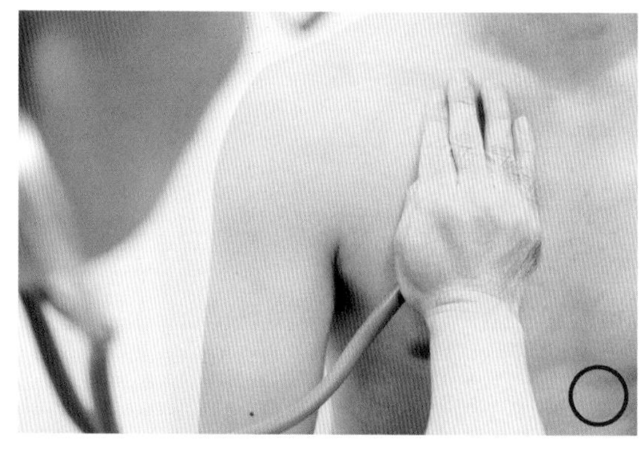

初心者では，チェストピースを指先で持つと一定の圧がかけにくかったり，指の軋む音が雑音として入ったりするので，掌全体で抑える方法をすすめる．

Column　聴診器のはじまり

現在の聴診法の基礎を築いたのは，フランスの医師ラエネック（1781～1826）である．ラエネックが聴診器を発明する以前は，患者の胸部に直接耳をあてて振動を聴いていたそうだ．もっとも患者の身体に耳を直接あてる聴診法は，古代エジプトや古代ギリシアでも行われていた．

ラエネックは1816年に子どもたちの遊姿からヒントを得て，筒状の器具を発明したのが，現在の聴診器のはじまりである．日本には1847年（弘化四年）にオランダ人がもたらしたとされている．

聴診器には，管状（単耳）と双耳とがある．管状聴診器の代表的なものにトラウベ型聴診器があるが，現在では産科での聴診に用いられているにすぎない．双耳聴診器は現在最も普通に用いられる聴診器であり，腹部，頸部，四肢などにも使用されている．

●イヤピース

●イヤピースは，外耳道の大きさに合っていて，図のようにV字になっているのがよい．

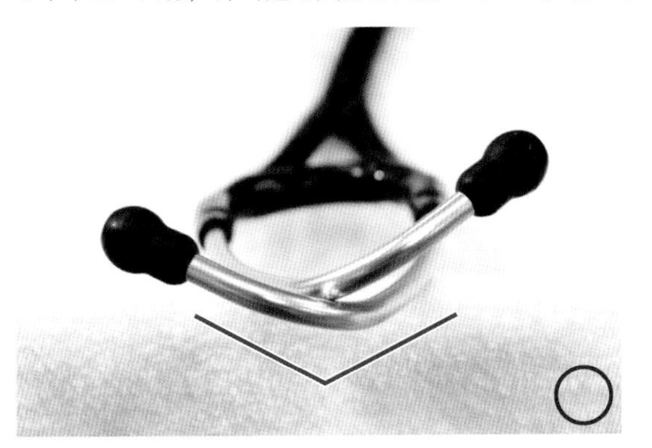

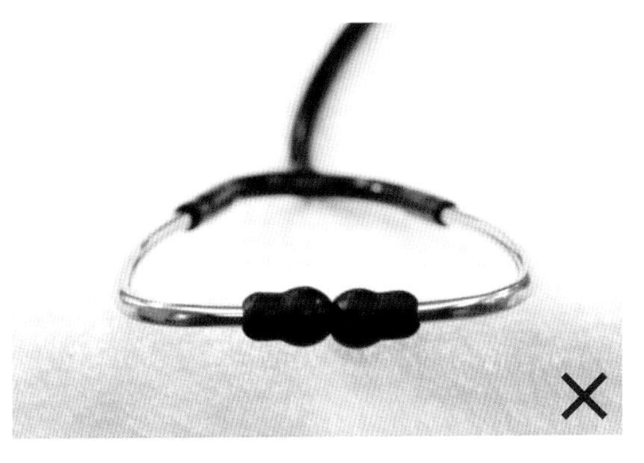

●イヤピースの挿入方向

●イヤピースがフィットしないと聴診音のリークが起き，また外部の雑音が遮断されないため，聴診がしにくくなる．

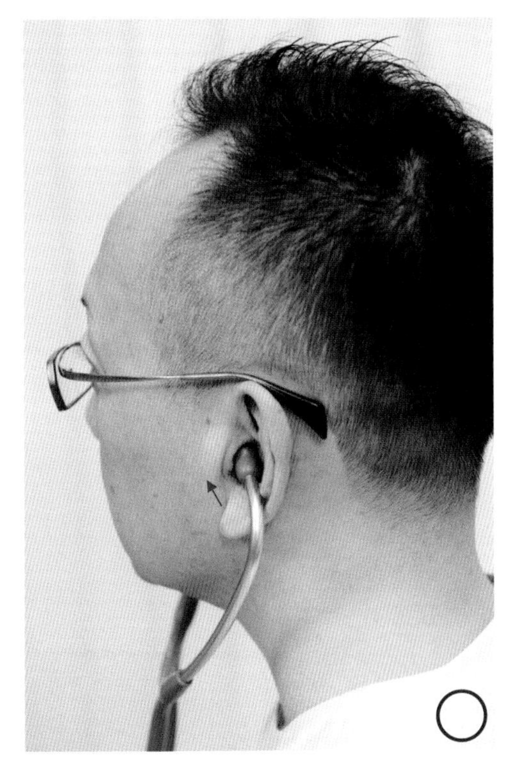

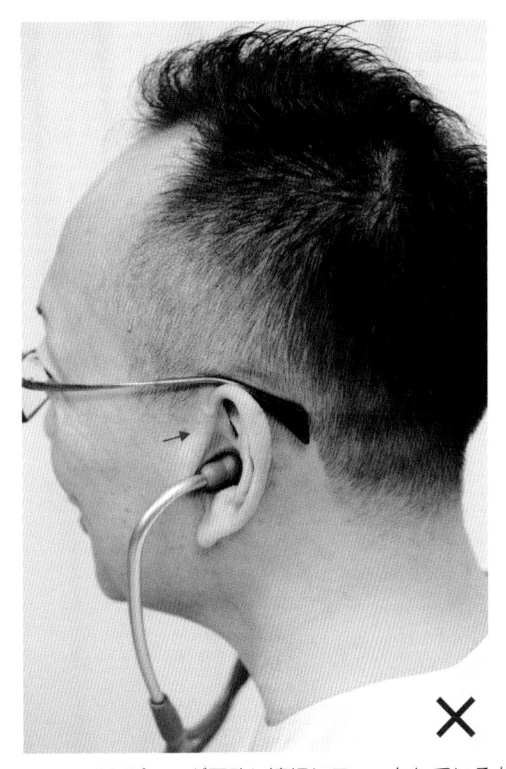

外耳道は約10～15度前方を向いているので，外耳道の方向に合わせてイヤーピースを挿入する．

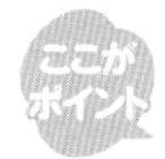

イヤピースが耳孔に適切にフィットしているか否かは，聴診器の感度を大きく左右する．そのため最適の状態に調整する必要がある．使用時に不快感がないことも重要である．

聴診時の注意

●聴診の姿勢（坐位）

- 聴診の姿勢は全肺野を聴取できる坐位が基本で，医療者は患者の横に位置する（右利きの人は患者の右側）．
- 聴診を要する患者は一般に咳と痰が多いため，患者の正面に位置するのはすすめられない．特に気管切開をしている患者では顔を横に向けても気管切開口は正面を向いたままなので感染のリスクが生じる．また，正面からでは患者に近づくことができないが，横から聴診すれば患者に近づくことができるため，短い聴診器を使うことができる．

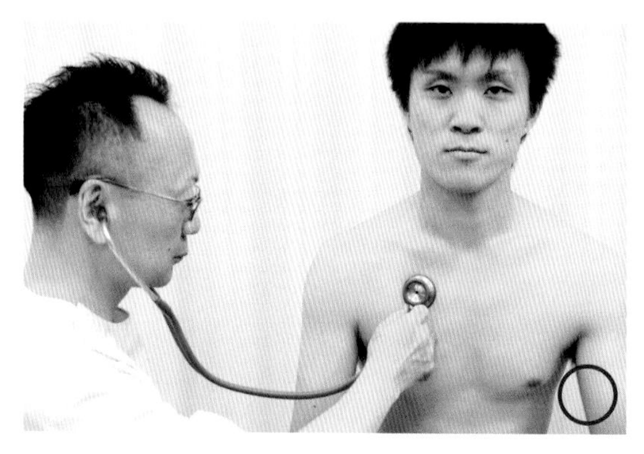

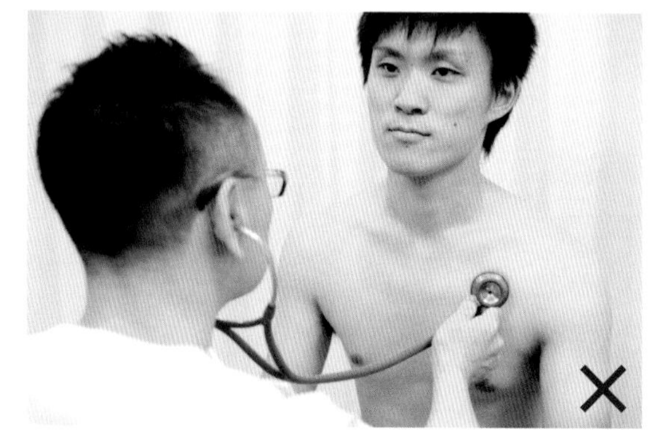

●チェストピースの温度

冷たいチェストピースが胸郭に触れると筋肉が収縮する音が生じるため，温めておく．患者に対する心遣いも忘れないこと．

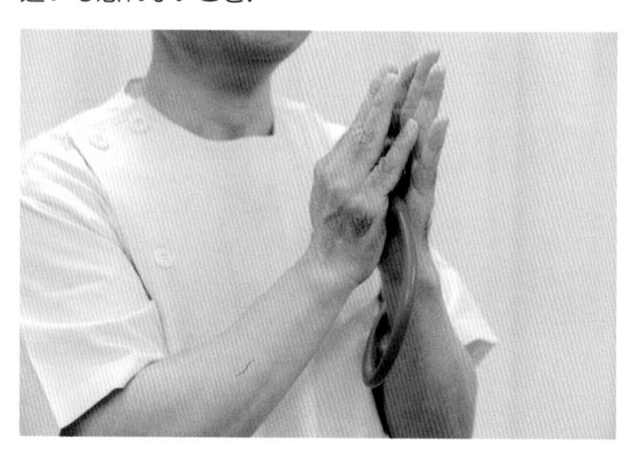

●導管の接触

導管が衣服などほかの物に触れないようにする．雑音が入り，聴診の妨害となる．

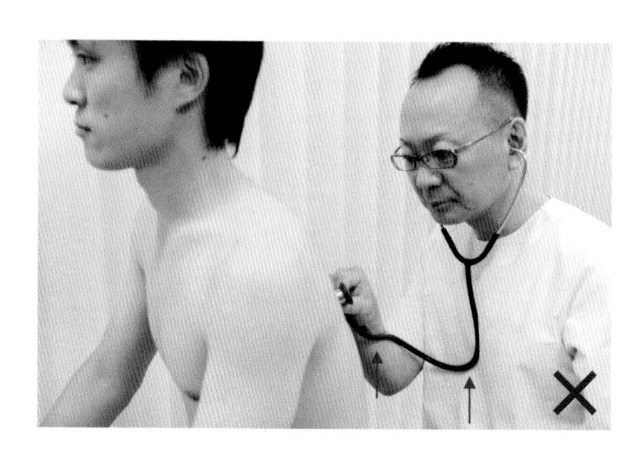

聴診のコツ

●臥床状態の患者への聴診

安静臥床の患者では背部（S^6やS^{10}）に病変が生じやすいので，背部の聴診は重要である．起き上がれない状態であっても側臥位にして背部を聴診する．それも難しければ仰臥位のままで背部の聴診を行う．

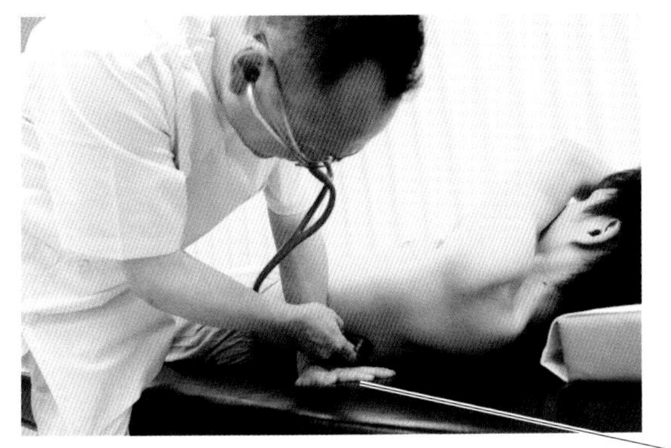

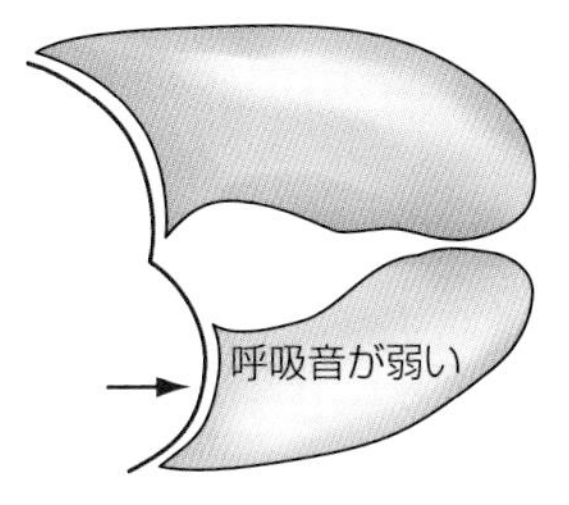

側臥位では，下側の横隔膜は高位をとるので，正常では呼吸音はやや弱くなるのが普通である．

背部の聴診を怠らない．

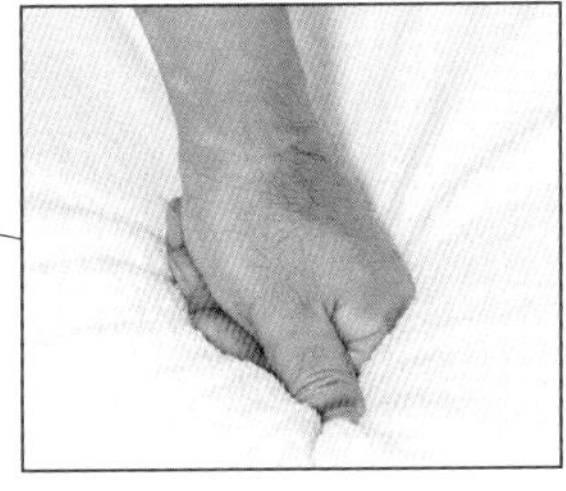

仰臥位のまま聴診する際には片手でマットを押し下げるなどして聴診器を奥に入れて背部の広い範囲を聴診する．

●雑音を聴いた場合

- 雑音を聴いたときは，軽く咳をしてもらい，雑音が消失するかどうかを確かめる．
- 気管支に少量の痰がたまっているときの雑音は咳によって消失する．

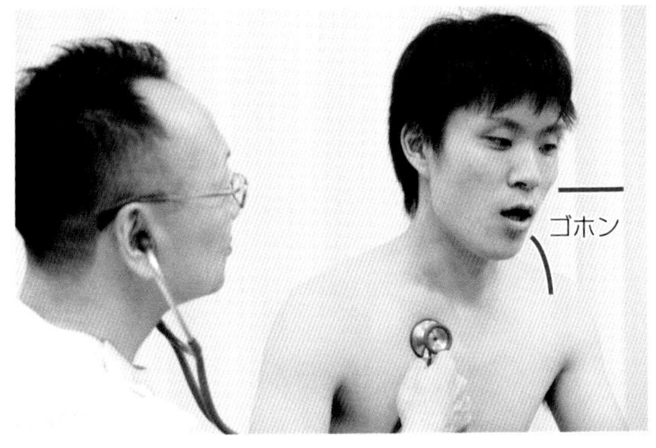

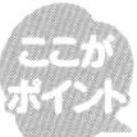

病的雑音（細気管支炎などの水泡音や捻髪音）は，咳の後だけ出現することがある．

●ラ音を認める場合

- ラ音を認める場合には，まず連続音であるか断続音であるかを区別し，呼吸位相との関係と音の性質を聴き分ける．
- 痰が存在するときは，肺胞呼吸音は減弱または消失する．粘稠痰のときはいびき様音が，粘性が低いときは水泡音が聴こえる．

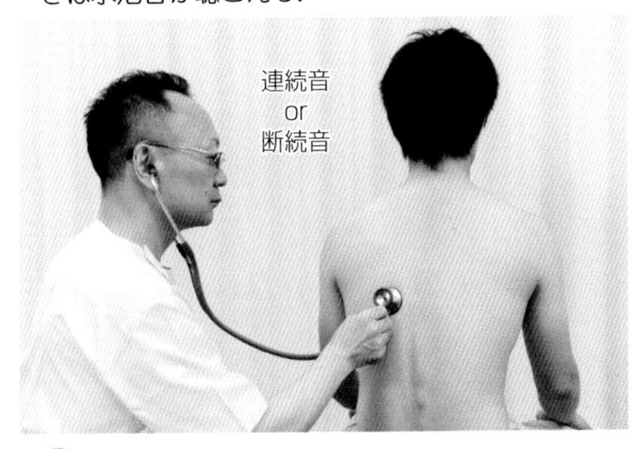

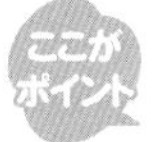

痰が喀出されるとラ音は減弱または消失し，肺胞呼吸音が聴こえる．

2-5

聴診の練習法

まずは健常者を相手に左右対称に聴診して，聴取した呼吸音の強さ，質，長さ，左右差などを分析し，聴き取れるようにする．この際，どの肺葉，どの区域を聴診しているかを念頭において聴取する（「体表解剖」の項-p.2参照）．

①前胸部，背部，左右の側胸部の順に，上部から下部へと左右を比べながら進める．

前胸部

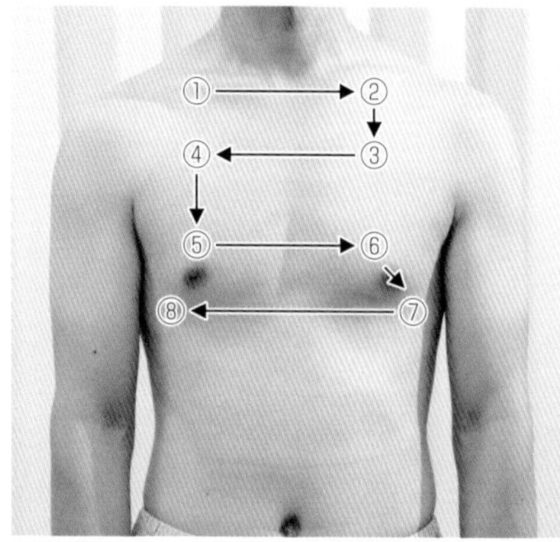

背部

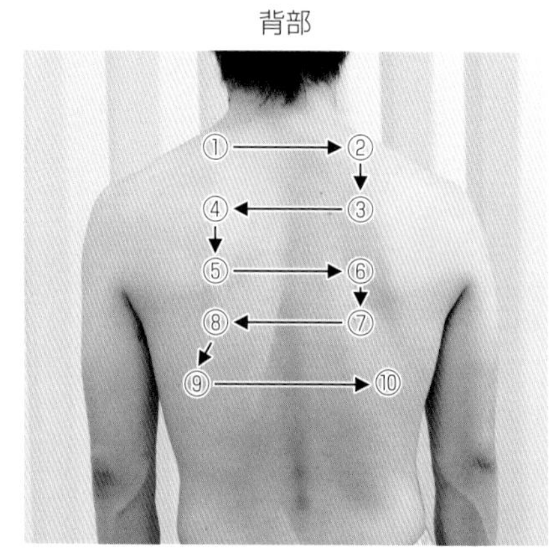

側胸部

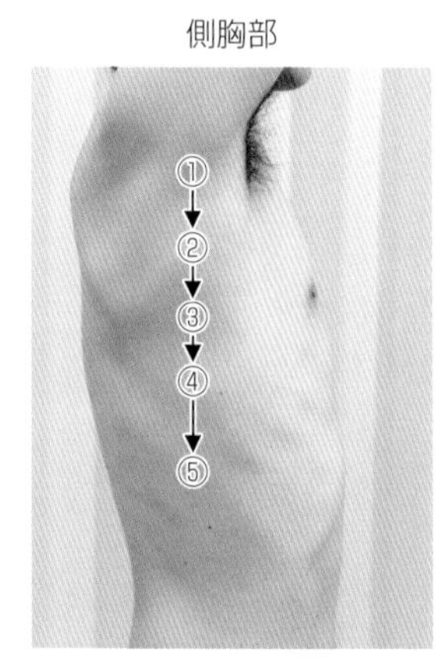

ここがポイント
- 呼吸音が減弱ないし消失している場合は，左右差があるかどうかをみる．
- 肺気腫では通常左右差はない．気胸，胸水貯留，無気肺，肺炎などの限局性疾患では左右差が認められる．

②チェストピースの移動のタイミングをつかむ．

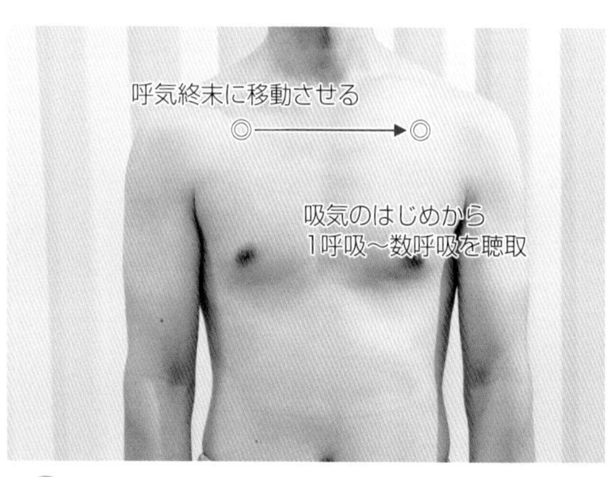

コツ
チェストピースの移動は，呼気の終末に行い，吸気のはじめから1呼吸～数呼吸，同じ部位を聴診する．

③同一部位の聴診時はチェストピースを動かさない．

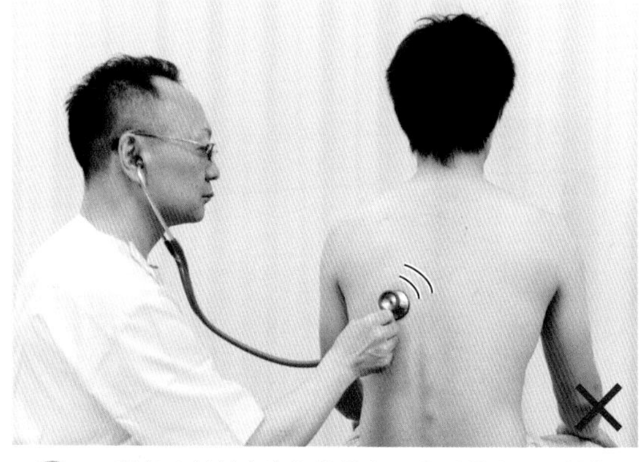

吸気のはじめから最低1～2呼吸を同じ部位で聴取するが，この際は胸壁上にあてたチェストピースは動かさない．

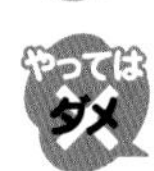

胸壁上でチェストピースがずれると摩擦音と間違えることがある．

④深く吸気を行わせ，呼気は受動的に行わせる．

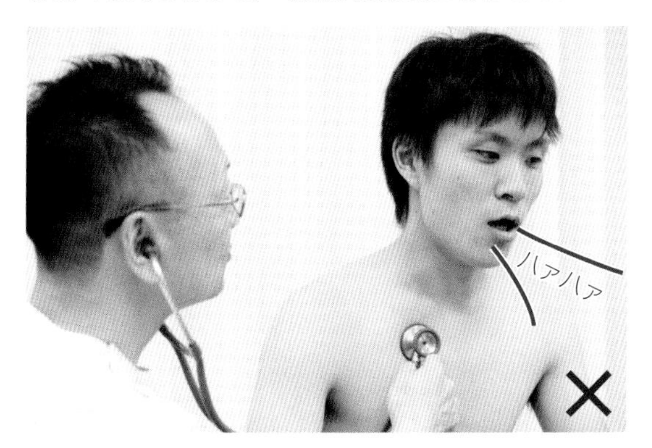

やっては ダメ

口でハァハァ音を出させないように注意する．意識的に早く呼出させると，呼気の延長が生じたりして呼気時間を誤る．

⑤声がどのように変わるかを聴く練習も行う．

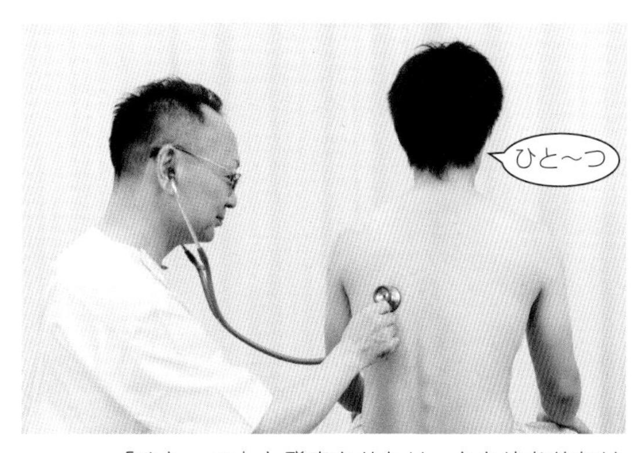

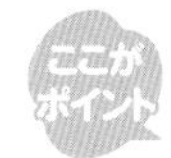

「ひと一つ」と発音させたり，ささやかせたりしたときの胸壁での音を聴いておく．大きな声，中等度の声，小さな声，強いささやきで，どのように変わるかを聴く練習も行う．

MEMO

百読は一聴にしかず

聴診技術をアップさせる最善の方法は，聴診技術の高い先輩と一緒に聴診するなど，機会を求めて実地経験を積んで聴く耳をもって鍛えることである．そして，さまざまな病変をもった患者について納得するまで聴くことである．格言と逆だが聴診に関しては，
「百見は一聞にしかず」または「百読は一聴にしかず」である．

Column　聴診を練習するときは人の胸を貸してもらおう！

聴診の練習は，打診のように自分の胸で練習しようとしてもなかなかうまくいかない．自分の呼吸の音は，骨を伝わって内耳に直接に入ってくる呼吸音と，聴診器から聴取される呼吸音が混ざって聴こえてしまい，音を判別するのが難しくなる．

呼吸音の練習では，まずは家族や友人などから胸を貸してもらうのがよい．

3

フィジカル アセスメントに必要な検査

3-1　画像検査（X線）
3-2　呼吸機能の評価
3-3　血液ガス分析

3-1 画像検査（X線）

● 胸部X線・CTからは非常に多くの情報を得られる．診断にはCTの情報量は有用ですぐれた検査ではあるが，X線は簡便であり経過を評価する際にも非常に有用である．

X線の原理

● X線による陰影は，①ガス濃度，②脂肪濃度，③水濃度，④金属（骨）濃度から成り立っており，この順にX線の吸収率は高くなる．
● 肺野は白く見える水と黒く見えるガスが混ざり合っているので淡い灰色になる．病的な状態で肺の含気が低下すると肺野の透過性は低下し，白っぽく見える．含気が増加すると肺の透過性が亢進し，黒っぽく見える．

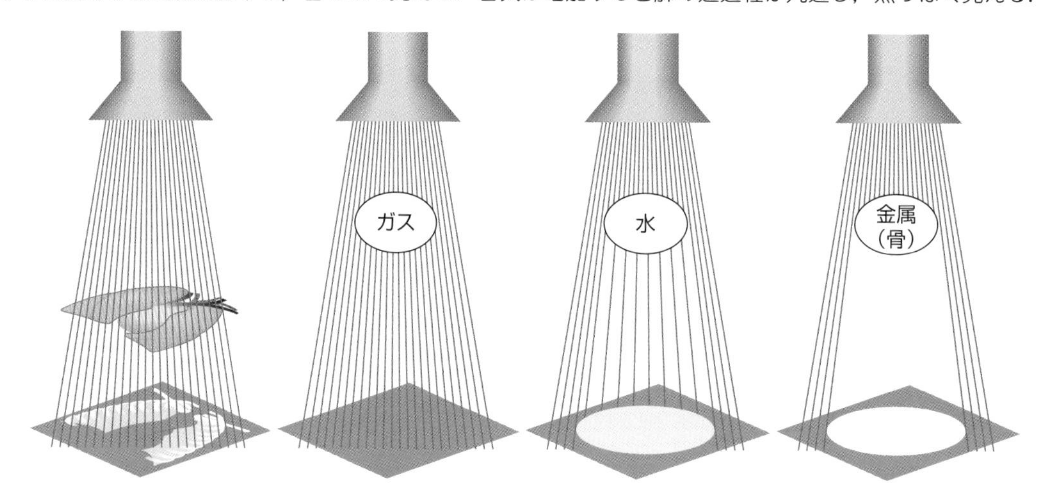

フィルムにX線があたると黒く写る．
ガスはX線を遮断しないため，白い影は写らない．
水はX線を少し通すため，白っぽい影になる．
金属はX線を通さないため，まっ白い影が写る．

― この性質を利用して身体を写したものがX線画像となる．

Column　問診のコツ

問診は患者との信頼関係があって成立する．不安をもった患者に対しては，問診を急がず，できる限り時間をかけることが必要である．以下のような質問をするが，訊問に似た問診は望ましくないことはいうまでもない．信頼されるコミュニケーション（言葉のキャッチボール）を心がけよう．

● 症状
・どのような症状か？
・いつから始まったのか？
・どんなときに起こるのか？
・持続的なのか，反復的に起こるのか？

● 既往歴
● 喫煙歴
● 職業歴
● 家庭の環境
● 服用中の薬

● 家族歴

など

X線による評価

●肺野は水とガスが混ざり合っているので淡い灰色になる

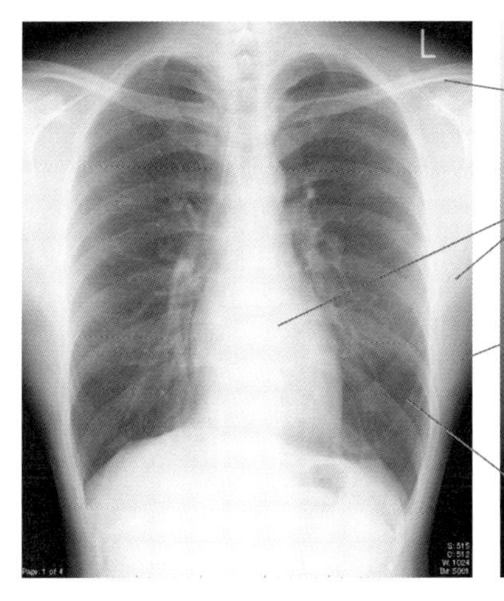

金属濃度（まっ白）
骨，石灰化，金属性の異物

水濃度（白）
心・血管などの実質臓器
気管支壁，横隔膜，筋肉

脂肪濃度
皮下脂肪

ガス濃度（黒）
気管・気管支内腔，肺野，胃泡

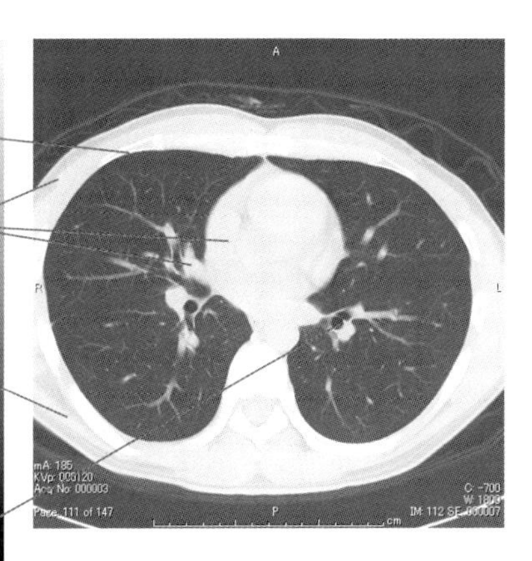

X線で解剖を理解する

●X線画像では本来評価したい肺以外にも骨，軟部組織，血管，縦隔臓器，横隔膜下臓器が見える．
●胸部X線を理解するうえで，正常画像で「何がどこに見えるのか」を理解することが必要である．

●肺と心臓の解剖

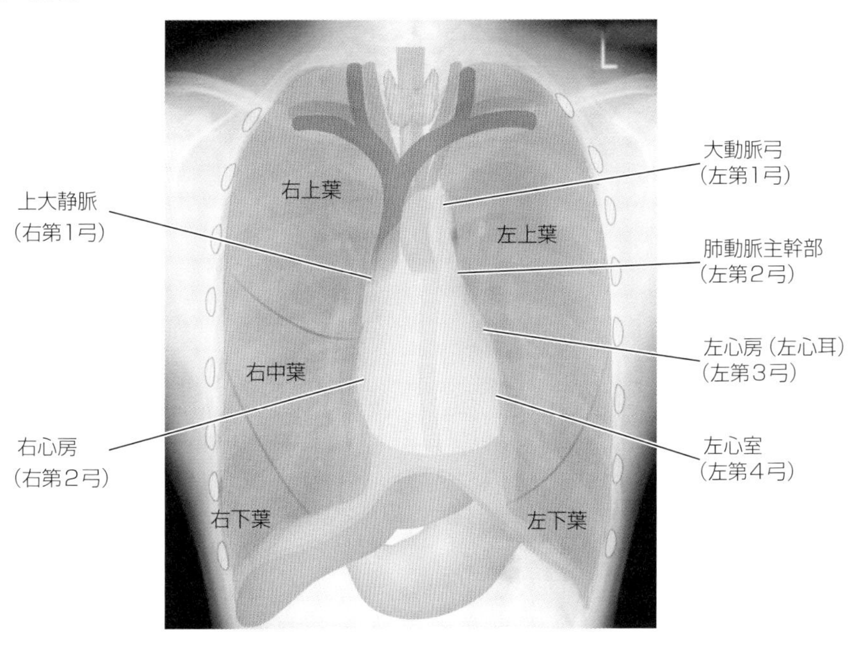

3-1

●骨と軟部組織と大血管の解剖

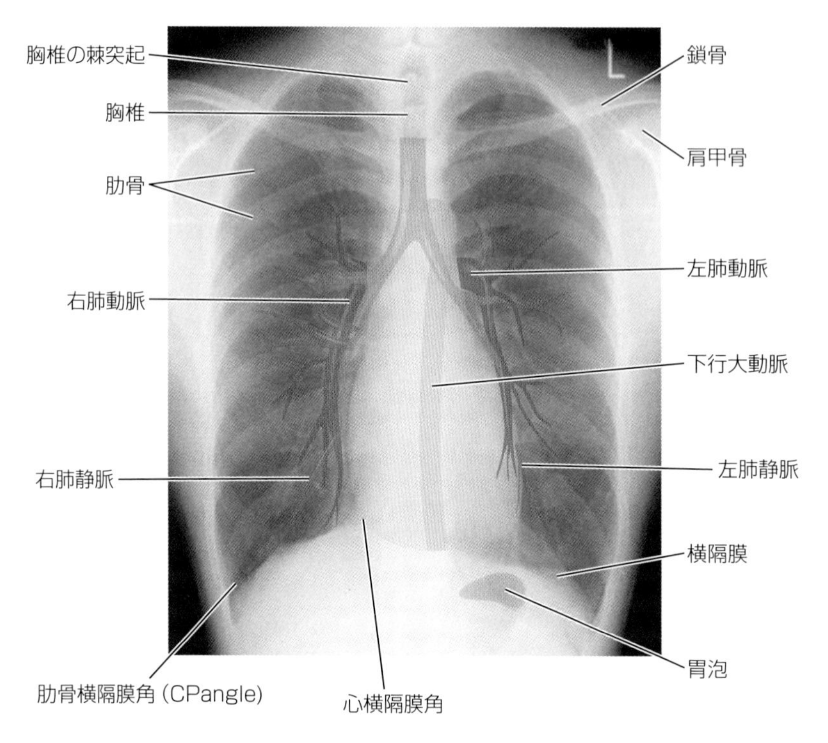

●気管支の解剖

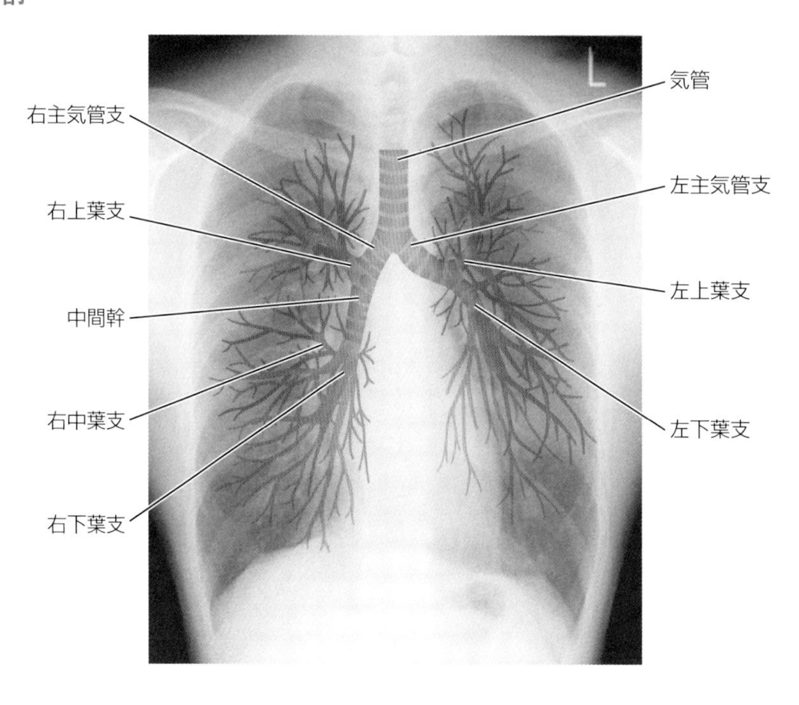

胸部X線の読影の手順

- 胸部X線をふだんから見慣れていない場合は，チェックポイントを知り，まずはそのポイントに絞って，順番に読影していくと見落としが少ない．
- 肺を評価する場合は，肺以外から順に見ていくことで，ほかの構造物を除外できるため肺の読影がしやすくなる．

胸郭を見る際のチェックポイント

- 骨格や軟部陰影の異常の有無を見る．
  - □骨折や胸郭の変形はあるか？
  - □肋間の開大はあるか？

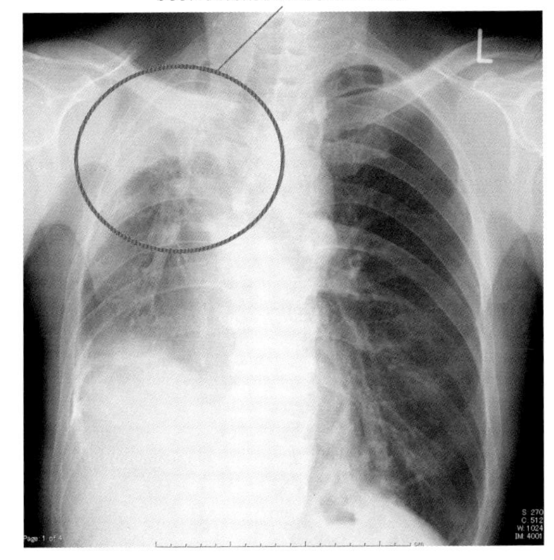

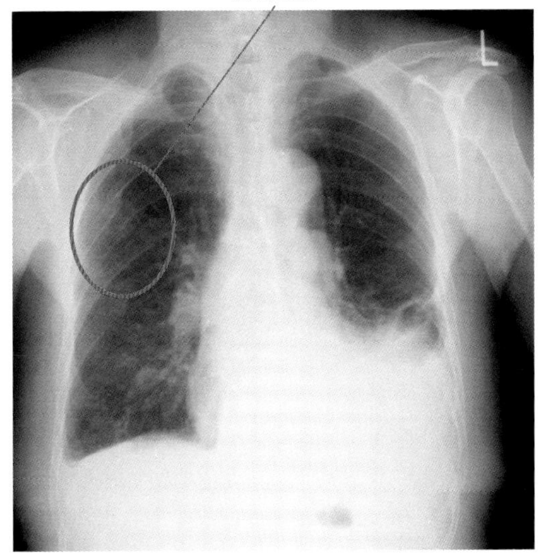

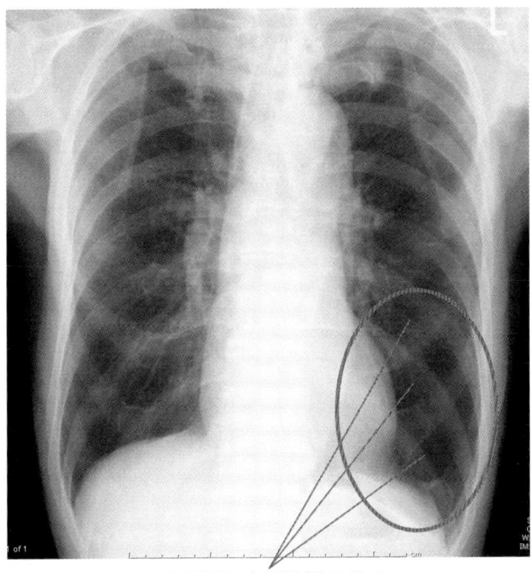

3-1

●横隔膜の位置を見る.

□横隔膜の挙上はあるか？

□肺の過膨張はあるか？

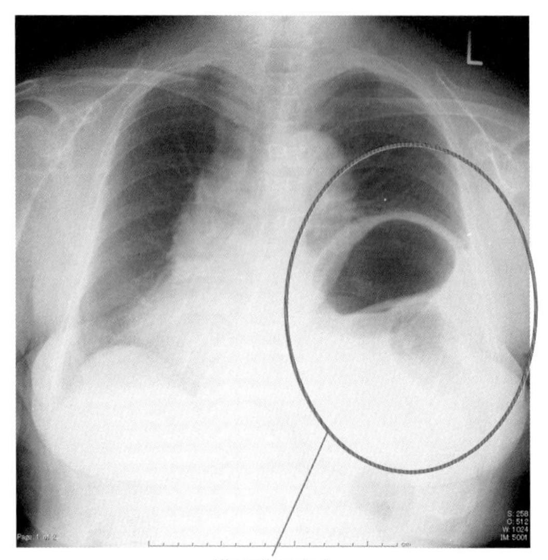

横隔膜の挙上

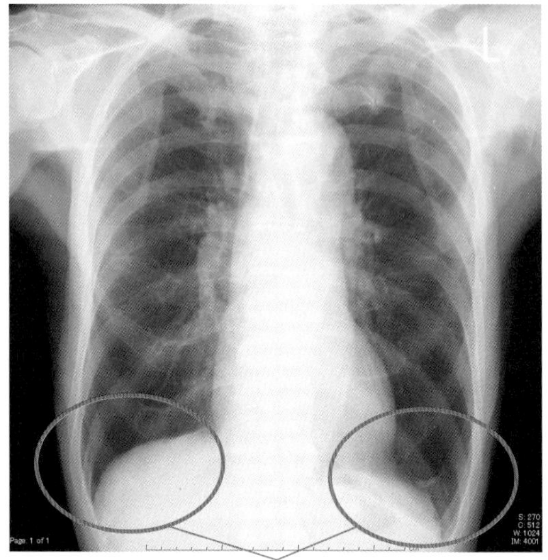

肺の過膨張（横隔膜位の低下）

●肋骨横隔膜角，心横隔膜角を評価する.

□胸水貯留はあるか？

□胸膜の癒着などはあるか？

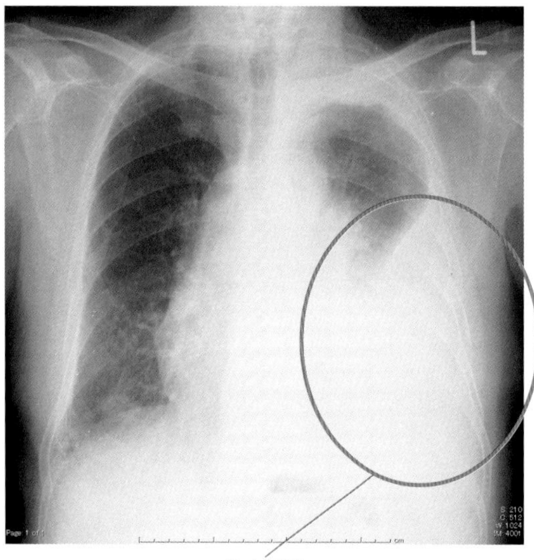

胸水貯留

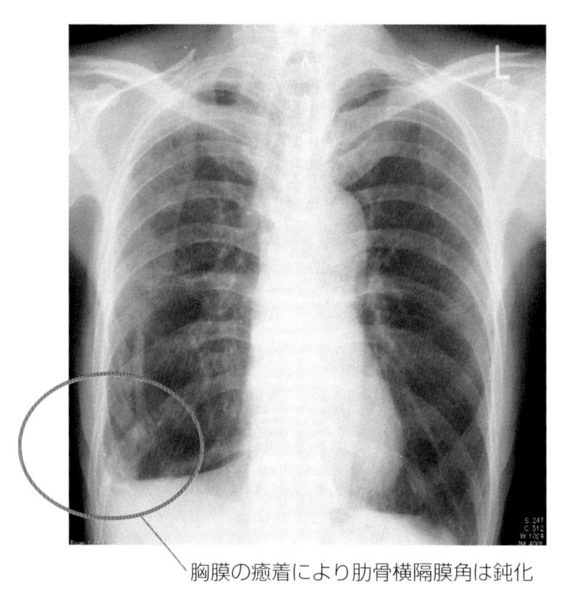

胸膜の癒着により肋骨横隔膜角は鈍化

●縦隔[*1]を見る際のチェックポイント

●縦隔，心陰影の変化を見る．

□縦隔腫瘍はあるか？
□心拡大はあるか？
□滴状心はあるか？

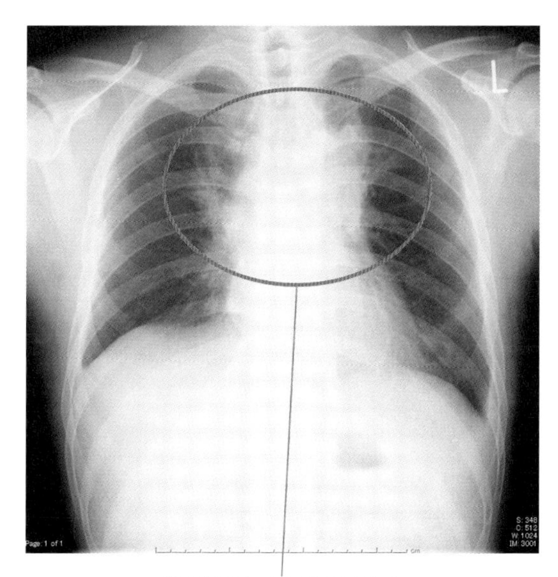

縦隔腫瘍により縦隔は拡大

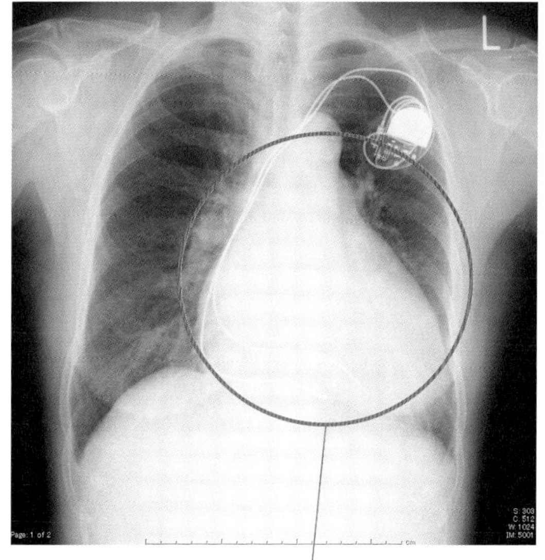

心拡大（心胸郭比が 50%以上）

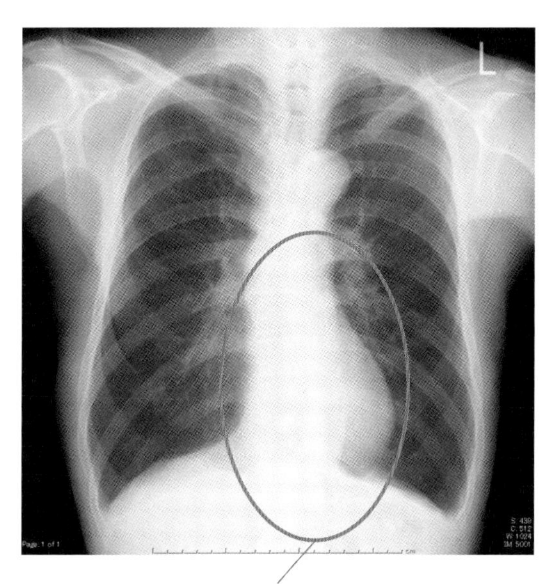

滴状心（肺の過膨張により心陰影が小さくなる）

[*1]縦隔：縦隔とは，左右の肺に挟まれた部分．前は胸骨，後ろは脊柱，下は横隔膜で境される．

●縦隔の偏位を見る．
□胸水，無気肺など肺の含気の変化はあるか？

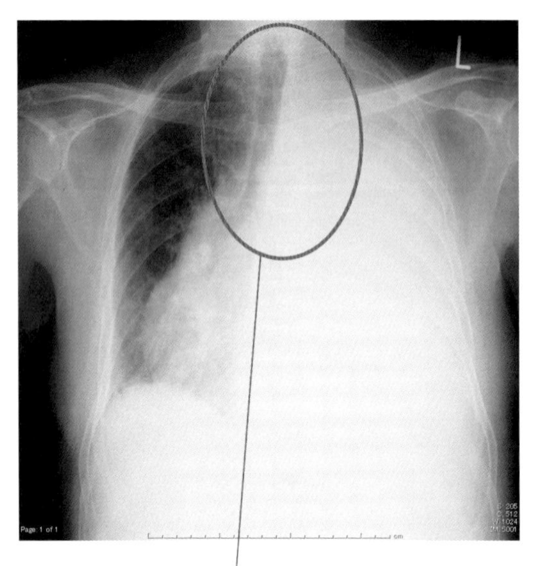

胸水貯留により縦隔は圧排され健側へ偏位

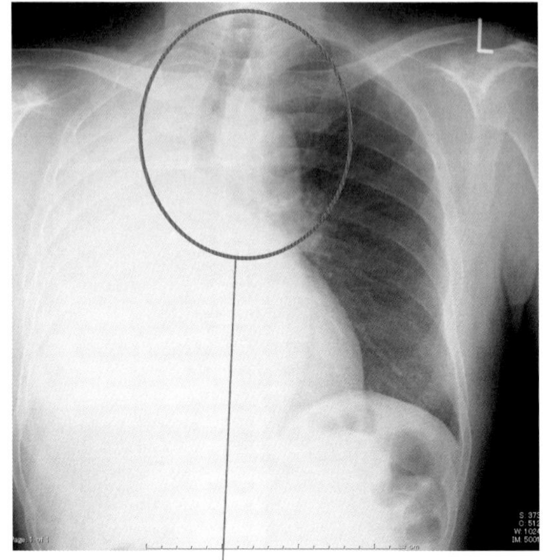

無気肺による含気の低下のため，
縦隔は牽引性に患側へ偏位

Column　室内の温度・湿度と呼吸器疾患

冬期になるとCOPD患者は息切れが強くなる．これは冷たい空気を吸うことで気管支の収縮が起こり，換気障害の強まることが影響している．気管支喘息患者では，温度差によって発作が発現することが知られている．また，冬期には感染も起こりやすくなるが，空気が乾燥することで気道の線毛運動が低下することのほか，気温や湿度の条件によってウイルスの活性化が異なることも影響している．

気管支喘息の原因因子として重要なヒョウダニの発育・繁殖の至適温度は25℃前後で，至適湿度は70%前後である．温度50℃以上あるいは湿度50%以下でほぼ死滅する．また，カビはヒョウダニが好んで増殖する湿度で増えるため，気管支喘息患者の感作に影響を及ぼすとされている．室内のカビは，多くが中温菌（25～30℃），中湿菌（90～80%）に属する．最近は室内に優勢なカビとして好乾性カビが注目されている．

●肺門部*2を見る際のチェックポイント

- 肺門の濃さを見る.
  - □肺門自体またはその前後に異常はあるか？
- 肺門の大きさを見る.
  - □肺動脈の拡張，肺門リンパ節の腫脹，肺縦隔病変の拡大があるか？
- 肺門の高さを見る（正常では右より左が同じかやや高い）.
  - □肺結核後遺症による肺門の挙上などはあるか？

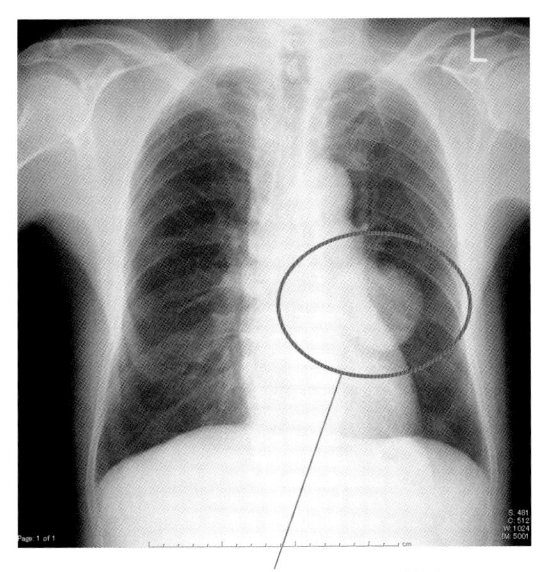

肺門部の腫瘍により肺門部陰影が増強

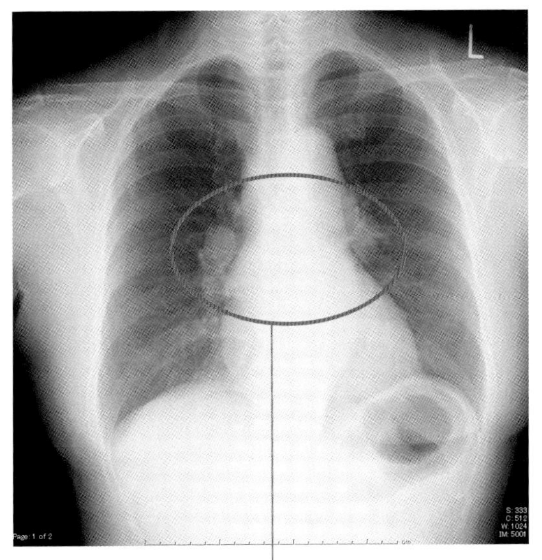

両側肺門部のリンパ節腫脹による肺門の拡大

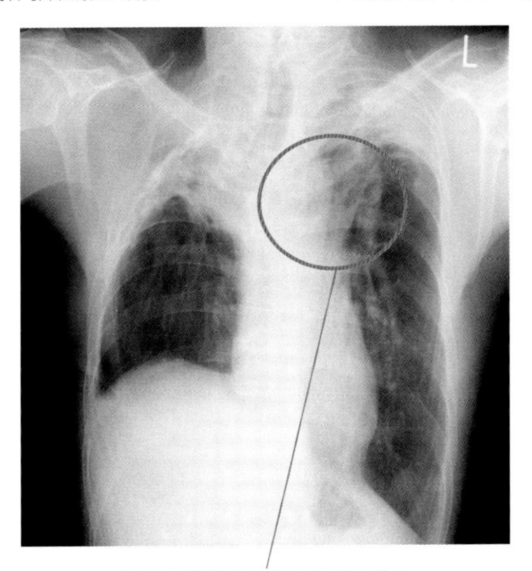

肺結核後遺症による肺門の挙上

*2肺門：肺門とは，左右の肺の内側のほぼ中央部に位置し，気管支，肺動脈，肺静脈，リンパ管などが肺に出入りする部分．肺内からのリンパ管を受けるリンパ節もある．

●肺野を見る際のチェックポイント

●肺野の透過性を見る.
□黒く見えるか，白く見えるか？（黒ければ含気の増加，白ければ浸潤影など水分の増加を表す）
□肺紋理*3はどこまで追えるか？（通常は肺野内側2/3程度まで）
□異常陰影がないか？

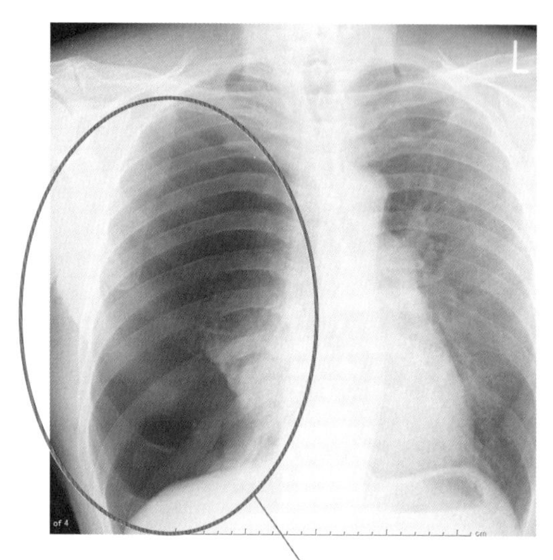

気胸による肺紋理の消失

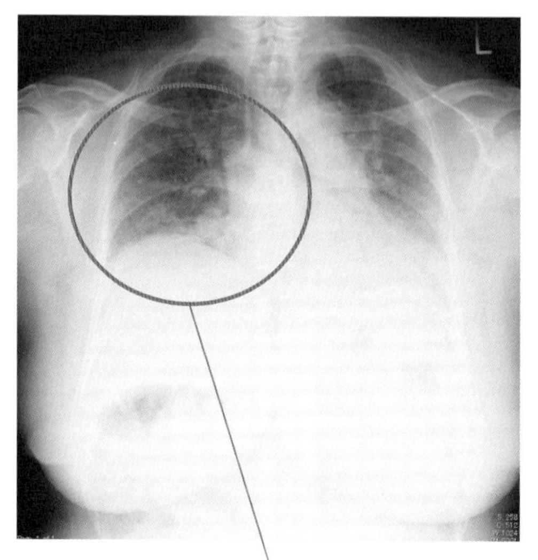

間質性肺炎による透過性の低下

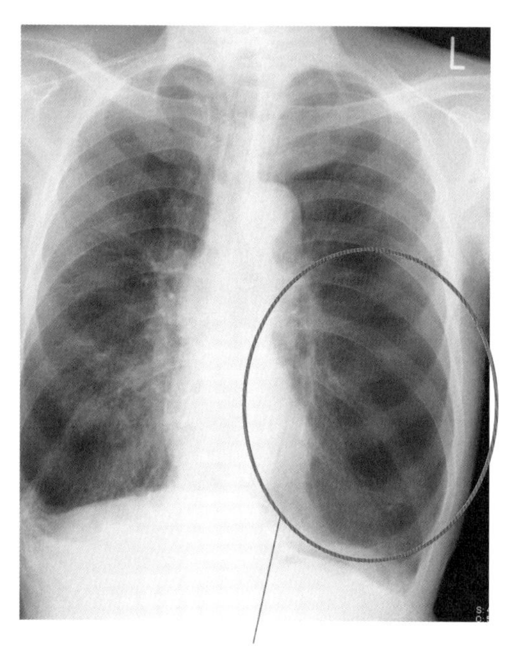

肺の気腫化に伴う透過性の亢進

*3肺紋理：肺紋理とは，肺末端の細い気管支や血管が重なった模様で，正常では両肺門部より周囲へ樹枝状に多数分枝し，末梢へいくにしたがって鋭角をなし，順次分枝し徐々に細くなる．

肺野の異常陰影の表現

●肺野の透過性による分類

透過性	見え方
石灰化	骨と同じ濃度の境界が明瞭な陰影 例）肺結核後遺症による胸膜の石灰化など 石灰化 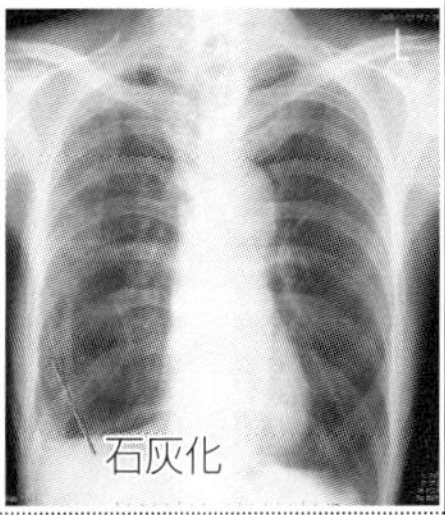
浸潤影	水濃度の物質が肺胞内に蓄積してできる境界が不鮮明な陰影．含気が低下しても同様の透過性になる 例）肺炎，肺癌，高度な肺水腫など．胸水や無気肺でも水濃度の陰影になる 浸潤影 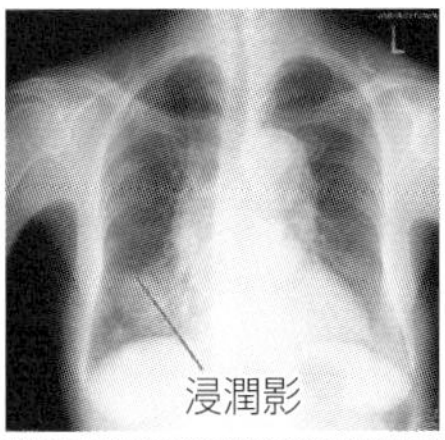
スリガラス影	肺の正常構造（血管）が透過できる程度の淡い肺野濃度の上昇．肺胞には含気があるが，間質に浮腫があるときに認める 例）間質性肺炎，軽度の肺水腫，ARDSなど スリガラス影 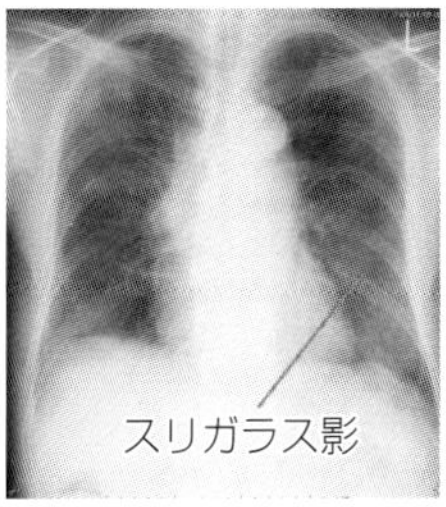
正常	正常肺 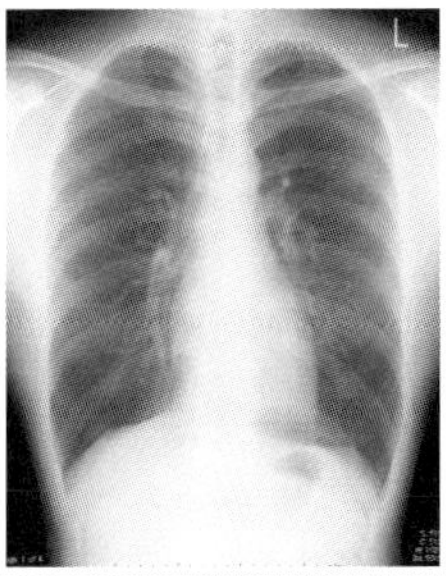
透過性の亢進	正常肺よりも肺野濃度が低下した状態．含気量が増加する病変や肺血流や軟部組織が減っても認める 例）COPD，ブラ*4など．気胸でも肺紋理の消失と高度の透過性亢進となる *4ブラ：ブラ（気腫性嚢胞）とは，肺胞隔壁の破壊により隣り合う肺胞同士が融合して大きな異常空間が生じた状態をいう． 透過性の亢進 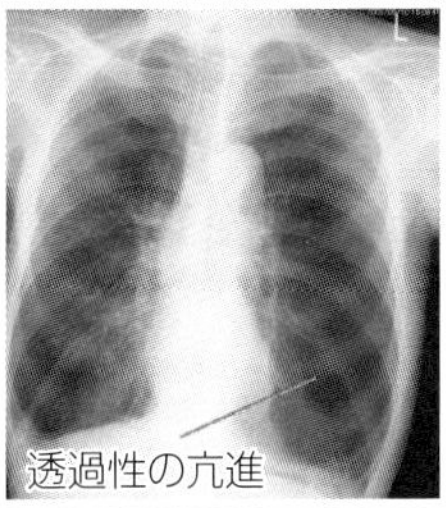

病変が実質にあるか？　間質にあるか？[*5]

●肺胞性陰影

- 肺胞が水濃度の物質（滲出液，血液，腫瘍細胞など）で置換されたため，含気が低下して生じる．肺炎などの炎症でよくみられる．
- 初期病巣は細葉単位だが，融合を繰り返し急速に小葉→区域→肺葉へと広がる．
- 肺胞が液体で満たされると太い気管支内の空気が樹枝状の透亮像として浮かび上がる（air bronchogram）．

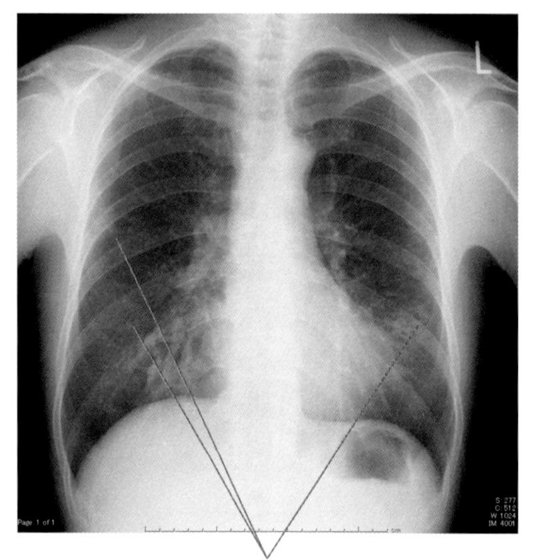

小葉性陰影
小葉が水濃度の陰影で置換されている

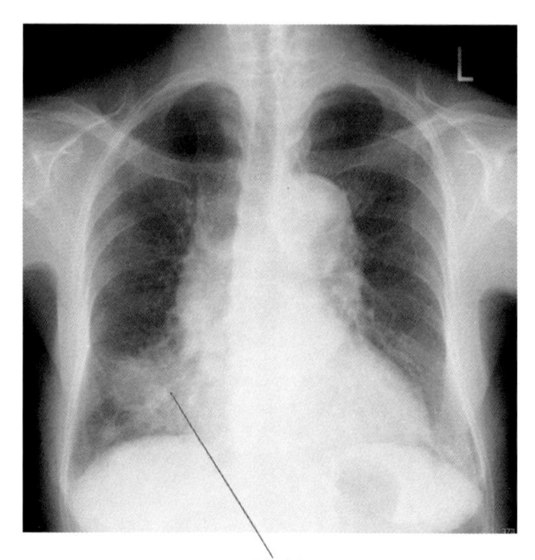

肺葉性
水濃度が肺葉レベルまで広がっている

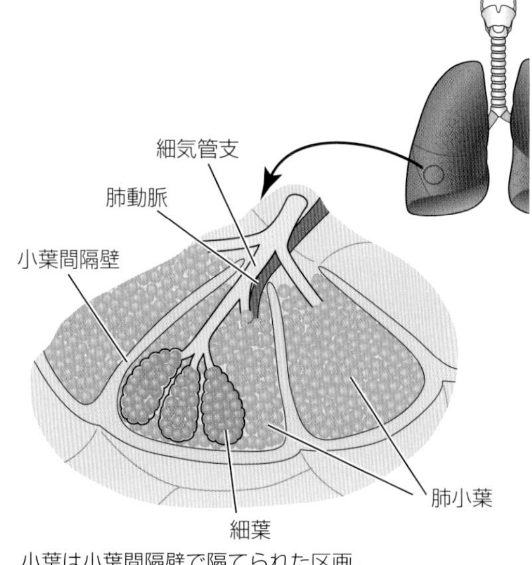

小葉は小葉間隔壁で隔てられた区画．
中心には肺動脈と細気管支がある．

●間質性陰影

●肺胞の含気は保たれるが，間質の浮腫や線維化により生じる．
●ウイルス性肺炎，肺線維症などの間質性肺炎でみられる．

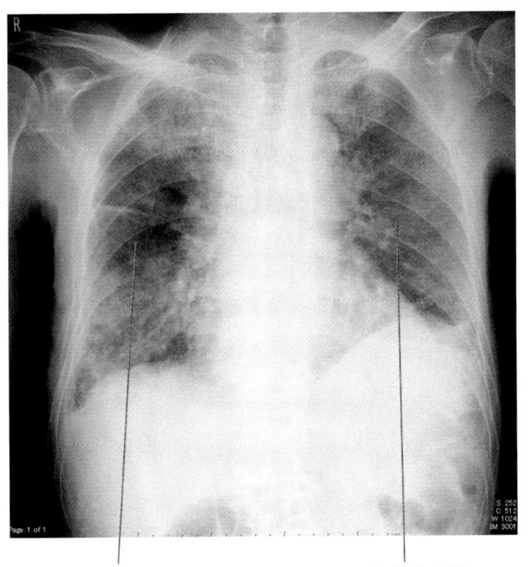

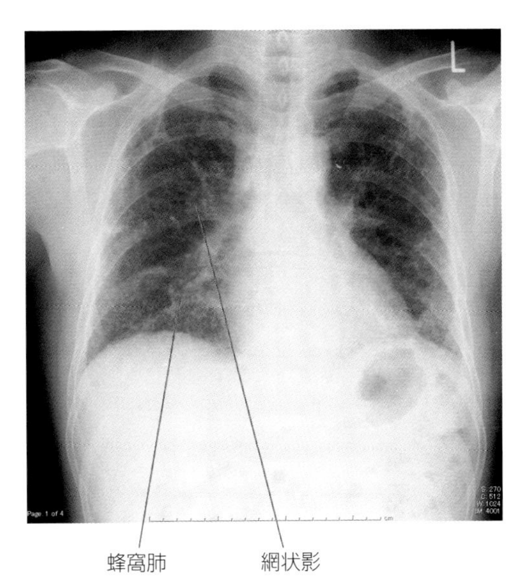

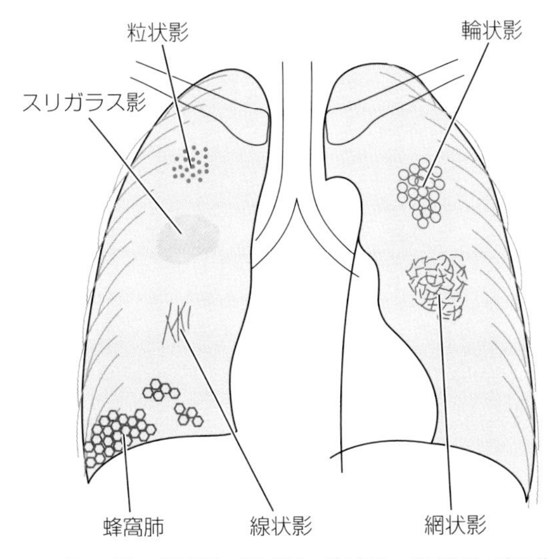

スリガラス影，粒状影，網状影，輪状影，蜂窩肺などに分類できる

*5肺実質と間質：実質とは肺胞上皮およびそれに囲まれる空間で，間質とはそれを取り囲む組織である．間質は血管，リンパ管，基底膜，結合組織からなる．

3-1

肺容量が増えているか？　減っているか？

●肺容量の増加

- 肺の過膨張をきたすことで，横隔膜位の低下，肋間の開大，縦隔や心陰影の偏位などもきたす．
- 含気量も増えるため，肺野の透過性は亢進する．
- COPDや気管支喘息の発作時に認められる．
- 一般的には閉塞性肺障害を認めることが多い．

COPD

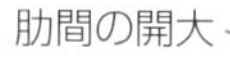

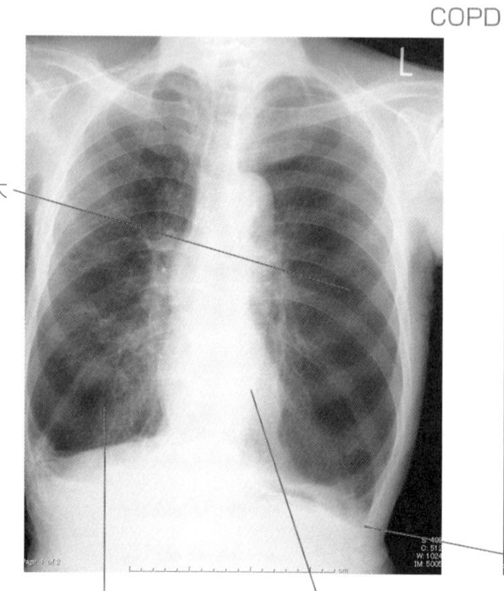

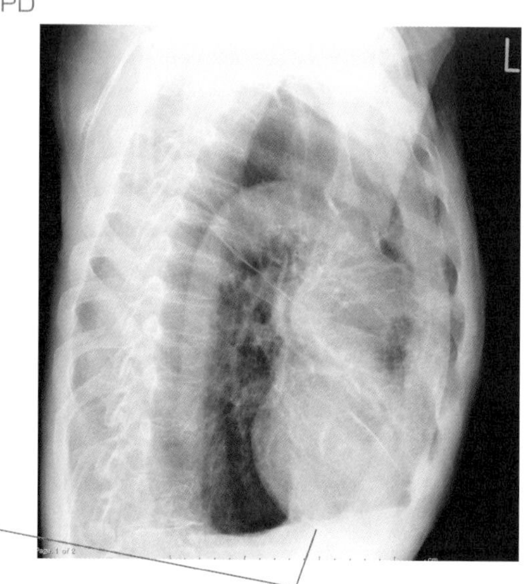

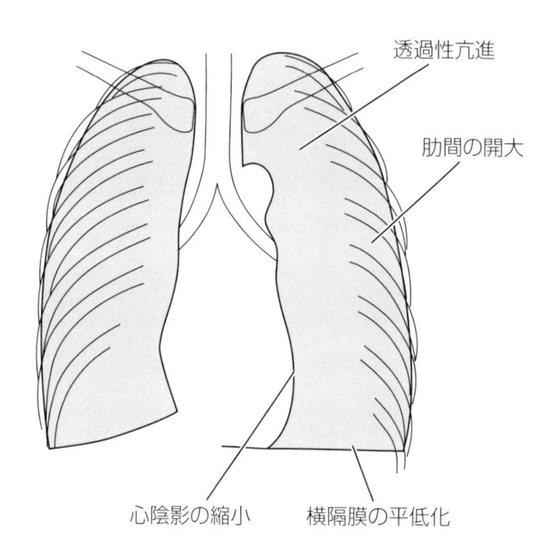

肺容量の減少

- 肺容量が低下する疾患では胸郭変形，肺の拡張障害，気道閉塞による無気肺などの関与がある．
- 容量が減少した部位では含気が減るため，透過性は低下する．他の部位は代償性に含気が増え，透過性は亢進する．
- 胸郭の異常としては側彎症，胸郭形成術後，横隔神経麻痺，肺の拡張障害としては間質性肺炎，無気肺の原因としては気道異物，肺腫瘍などがある．
- 一般的には拘束性肺障害を認めることが多い．

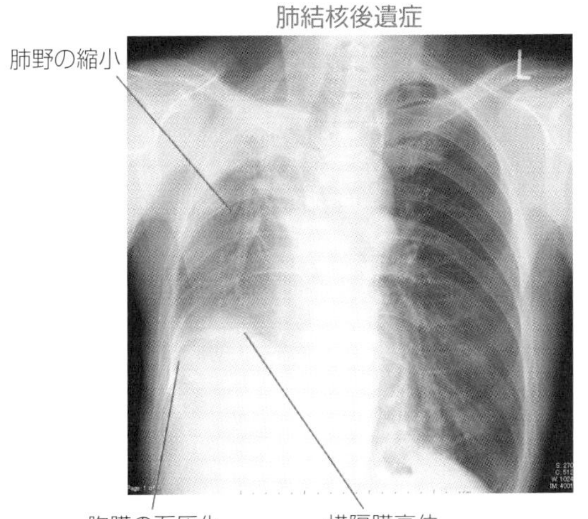

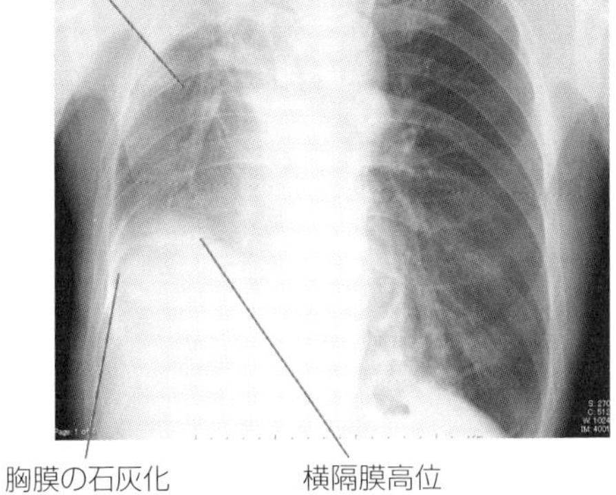
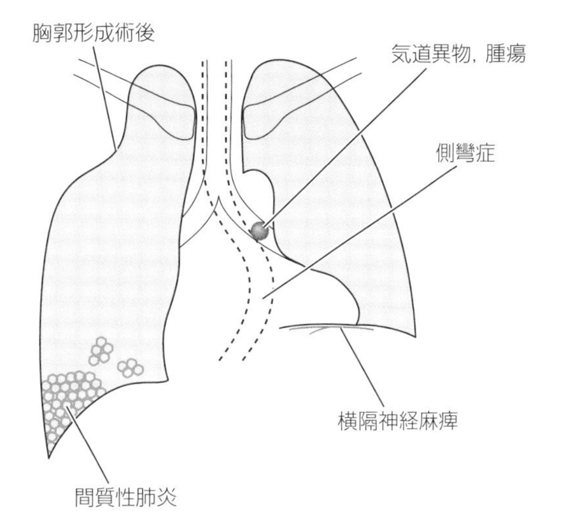

覚えておきたい胸部X線の特性

辺縁の評価

- X線画像を見たとき，同じような結節影であっても陰影の境界が明瞭だったり，不明瞭だったりすることがある．これは，実際の構造物の形状の違いが原因である．
- 構造物の辺縁が，X線の方向に対して，なだらかになっていると陰影の境界は不明瞭になる．

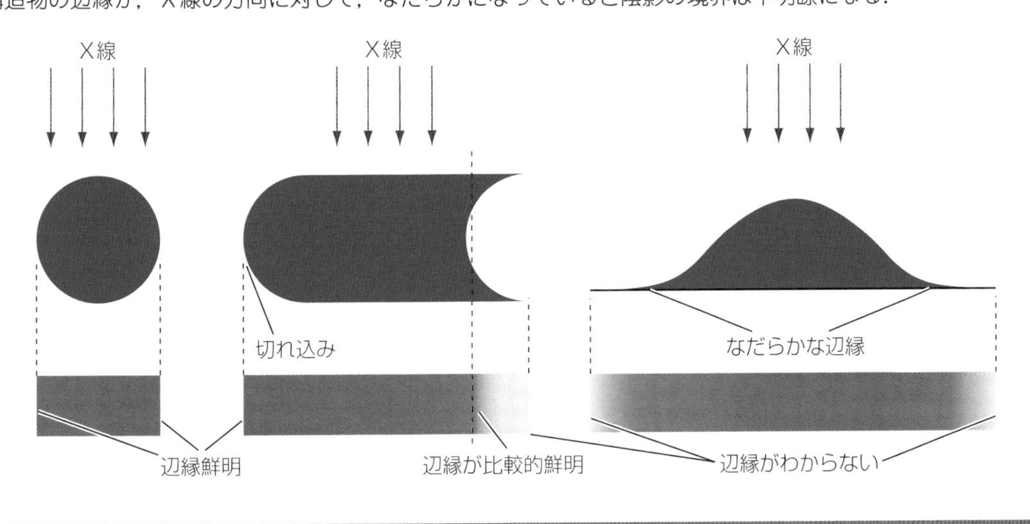

3-1

シルエットサイン

- X線画像は3次元のものを平面に写し出しているが，それが前後に離れているのか，接しているのかを示す所見がある．これをシルエットサインという．
- 病変（水濃度）が心臓，大血管，横隔膜など（水濃度）と解剖学的に接している場合，その境界が見えなくなる．
  □境界が消える──→接しているため，シルエットサイン陽性という．
  □境界が消えない→接していないため，シルエットサイン陰性という．

シルエットサインの原理

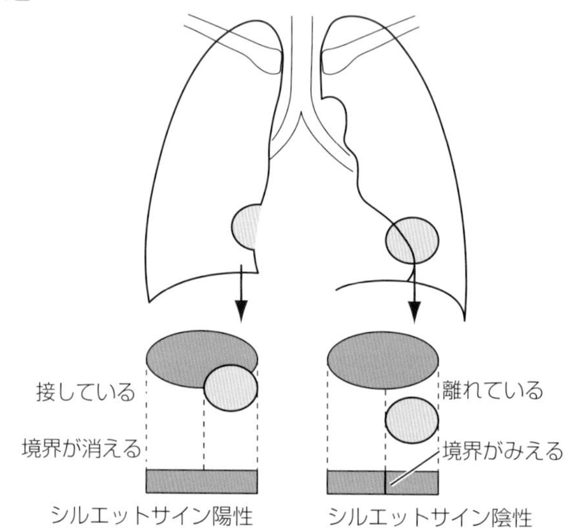

縦隔，横隔膜とシルエットサイン陽性となる肺の病変部位

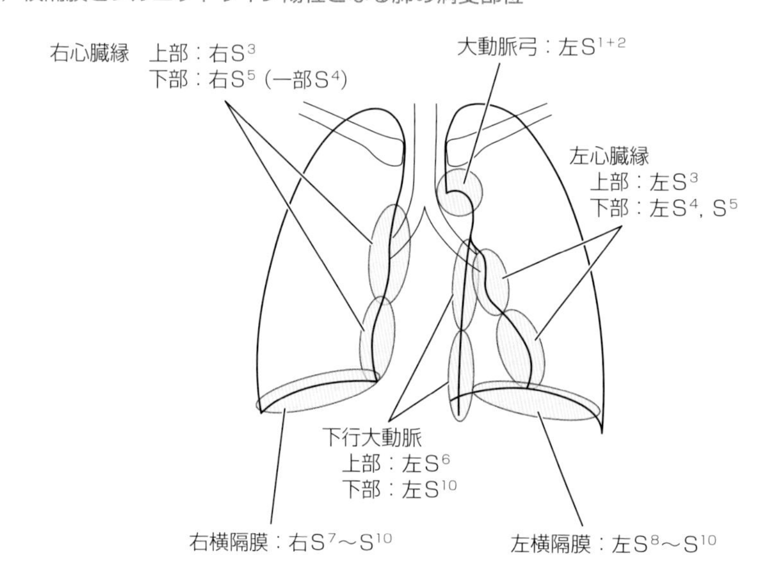

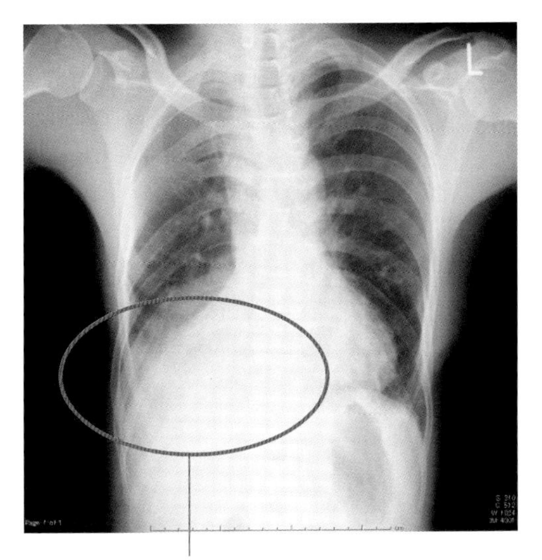

無気肺
心陰影，横隔膜との境界が消失
（シルエットサイン陽性）

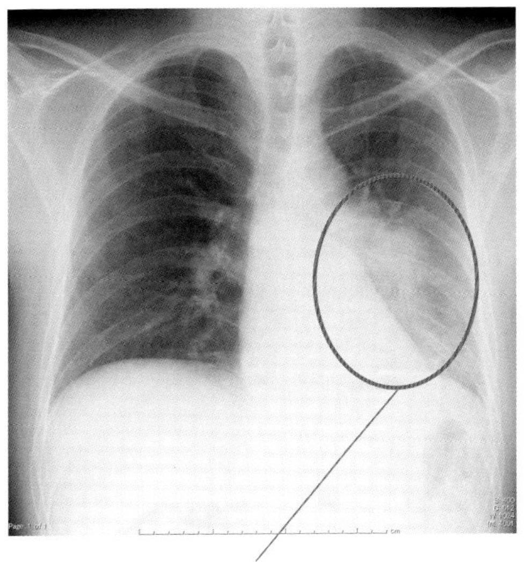

肺癌
心陰影との境界が明瞭
（シルエットサイン陰性）

Column　慢性呼吸不全患者の急性増悪への対応

慢性呼吸不全患者の対応として重要なことは，急性増悪の兆しを早期に発見し，重症化する前に適切に対処することである．ただし，高齢者では呼吸器症状を示さずに食欲不振や意識障害などを生じることがあるので注意が必要である．

急性増悪の主要な症状として，安定期の状態と比べて息切れや呼吸困難の増強がある．さらに感染と心不全の病態がチェックポイントとなる．感染が誘因の場合には，しばしば発熱を伴い，痰量が増加し，痰の色や性状の膿性度が増す．心不全が生じると脈拍が安静時よりも毎分10回以上増加し，体重の増加や，時に浮腫を生じる．また，睡眠障害や全身倦怠感，食欲不振，意識障害といった非特異的な症状を伴うこともある．

医療者は以上のような症状や病態を患者や家族に教育し，急性増悪の兆しを早く察知してもらい，少しでも早く急性増悪に対応できる医療機関を受診するよう指導する．この際には，医療機関の住所や電話番号を知らせておくことが望ましい．

3-2 呼吸機能の評価

- 呼吸機能の検査は，換気障害の有無とその程度，診断および治療プランの設定，治療効果判定において不可欠である．
- COPDや気管支喘息などでは重症度を決定する指標となる．手術患者の術前評価でもリスク評価として頻用する．

呼吸機能検査の種類

●スパイログラム ●フローボリューム曲線	●スクリーニングとして重要 ●運動負荷試験，薬剤負荷試験，気道可逆性試験，気道過敏性試験などへ応用できる
●残気量測定 ●肺拡散能試験 ●クロージングボリューム ●呼吸筋力測定　など	●スクリーニングで異常を認めたときに行う

スパイロメトリー

呼吸機能のなかでもっとも基本的な検査．スパイロメータという機器を使って呼吸による肺の中の空気の変化(肺気量）を測る．

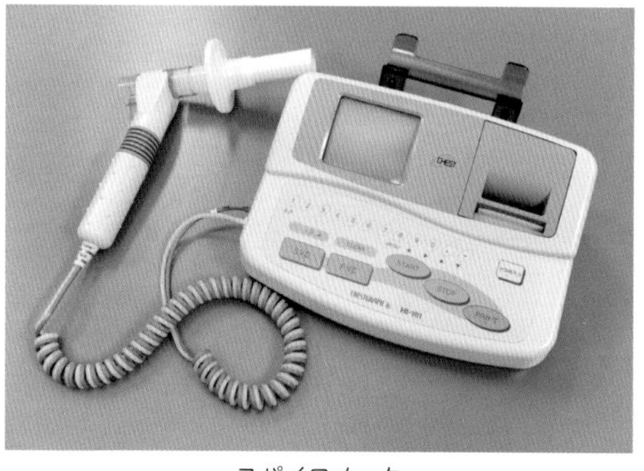
スパイロメータ

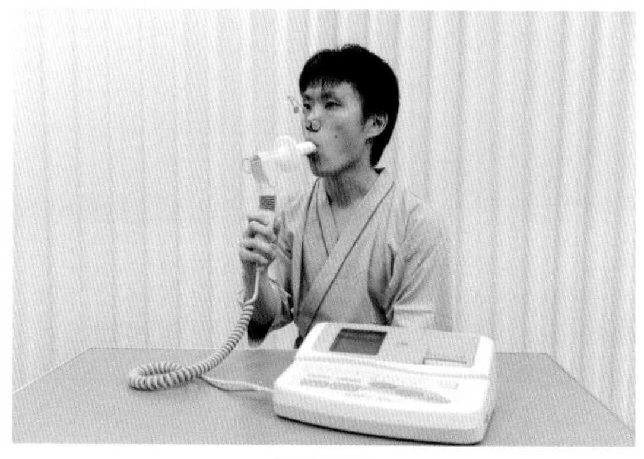
測定方法

●測定方法

①背筋を伸ばして座る．
②鼻から息が漏れないようにクリップなどで鼻孔を閉じる．
③チューブに接続したマウスピースをくわえて正常に呼吸する．
④その後，大きく深く息を吸い込み，次にできるだけ肺が空になるように息を吐き出す．
⑤呼吸曲線（スパイログラム）が記録される．

肺気量分画

肺気量は，**最大吸気位**，**安静吸気位**，**安静呼気位**，**最大呼気位**の４つのポジションにより分割され，測定結果は下記のように分類されている．

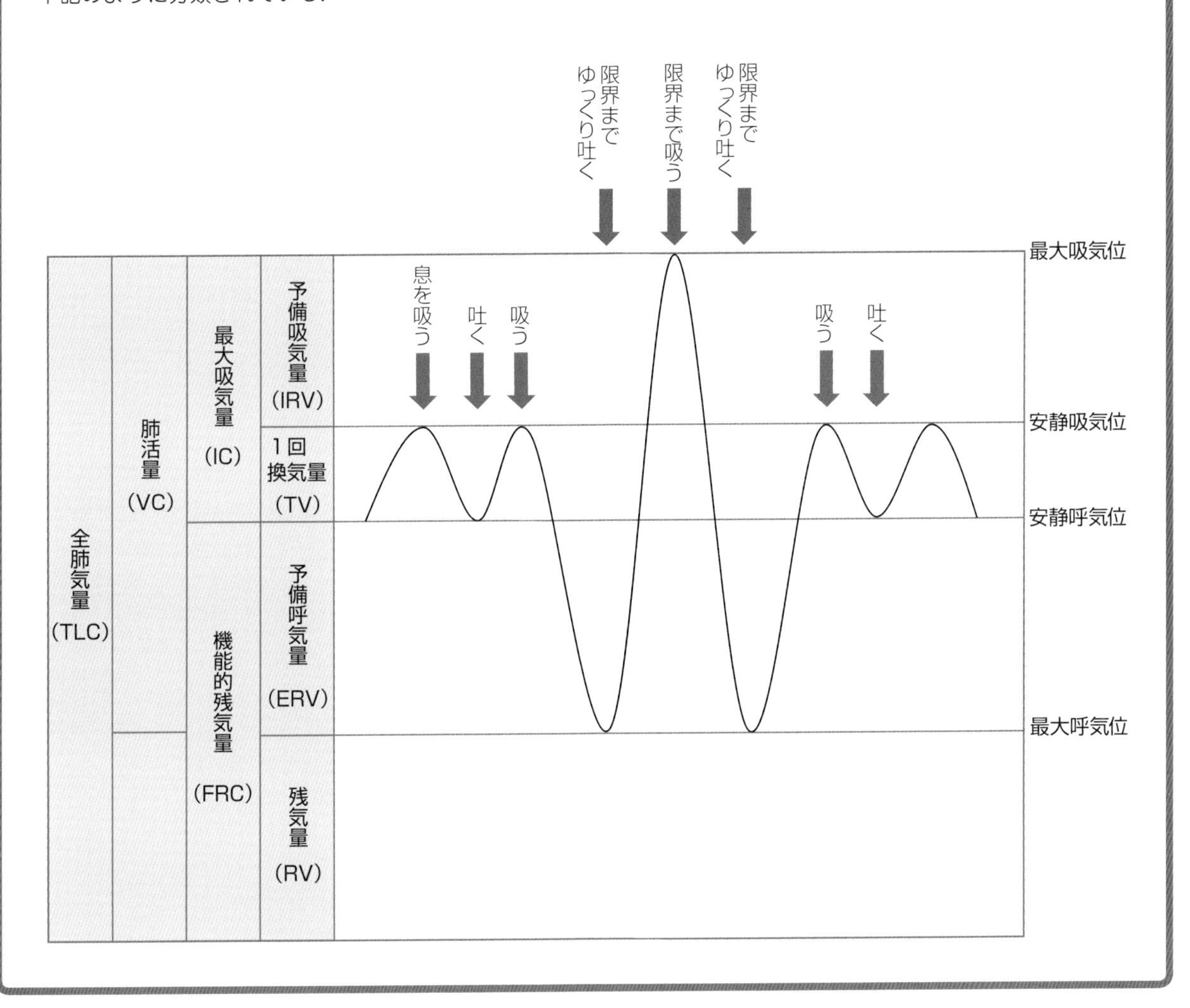

肺気量分画の名称と意味

肺気量分画のなかで**予備吸気量**，**1回換気量**，**予備呼気量**，**残気量**はこれ以上分割できない気量であり，英語で**volume**と表記する．それ以外のものはこれらの和であり英語で**capacity**と表記する．

日本語	略語（英語）	意味	和
最大吸気位	MIP（maximal inspiratory position）	胸郭や肺が縮もうとする力に対抗して，最大の呼吸筋筋力より肺が最も広がったときの点	
安静吸気位	EIP（end inspiratory position）	普通に息を吸ったときの点	
安静呼気位	EEP（end expiratory position）	胸郭の広がろうとする力と肺の弾性収縮力がつり合った点	
最大呼気位	MEP（maximal expiratory position）	胸郭が広がろうとする力に対抗して，最大の呼吸筋力により肺が最も縮んだときの点	
予備吸気量	IRV（inspiratory reserve volume）	普通に空気を吸ったときからさらに最大限まで空気を吸ったときの量	
1回換気量	TV（tidal volume）	普通の1回の呼吸運動により出し入れする空気の量	
予備呼気量	ERV（expiratory reserve volume）	普通に空気を吐いたときからさらに最大限まで空気を吐いたときの量	
残気量	RV（residual volume）	最大限空気を吐いたときにまだ肺の中に残っている空気の量	
最大吸気量	IC（inspiratory capacity）	普通に空気を吐いたときから，最大限まで空気を吸ったときの量	IRV+TV
機能的残気量	FRC（functional residual capacity）	普通に空気を吐いたときに肺に残っている空気の量	ERV+RV
肺活量	VC（vital capacity）	空気を最大限吸ったときから最大限吐くことのできる量	IRV+TV+ERV
全肺気量	TLC（total lung capacity）	空気を最大限吸ったときに肺にある空気の量	IRV+TV+ERV+RV

予測肺活量と％肺活量

- 肺活量は年齢，性別，身長などで変化する．
- Baldwin（ボールドウィン）の式では，これらの要素に対する平均的な肺活量である予測肺活量を計算できる．
- 実測された肺活量が予測肺活量の何％かを計算した値を**％肺活量（％ VC）**といい，拘束性肺障害の目安となる．

予測肺活量

年齢・性別・身長から割り出し，健康な人であれば当然あると予測される肺活量のこと．通常，20歳頃が最高で以降低下する．

> 予測肺活量の計算式（Baldwinの式）
> 　成人男性の予測肺活量＝（27.63－0.112×年齢）×身長（cm）
> 　成人女性の予測肺活量＝（21.78－0.101×年齢）×身長（cm）

％肺活量（％ VC）

健常者では肺活量は年齢，性別，身長に関係する．

$$\%肺活量の計算式=\frac{実測肺活量}{予測肺活量}\times 100\ (\%)$$

胸郭および肺の圧ー量曲線および呼吸筋力とのつり合い

- 肺は風船のように膨らんでおり，力を加えなければ縮もうとする（肺の弾性収縮力）．
- 胸郭にも本来ちょうどよい大きさがあり，それ以上に大きくなると縮もうとし，小さくなると広がろうとする（胸郭の弾性圧）．
- 安静呼気位は肺が縮もうとする力と胸郭が広がろうとする力がつり合った点で，呼吸筋力を使わない．
- 吸気筋力を発揮すると吸気を行い，やめると呼気を行う．

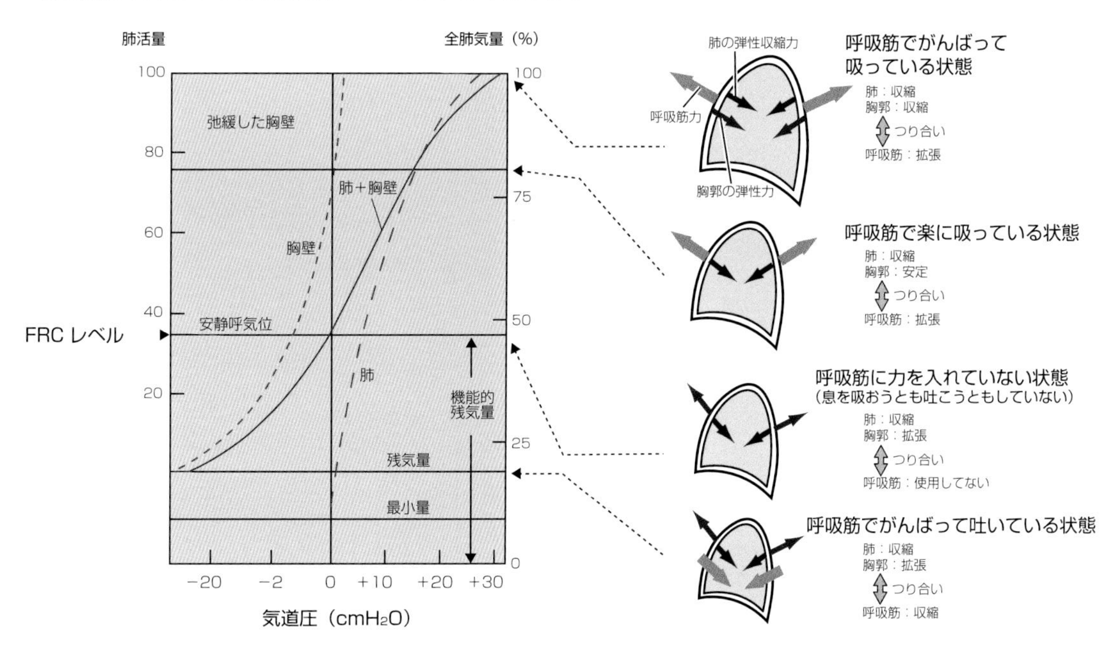

体位と各種疾患による肺気量分画の変化

- 呼吸筋力や肺の弾性収縮力，胸郭の弾性力が変化すると肺気量は変化する．
- 加齢により肺活量は低下し，残気量が増加する．
- 仰臥位では安静呼気位が低下し，機能的残気量は低下する．
- 呼吸筋力の低下や胸郭の変形では全肺気量が低下する．
- COPDでは肺の弾性収縮力が低下し，気道閉塞により安静呼気位が上昇し，全肺気量も増加する．
- 肺線維症では肺の弾性収縮力が増加して全肺気量が低下する．

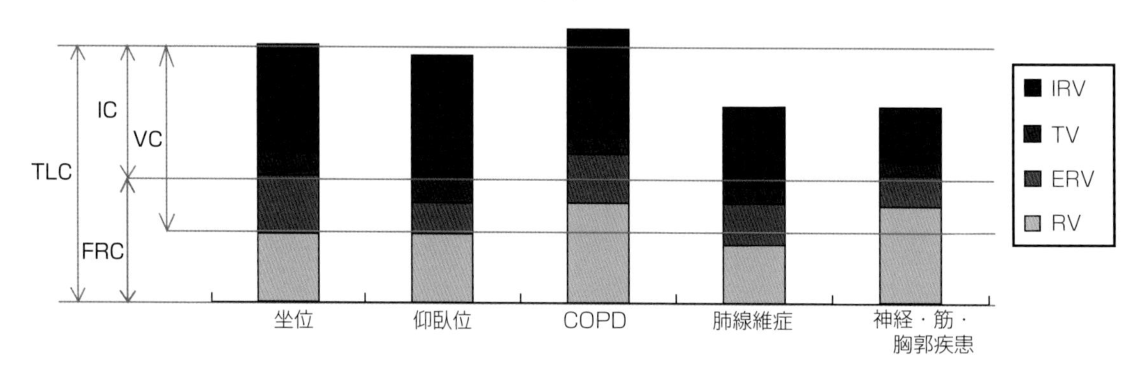

肺活量（VC）と努力肺活量（FVC）

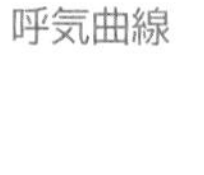

通常の呼気曲線と努力呼気曲線

- 肺活量は最大吸気位からゆっくりと最大呼出したときに測定される気量である．
- 努力性肺活量は最大吸気位からできるだけ早く，一気に最大努力呼気をさせて得られる肺活量である．

呼気曲線

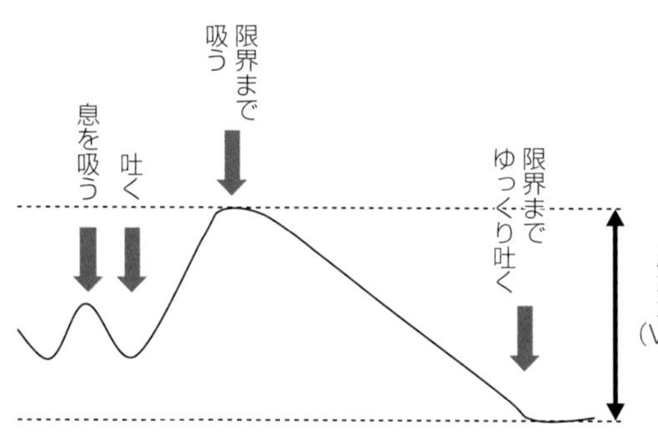

努力呼気曲線

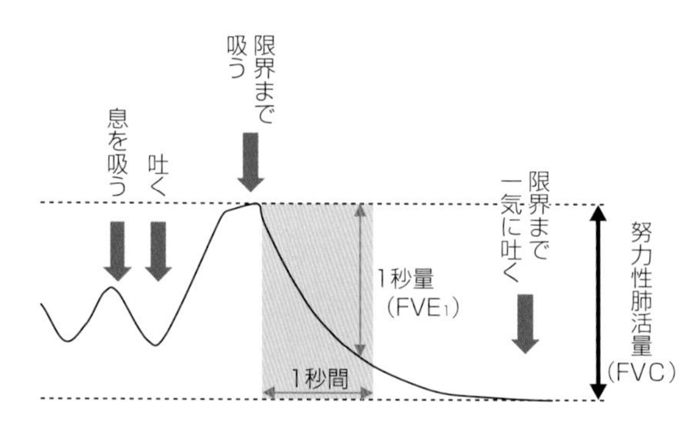

Gaensler（ゲンスラー）の1秒率

$$1秒率（FEV_{1\%}）= \frac{1秒量（FEV_1）}{努力性肺活量（FVC）} \times 100（\%）$$

Tiffneau（ティフノー）の1秒率

$$1秒率（FEV_{1\%}）= \frac{1秒量（FEV_1）}{肺活量（VC）} \times 100（\%）$$

●健常者とCOPD患者のVCとFVC

- FVCは健常者ではVCとほぼ等しいが，気道閉塞のある患者においてはVCよりもかなり小さいことがある．
- 閉塞性肺疾患でもゆっくりならば多量に息を吐き出せるが，努力呼気では終末気道が十分に吐ききる前に虚脱する．そのため，閉じた気道より末梢の肺胞のガスが呼出できなくなる．この現象を「**空気のとらえこみ現象**」といい，「**空気のとらえこみ指数**」で表す（健常者では5%以下）．

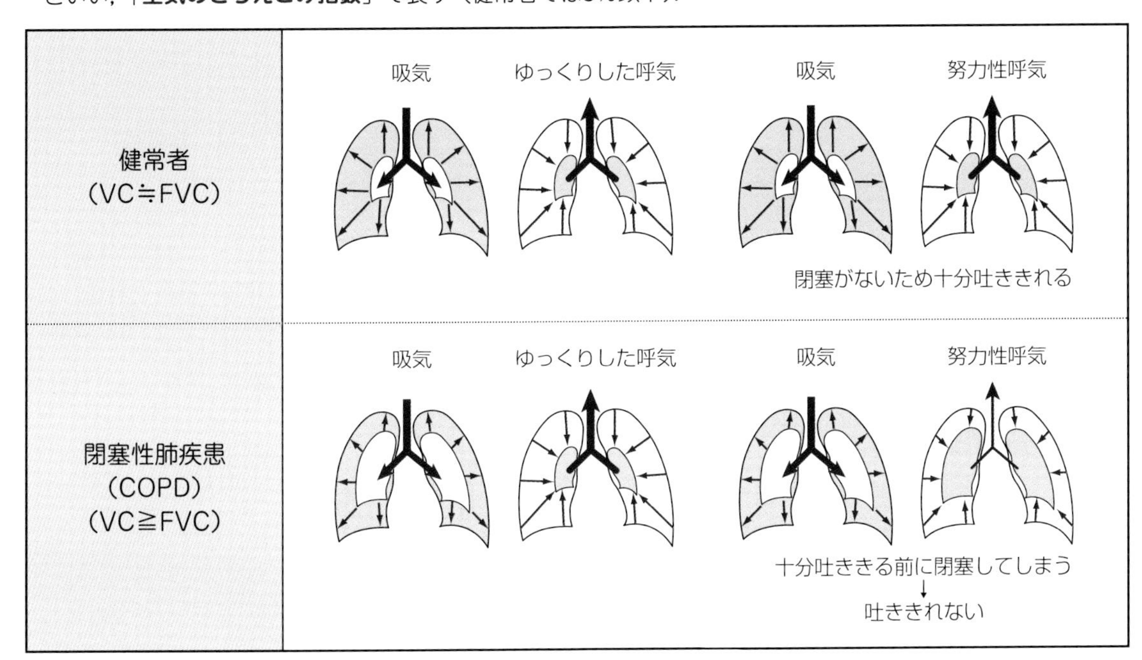

$$空気のとらえこみ指数の計算=\frac{肺活量-努力肺活量}{肺活量}\times 100$$

※5%以上が異常．閉塞性換気障害を示唆する指標

Column　喫煙とCOPD

喫煙がCOPDの発症の原因となり，症状を増悪させる．閉塞性換気障害は喫煙により進行し，たばこの本数に依存するといわれている．Fletcherらによる有名なCOPDの自然史では，たばこ煙に感受性のある喫煙者は1秒量の低下速度が急速で，65歳で生活に支障をきたすことが示されている．

COPDで死亡した人たちを調査した結果，喫煙者に対して非喫煙者の存在は1/10以下であり，さらに喫煙本数によってCOPDでの死亡者が増えるが，1～14本/日の喫煙でも非喫煙者の8倍以上死亡率が高くなり，1日25 本以上たばこを吸う人のリスクは非喫煙者の20倍以上にのぼるといわれている．COPDによる死亡率は，喫煙量に伴って顕著に増加することがわかる．低タールたばこの喫煙者では，中程度にリスクが低下するという報告も散見されるが，低タールたばこを多量に吸えば，このメリットも逆効果になることはいうまでもない．

3-2

換気障害の診断

スパイロメトリーは，肺気量分画と努力呼気曲線から換気機能を測定する最も基本的な検査であり，肺，胸郭のメカニカルな障害をみることができる．閉塞性換気障害（$FEV_{\%}$<70%），拘束性換気障害（%VC<80%），混合性換気障害（$FEV_{\%}$<70%，%VC<80%）の診断を行う検査である．

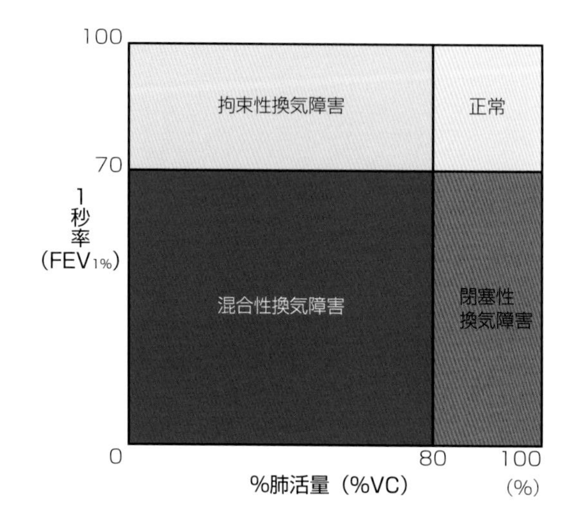

1秒量（FEV_1）：努力呼気開始から最初の1秒間に呼出した気量で，息の吐き出しやすさの指標．
1秒率（$FEV_{1\%}$）：FEV_1/FVC．70%以下は閉塞性換気障害．
%肺活量（%VC)）：VC/予測VC．80%以下は拘束性換気障害．
※両者の低下では混合性換気障害．

換気障害の分類と疾患

換気障害をきたす病態や疾患を以下に示す．

分類	病態	疾患
正常 ●%VC>80% ●$FEV_{1\%}$>70%	●吸気も呼気もスムーズに行える	
拘束性換気障害 ●%VC<80% ●$FEV_{1\%}$>70%	●胸郭の変形や肺病変などで肺が広がらないため，吸気が十分できない．呼気はスムーズに行える	●肺の異常（間質性肺疾患，肺実質の容量減少をきたす疾患） ●肺以外の異常（胸水，胸膜肥厚，胸郭変形，神経・筋疾患，腹水など）
閉塞性換気障害 ●%VC>80% ●$FEV_{1\%}$<70%	●閉塞性換気障害があっても吸気は楽に行える ●閉塞があるため呼気は十分に行えない	●COPD ●気管支喘息 ●びまん性汎細気管支炎
混合性換気障害 ●%VC<80% ●$FEV_{1\%}$<70%	●拘束性＋閉塞性．過膨張の肺がこれ以上膨らまないため吸気ができないこともある ●閉塞があるため呼気は十分にできない	●拘束性と閉塞性の両方の疾患の合併 ●重症COPD

フローボリューム曲線

- スパイロメトリーで努力呼気曲線を記録する際に，X軸に肺気量を，Y軸に呼気の気流速度を表した曲線を**フローボリューム曲線**という．
- 各肺気量レベルでの呼出障害を検出できる．気道の障害部位を確認する際に有用である．

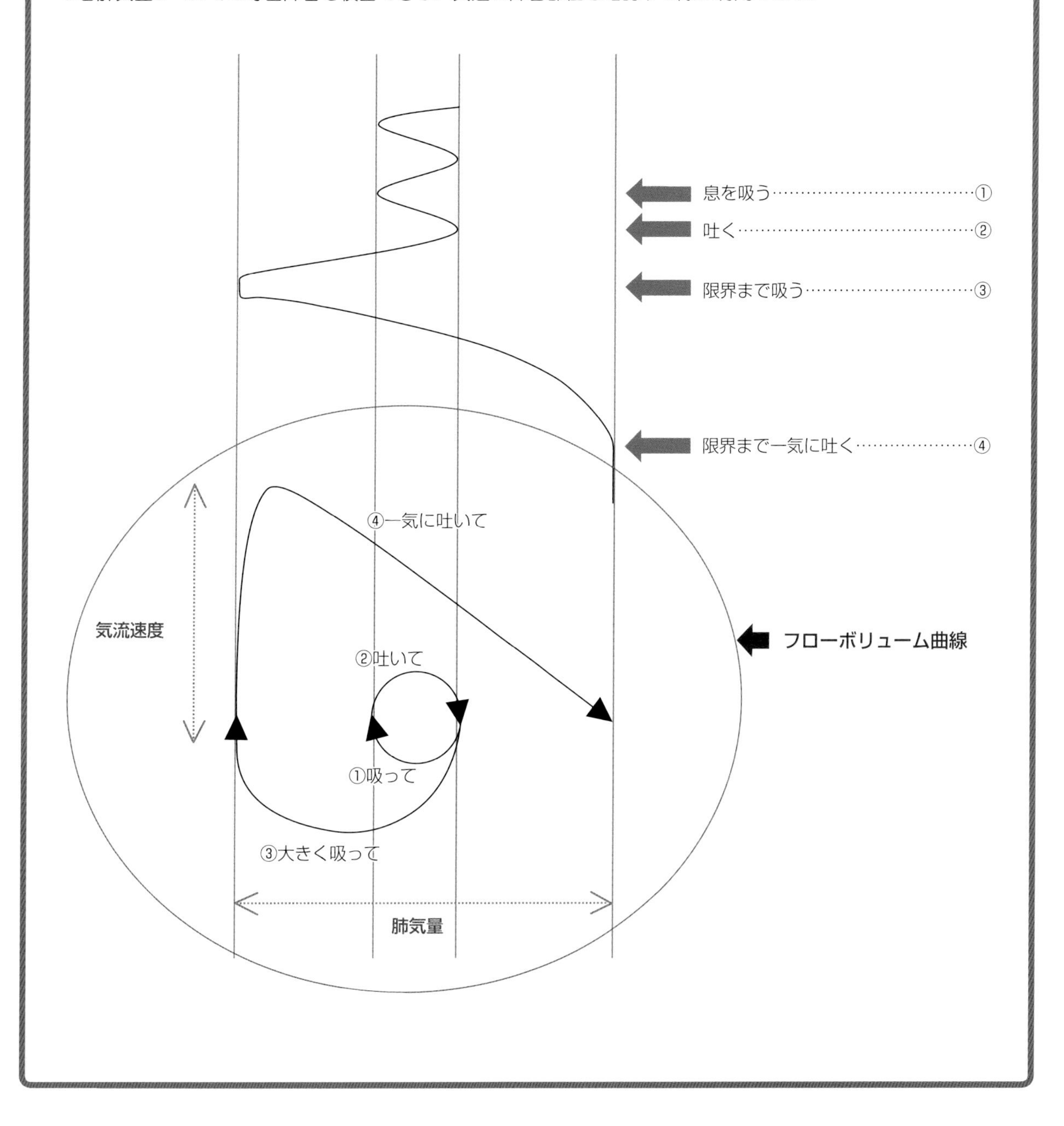

3-2

正常なフローボリューム曲線

- ループの呼気気流速度はピークまで急激に直線的に上昇した後，努力肺活量レベルに向かい直線的に低下する．
- 肺気量の80％までの範囲では被験者の努力に依存するが，それ以下の肺気量では努力レベルの影響が少ない．
- 曲線のピーク部分の最大気流速度（$\dot{V}max$）を**ピークフロー（peak flow）**といい，中枢気道の閉塞性変化を反映する．
- 努力性肺活量の75％，50％，25％肺気量位における$\dot{V}max$を$\dot{V}_{75}$，$\dot{V}_{50}$，$\dot{V}_{25}$と表す．
- $\dot{V}_{25}$は末梢側の気道の閉塞性変化を反映している．$\dot{V}_{25}$の低下は１秒率の低下より鋭敏であり，閉塞性換気障害を早期から検出できる．

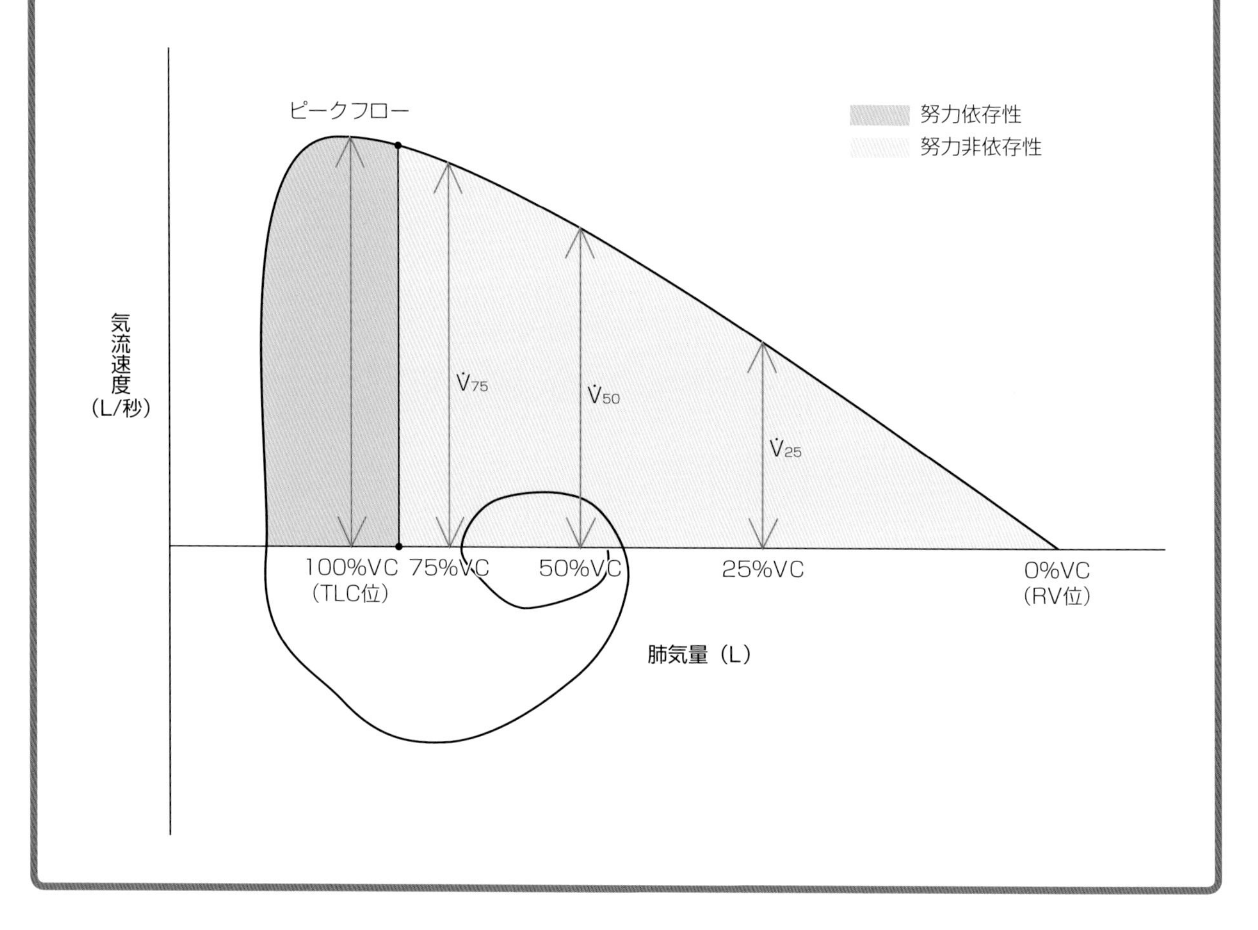

フローボリューム曲線のパターン分析

- フローボリューム曲線の形は疾患ごとに特徴的な変化が生じる.
- 疾病に伴う典型的なフローボリューム曲線を示す.
- 図の右にあるほど肺気量が小さい，つまり肺が広がらない疾患で，左にあるほど肺気量の大きい疾患である.

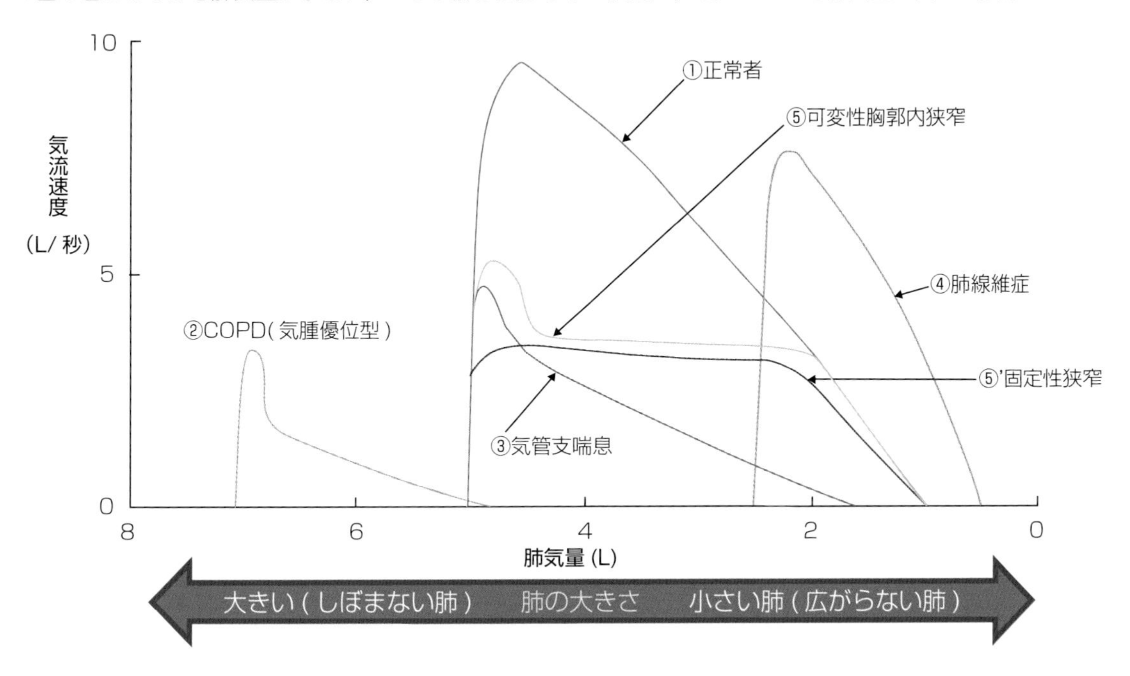

フローボリューム曲線のパターンとその成因

正常

- 正常では胸郭，肺のコンプライアンスも正常のため拡張障害もなく，肺活量は正常である.
- 中枢気道に異常がなく，ピークフローも正常．末梢気道の閉塞がないため呼気曲線の下降脚も直線的となる.

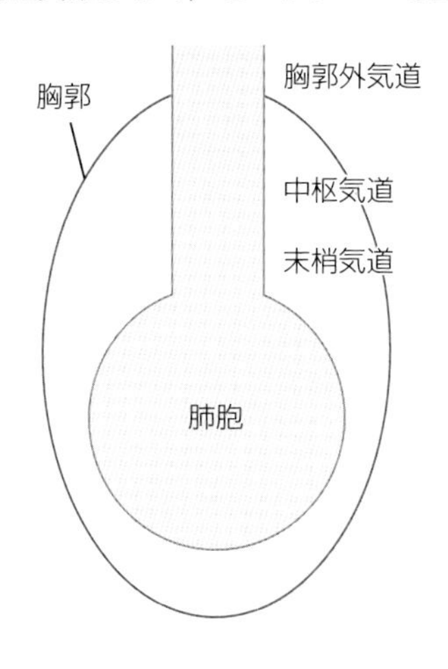

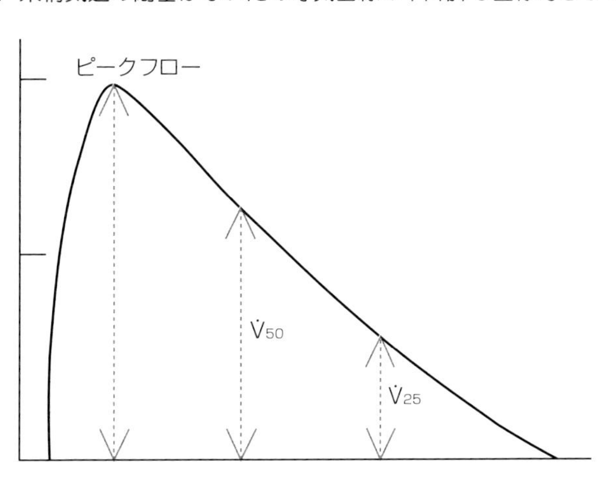

●拘束性疾患

- ●間質性肺炎では，肺のコンプライアンス低下により肺活量が低下する．しかし，中枢気道，末梢気道に異常がないため気流速度は低下しない．下降脚は直線的になる($\dot{V}_{50}/\dot{V}_{25}=2$)．
- ●神経・筋疾患，胸郭変形では，胸郭の動きが低下するため吸気が減少する．肺活量は低下する．気道は正常のため，呼出は正常である．

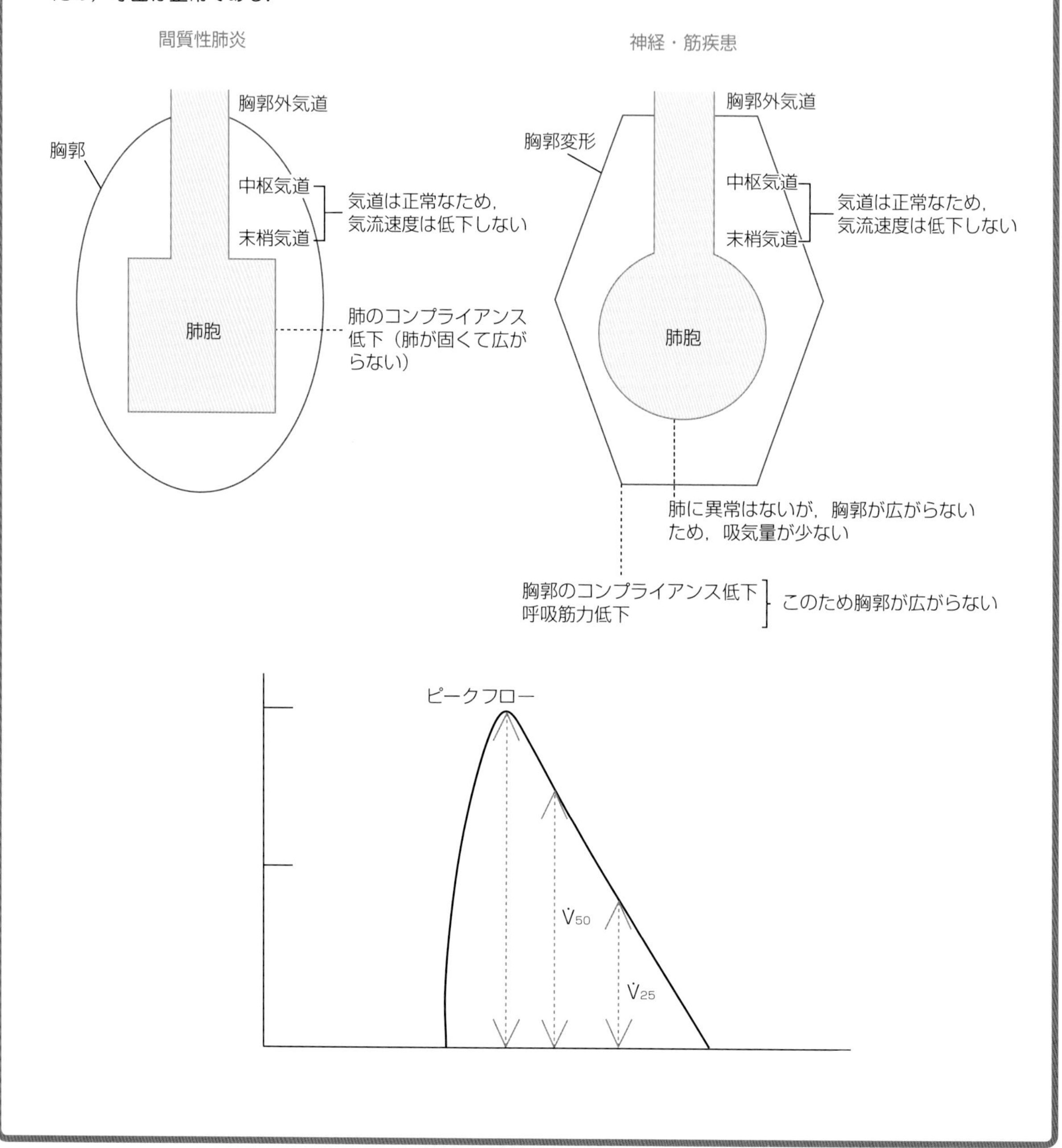

●軽度末梢気道狭窄（軽度COPD，喫煙者，高齢者など）

- 中枢気道には異常をきたさないものの，末梢気道では浮腫や分泌物，つぶれやすさにより末梢気道抵抗が増大する.
- ピークフローは低下しないが，下降脚は下に凸のカーブとなる．肺活量も低下しない.

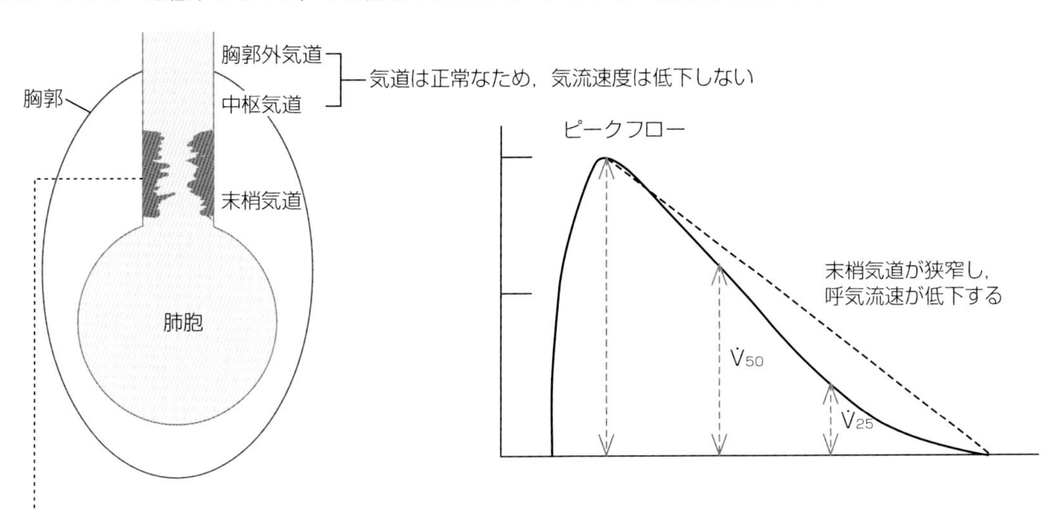

●気管支喘息

- 気管支平滑筋の収縮と粘膜浮腫，分泌亢進によりピークフローが低下する.
- 下降脚も下に凸のカーブとなる．しかし，肺活量は通常低下しない.

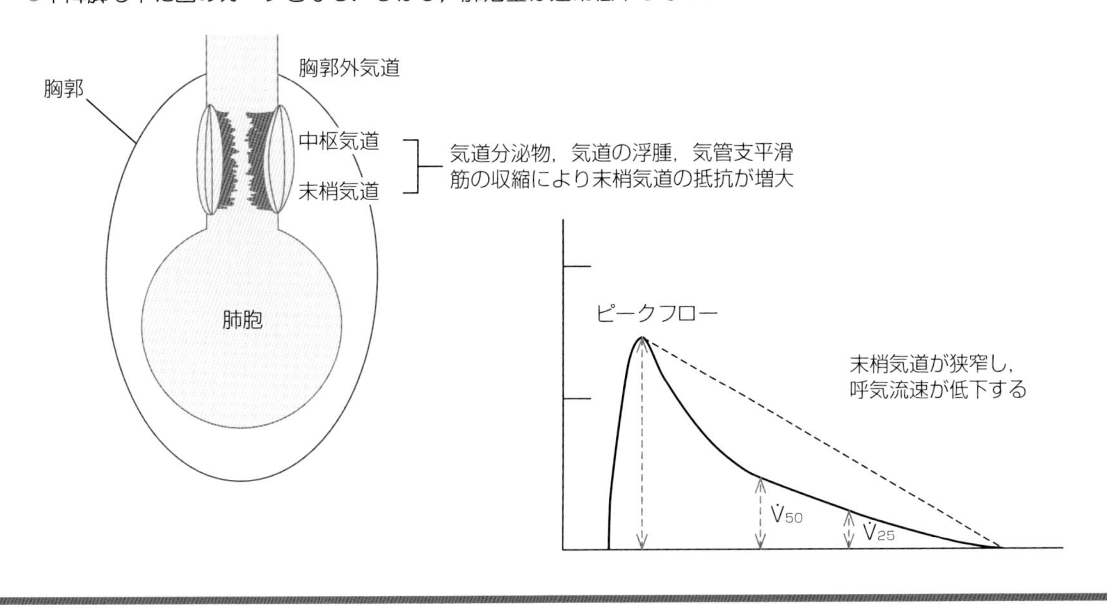

●高度末梢気道狭窄（COPD）

- 末梢気道抵抗はさらに高度になり，肺の弾性収縮力も低下するため，大きく下に凸のカーブになる.
- 太い気道も狭窄しピークフローも低下する.
- 肺はエアートラッピングにより過膨張し，胸郭も広がりきっている．そのため吸気が減少し肺活量は低下する.

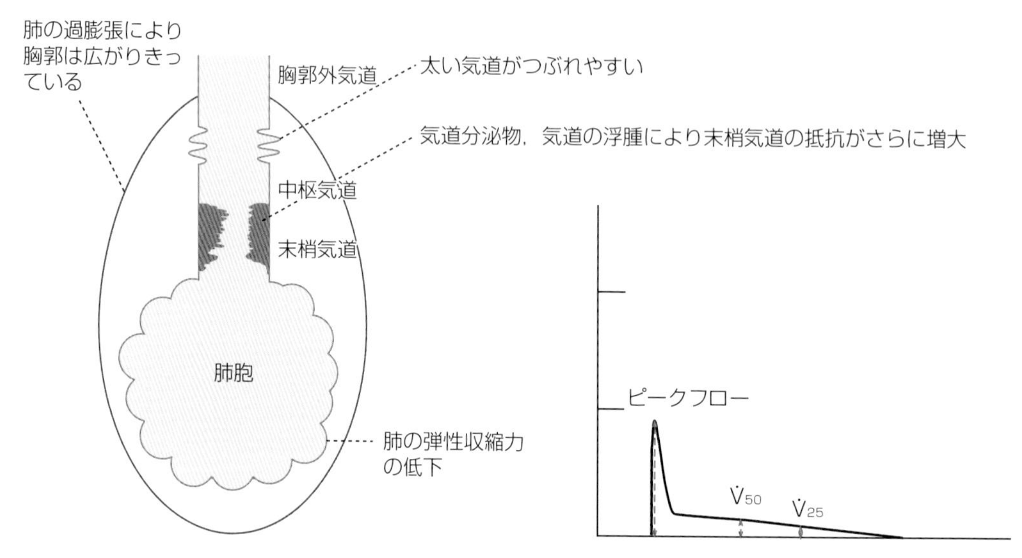

●上気道閉塞

- 高肺気量（呼気の始め）は閉塞により流量が制限されるため，流速は一定となる（ピークフローも平坦化).
- 低肺気量（呼気の最後の部分）では流量も低下するため，流速は閉塞部位よりも末梢気道に依存することとなり正常値となる.
- 病変が固い場合は，吸気時にも気道は開かないため，吸気と呼気の流速は等しくなる.

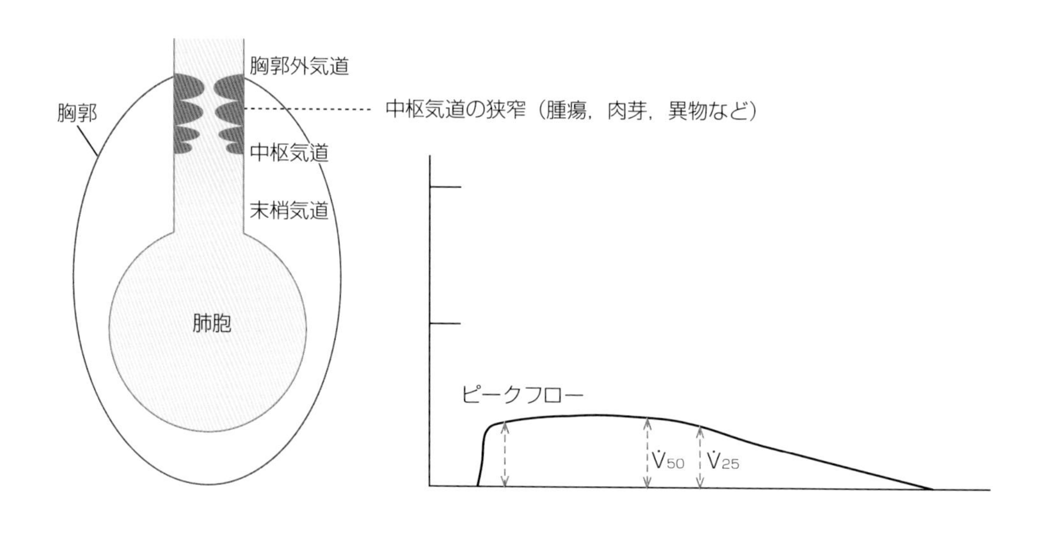

残気量の測定

- 残気量や機能的残気量は通常のスパイロメトリーで検査，測定することはできない．
- 残気量を測定するためには，ヘリウム希釈法やN_2洗い出し法，あるいはボディプレチスモグラフ法などを使った測定方法が必要になる．

ヘリウム希釈法

もともとは肺内に存在していないヘリウム（He）ガスを吸入し，機械内と肺内の濃度が平衡状態になるまで待つ．安定化したときのガスのHe濃度を測定すると残気量が測定できる．

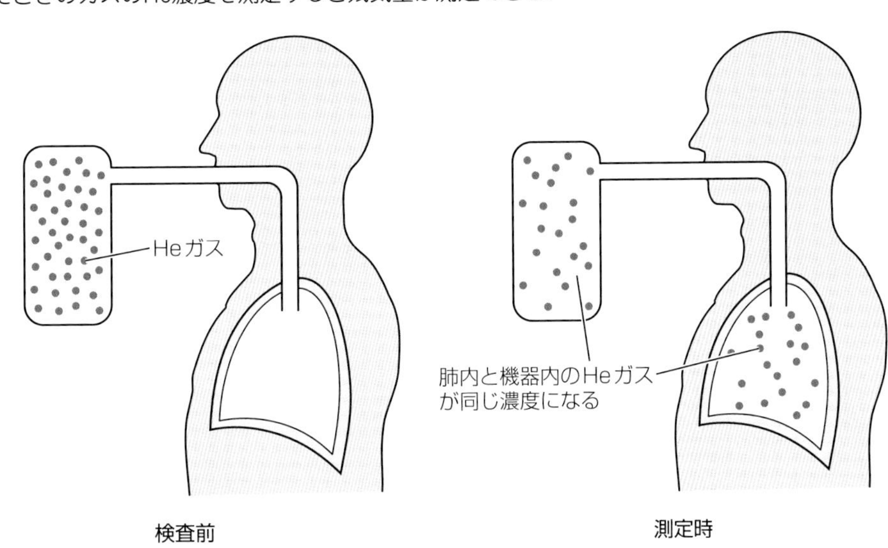

ボディプレチスモグラフ法（body plethysmography）

箱の中に入って，呼吸機能検査を行うことにより，正確な肺気量の測定や気道抵抗の測定を行う検査である．呼吸に伴うボックス内圧の変化を測定することで，これらの値を求めることができる．ただし，介助が必要な場合やボックスに入れない場合，閉所恐怖症の場合などでは検査ができないことがある．

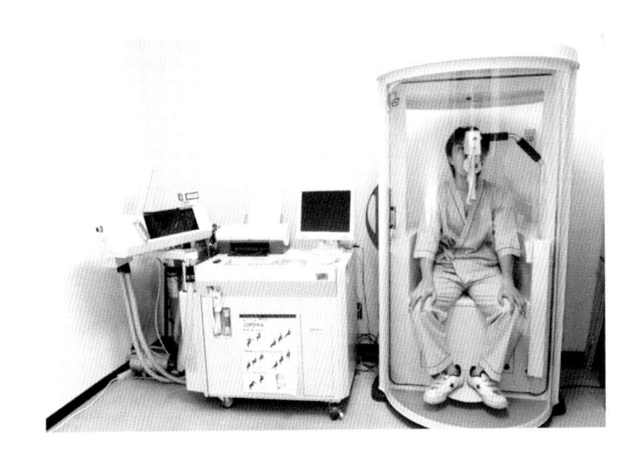

スパイロメトリーから異常を解釈する手順

前述した検査ができると，以下に示した疾患の呼吸機能検査上の鑑別が可能となる．

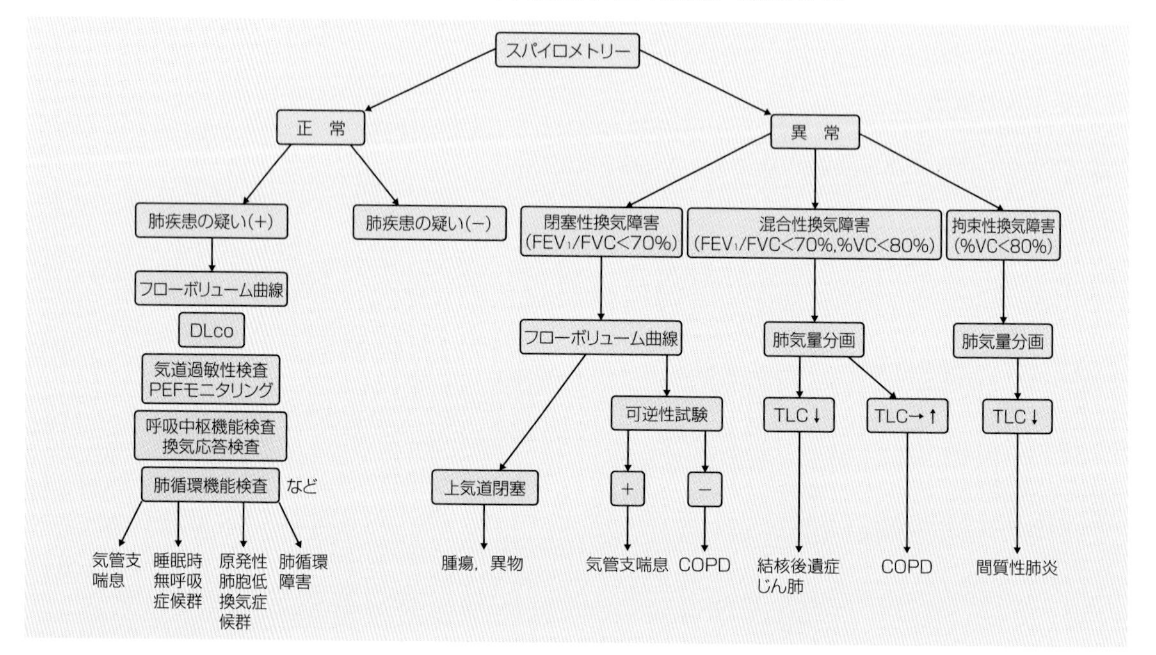

（日本呼吸器学会『呼吸機能検査ガイドライン』より）

閉塞性換気障害

- 1秒率が70%以下に低下したものを**閉塞性換気障害**という（$FEV_{1\%}$<70%）.
- 閉塞性肺疾患の診断には**1秒率**を用いるが，個々の患者の経過は**1秒量**で評価する.
- 1秒率は肺活量の影響を受けるため，肺活量が少ないと値が過大評価される.

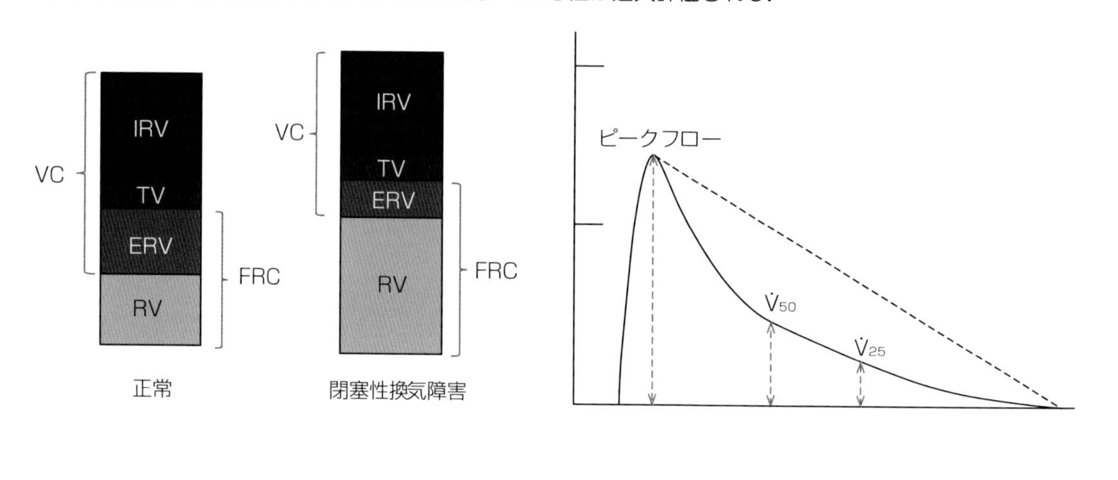

特徴

- 気道の狭窄，閉塞により息が吐けない疾患.
- 肺が過膨張となっていることが多い.
- 労作性呼吸困難や喘鳴を自覚.
- 聴診で呼吸音の低下や連続性ラ音を聴取しやすい.

検査値の異常

- $FEV_{1\%}$の低下.
- FRC，RVの増加.
- フローボリューム曲線が下に凸の変化.
- VC>FVC（空気のとらえこみ現象）.
- 最大換気量の低下（後述）.
- 肺の動過膨張（後述）.

そのほかにやっておきたい検査

- 気道可逆性試験

気道可逆性試験とは

- 気道の閉塞が可逆的なものか不可逆的なものかを評価する方法.
- 気管支拡張薬の使用前後で気道閉塞が改善するかを評価する.
- 薬剤吸入後の判定は15～30分後に行う.
- 特に気管支喘息を疑ったときに有効である.

$$\text{改善率}(\%) = \frac{\text{薬剤使用後の}FEV_1 - \text{使用前の}FEV_1}{\text{使用前の}FEV_1} \times 100$$

改善の判定

- 改善率が15%以上.
- 使用前後でのFEV_1の改善した量が200mL以上.

閉塞性換気障害をきたす疾患

閉塞性肺疾患	慢性閉塞性肺疾患（COPD） 気管支喘息 気管支拡張症 びまん性汎細気管支炎
気道の浮腫	心不全 神経血管性浮腫 有害ガスの吸入による気道傷害
気道感染	急性気管支炎
気道内異物	アデノイド 気管支腫瘍 異物

MEMO

閉塞性換気障害を体験してみよう！

①軽く息を吸って止める．これを，安静呼気位とする ⇒ 機能的残気量増加

②その状態から，息を吸ったり吐いたりする.

③ただし，呼気後半は細いストローから吐くように細い息で吐く　⇒末梢気道閉塞

これだけでもかなり呼吸が苦しいが，動きながら行うと大変苦しいのがわかる.

3-2

●最大換気量（MVV；maximal voluntary ventilation）

- 一定時間できるだけ大きな呼吸をできるだけ早くさせたときの換気量のこと．
- 通常12秒間測定し，これを５倍して１分間の換気量の総和として求める．単位はL/分．
- 予想MVVは肺活量測定から，FEV_1（L）×40で計算する．
- 「空気のとらえこみ」がある場合は低下する．これは，息を吐ききるのに時間がかかるためである．

●肺の動的過膨脹

- COPDでは安静時でもRV，FRCの増加がみられる．
- 運動時，呼吸が促迫となったときに呼気が不十分になるため，吐ききれなかった空気が蓄積する．そのため運動時には呼気終末肺気量が増大する（動的過膨張）．
- 横隔膜運動も低下するため，運動に必要な換気量が得られなくなる．

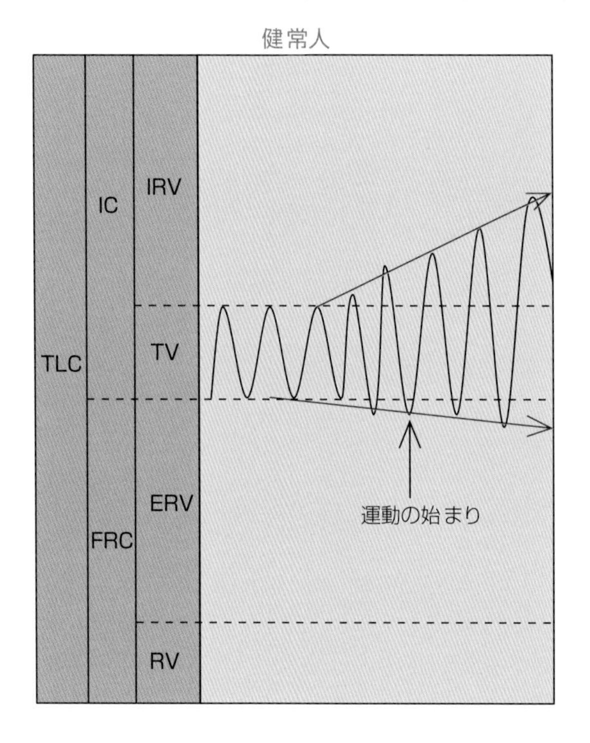

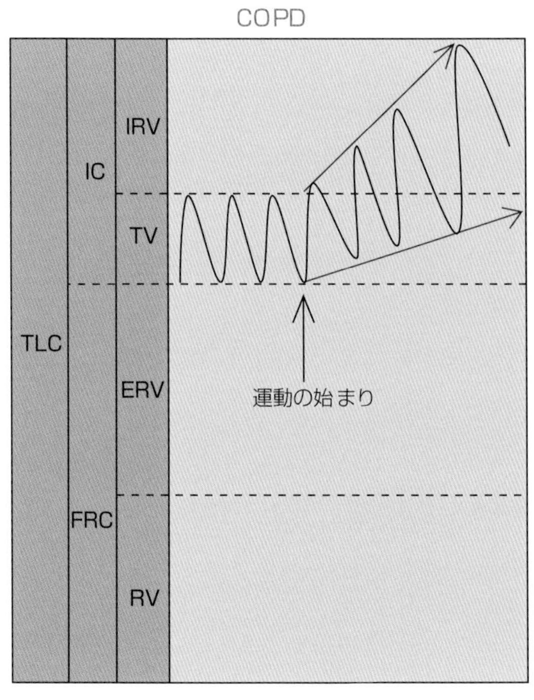

拘束性換気障害

肺活量が予測肺活量の80％以下に低下したものを**拘束性換気障害**という（％ VC<80％）．

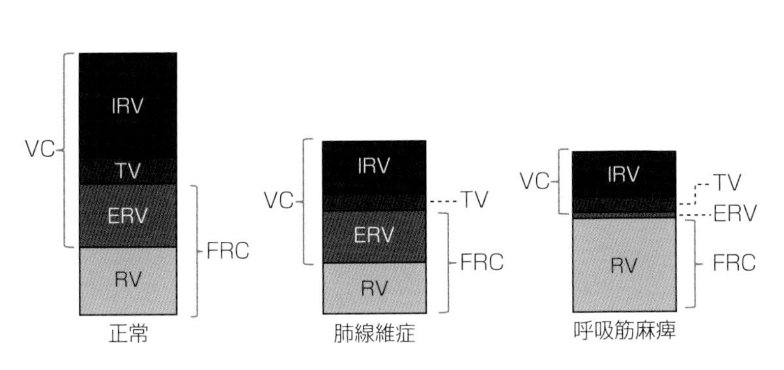

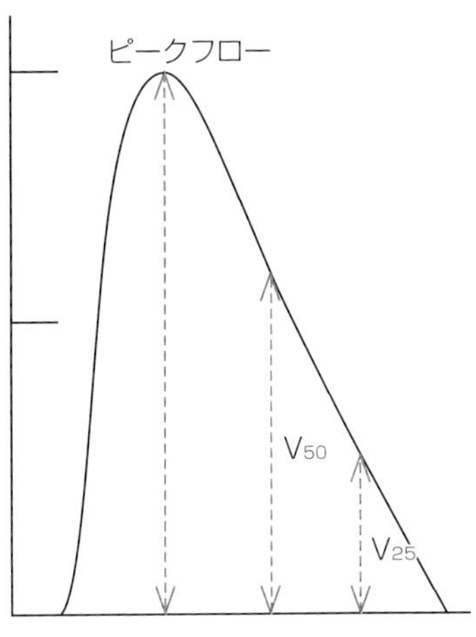

特徴

- 肺の線維化や胸郭の変形などで，肺が膨らまない．
- 肺が広がらないため息が吸いにくい．
- 肺容量が低下している．
- 労作性呼吸困難はあるが喘鳴は少ない．
- 肺線維症では労作時に低酸素血症が強い．
- 聴診で断続性ラ音を聴取しやすい．

検査値の異常

- VCの低下．
- TLC，RVなども低下．
- $FEV_{1\%}$は正常（VCが低下するためFEV_1の絶対値は低下）．
- フローボリューム曲線は小さい山になる．
- 間質性肺炎では拡散能の低下．

MEMO

肺年齢

肺年齢とは，自分の呼吸機能（FEV_1）が標準値の何歳程度に値するかを表す指標である．実年齢との差でみることで，喫煙者や早期COPD患者にも理解してもらいやすいため，健康意識を高めたり，禁煙指導にも役立つ．

肺年齢の計算式（18～95歳）

◎**男性**

$$\text{肺年齢}=\frac{(0.036\times\text{身長（cm）}-1.178-FEV_1\text{（L）})}{0.028}$$

◎**女性**

$$\text{肺年齢}=\frac{(0.022\times\text{身長（cm）}-0.005-FEV_1\text{（L）})}{0.022}$$

●そのほかにやっておきたい検査

●拡散能試験

●拘束性換気障害をきたす疾患

肺病変	間質性肺炎，肺線維症 肺うっ血 無気肺 肺切除後
胸郭病変	側彎症 強直性脊椎炎 外傷 手術
胸膜病変	胸水貯留
神経・筋疾患	ALS 重症筋無力症

MEMO

拘束性換気障害を体験してみよう！

①息を軽く吐いた後，胸を強く抱きしめてもらい，もう少し息を吐く（肺容量の低下）．
②その状態から，息を吸ったり吐いたりする．
③ただし，胸は強く抱きしめてもらったままで行うので十分に吸えない（コンプライアンスの低下）．

間質性肺炎では，吸った酸素の取り込み（拡散）にも障害があるため，さらに呼吸困難は増強している．

Column　ダニと気管支喘息

ダニアレルゲンは気管支喘息の原因アレルゲンとして最も重要である．室内で最も多く検出されるダニはチリダニ類であり，ヒョウダニ属のヤケヒョウヒダニとコナヒョウヒダニの2種類がその大半を占め，室内塵ダニ(house dust mite)といわれる．

ヒョウダニの名は，室内塵中にあるヒトの皮膚・表皮を主食とする考え方から命名された．居室内で最もダニに汚染されているのは寝室であり，ヒトや動物(ペット)のフケ，アカや食品のかけらなどを常食としている．特にふとん内部には大量のダニが潜んでおり，寝具のダニは気管支喘息の夜間発作の原因の一つとして考えられている．

拡散能の測定

●呼吸は肺胞への空気の出し入れの段階（**換気**）と肺胞と肺毛細血管のガス交換（**拡散**）の2つのステップからなる.
●肺胞気から毛細血管中のヘモグロビンまでの「ガスの拡散のしやすさ」を**拡散能**という.
●拡散能に障害があると酸素の取り込みがうまくいかず，低酸素血症となる.
●拡散能はガスの種類により異なり，二酸化炭素は酸素の20倍拡散しやすい（そのため，臨床的には二酸化炭素の拡散は問題にならない）.

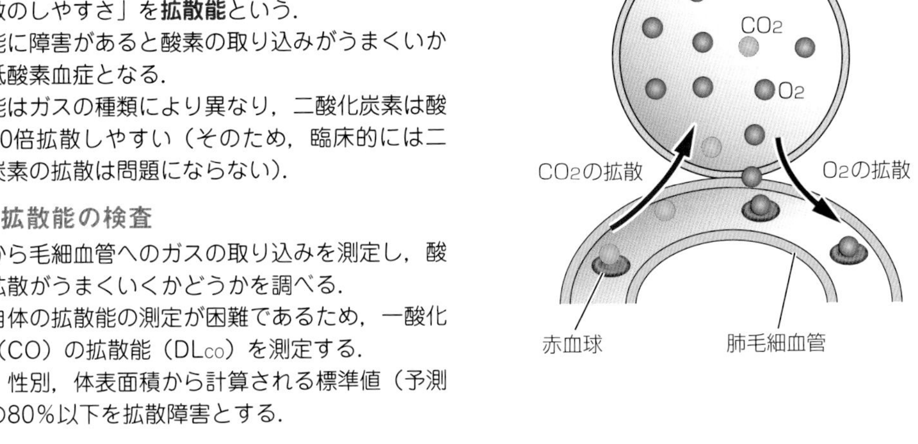

●肺の拡散能の検査

●肺胞から毛細血管へのガスの取り込みを測定し，酸素の拡散がうまくいくかどうかを調べる.
●酸素自体の拡散能の測定が困難であるため，一酸化炭素（CO）の拡散能（DL_{CO}）を測定する.
●年齢，性別，体表面積から計算される標準値（予測値）の80%以下を拡散障害とする.

●測定方法

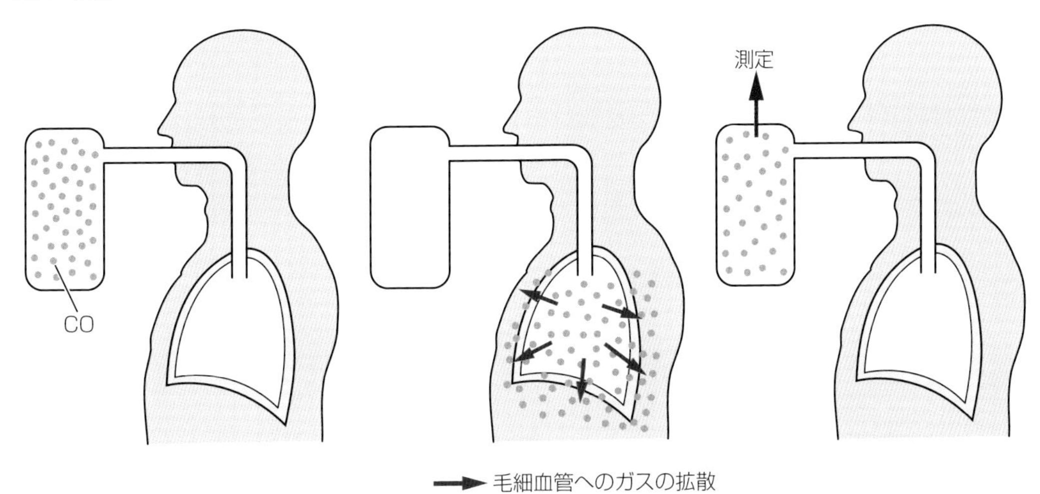

①少量のCOが混ざったガスを吸わせる.

②ガスを大きく吸った状態で10秒間，呼吸を止める.
●この間にCOは拡散するため，肺胞内のCOは減少する.

③呼気をさせ肺胞気を回収する. COの減り具合を調べることで拡散能を計算する.

●拡散障害をきたす疾患

拡散の障害には換気と血流の不均等状態，間質の障害，血流の障害などが関与する．

障害部位	代表疾患	病態
肺胞（ガス交換面積）	COPD	肺胞破壊による拡散面積の減少
肺胞（ガス交換面積）	無気肺	気道閉塞による拡散面積の減少
間質	肺水腫	間質の浮腫により，拡散距離が長くなる
間質	間質性肺炎	間質の肥厚，線維化
血流	肺血栓塞栓症	肺毛細血管血流の低下

呼吸筋力

- 呼吸は，呼吸筋が胸郭の容量を増減させることで肺に空気が出入りする現象である．
- 多くの慢性呼吸器疾患では，胸郭の変形，低栄養，呼吸筋の疲労などにより，呼吸筋の筋力低下が生じており，呼吸筋力の評価は重要である．
- 呼吸筋の中心となるのは横隔膜であるが，呼吸筋力の測定では個々の筋力を測定するのは難しい．そのため，呼気時，吸気時に口腔内圧を圧トランスデューサで測定し，呼吸筋力とすることが一般的である．
- 吸気時の最大筋力を**最大吸気圧（PImax）**，呼気時の最大筋力を**最大呼気圧（PEmax）**という．

●測定方法

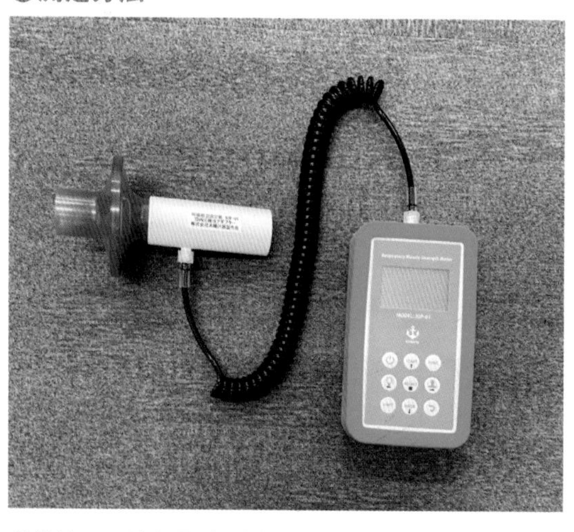

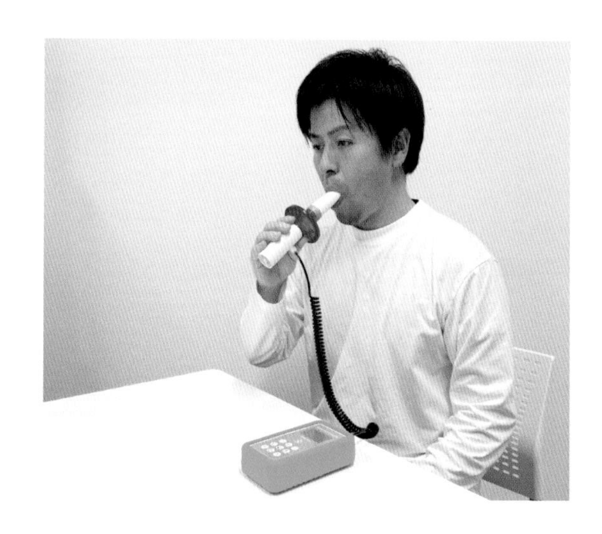

①坐位で口腔内圧計で測定する．
②PImaxは最大呼気位から最大吸気努力を行う．
　PEmaxは最大吸気位から最大呼気努力を行う．
③努力は1.5秒間維持する．1秒間安定した圧を最大圧として用いる．
④計測は少なくとも3回繰り返し，再現性を確認する（差が20％以内のものを再現性ありとする）．最大のものを採用する．
※PImaxは最大呼気位，PEmaxは最大吸気位で最も高値をとるため，これらの肺気量での測定が用いられる．

MEMO

呼吸筋力の予測値

日本人におけるPImax，PEmaxの予測式

◎男性

PImax=45.0－0.74×年齢（歳）＋0.27×身長（cm）＋0.60×体重（kg）

PEmax＝25.1－0.37×年齢（歳）＋0.20×身長（cm）＋1.20×体重（kg）

◎女性

PImax=－1.5－0.41×年齢（歳）＋0.48×身長（cm）＋0.12×体重（kg）

PEmax＝－19.1－0.18×年齢（歳）＋0.43×身長（cm）＋0.56×体重（kg）

（鈴木正史，寺本信嗣，須藤英一ほか：最大吸気・呼気筋力の加齢変化．日胸疾会誌 1997；35：1305-11より）

- 正常値は報告によっても異なっており，健常者でもこの値を下回ることが多い．
- 一般的にはPImaxが－80cmH_2O以下の場合は，吸気筋力の低下は除外できる．
- 吸気筋麻痺のために－25cmH_2O以上になると，人工呼吸器による補助換気を要することが多い．
- 慢性呼吸器疾患をかかえる患者においては，－50cmH_2O以下であれば二酸化炭素は蓄積しないと予想される．

3-3 血液ガス分析

- 血液ガス分析では，血液中にある酸素や二酸化炭素を測ることができる（ガス交換の指標）.
- 同時に血液のpHやHCO_3^-なども測定できる（酸塩基平衡の指標）.
- 両者を同時に測ることで，呼吸と複雑に絡み合っている肺や心臓，腎臓，呼吸運動などから，異常となっている部位を探し出すことができる.
- 臓器の状態を把握できるため，診断にもきわめて有用である.
- 簡便かつ迅速にできる検査のため，経過の評価に力を発揮する.

血液ガス分析の目的と評価の手順

目的

- 呼吸状態の把握
  換気の指標
  拡散の指標
- 低酸素血症の原因の推定
- 低酸素血症の重症度の把握
- 酸素療法の適応の決定
- 人工呼吸の適応の指標
- 呼吸不全の時間経過の把握
- アシドーシスやアルカローシスのスクリーニング
- 組織破壊のスクリーニング　など，他多数

評価の手順

Step 1　低酸素症の有無をみる.
↓
Step 2　二酸化炭素（炭酸ガス）の変化をみる.
↓
Step 3　$A\text{-}aDO_2$の計算から低酸素の原因を探る.
↓
Step 4　pH(酸塩基平衡)を評価する.
↓
Step 5　HCO_3^-を評価する.

血液ガス分析でわかる項目とその正常値

直接測定されている項目	
pH	7.35～7.45
動脈血酸素分圧（PaO_2*1）	80 Torr以上
動脈血二酸化炭素分圧（$PaCO_2$*2）	35～45 Torr
計算で得ている項目	
重炭酸イオン濃度（HCO_3^-）	22～26 mEq/L
過剰塩基（BE）	−3～3 mEq/L
酸素飽和度（SaO_2）	95%以上（年齢によって異なる）

*1 PaO_2は年齢に伴い低下する．
*2 $PaCO_2$は年齢の影響を受けない．

PaO_2の正常値＝109−(0.43×年齢)

●PaO_2の年齢ごとの正常値

60歳未満ではほぼ85 Torr以上，それ以上の年齢でも70 Torr以上である．

年齢	PaO_2
20歳	100 Torr
30歳	96 Torr
40歳	92 Torr
50歳	87 Torr
60歳	83 Torr
70歳	79 Torr
80歳	74 Torr
90歳	70 Torr

血液ガス分析で用いる記号

血液ガス分析は，日本語より記号で記述されることが多い．一見わかりにくいように見えるが，これは単純な約束に則って表記されている．

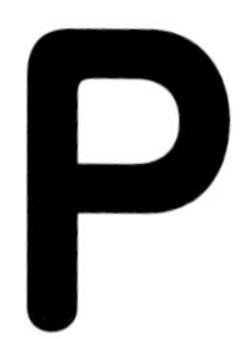

a O2

大文字で表す

P：分圧（partial pressure）
F：ガス濃度
（fractional concentration）
S：飽和度（saturation）
C：含量（content）

血液由来は小文字，ガス由来は大文字で表す

a：動脈血（arterial）
v：静脈血（venous）
v̄：混合静脈血（mixed venous）

A：肺胞気（alveolar）
I：吸気（inspiratory）
E：呼気（expiratory）

p：経皮（percutaneous
またはpulse oxymetry）

ガスの正式記号で表す

O_2：酸素
CO_2：二酸化炭素（炭酸ガス）
CO：一酸化炭素
N_2：窒素

記号は3つに分けられる．

① 1番目に測定したい項目を表記する．分圧であれば「P」と書く．
② 2番目に検体を表記する．
- 動脈血であれば「a」と書く．血液検体では小文字で，ガスの検体では大文字で表す．
- パルスオキシメータで測定する場合は「p」と表す．
- アルファベットの上にバー「-」が付いているものは平均という意味である．

③ 3番目は目的とするガスの種類を表記する．酸素は「O_2」と書く．

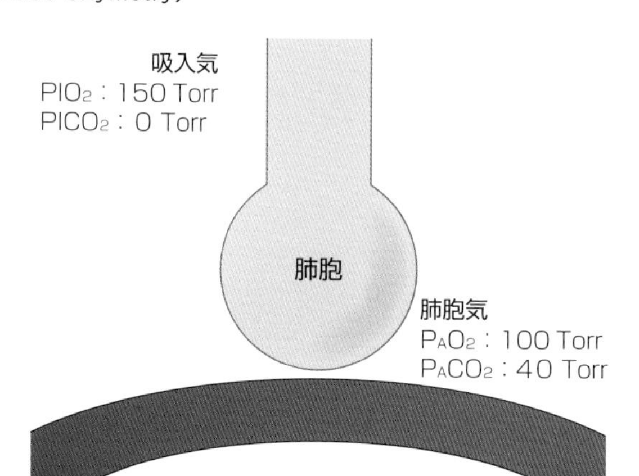

つまり，

P a O2
分圧　動脈血　酸素　となる

低酸素症の有無をみる

低酸素症（hypoxia）

- 低酸素症は生命維持にとって危険な状態である.
- 低酸素症は**酸素含量の低下**で引き起こされる.
- 低酸素症の多くは，組織への酸素供給が不足している．酸素供給は血中の酸素含量と心拍出量で決められる.

酸素含量

酸素含量（血中に含まれる酸素の量）は溶解酸素とヘモグロビン（Hb）と結合した酸素を合わせた量である.

溶解酸素

- 溶解酸素は動脈血酸素分圧（PaO_2）に比例して増加する.
- PaO_2 1 Torr当たり，0.0031 mL/dLとなる.
- ヘモグロビンと結合した酸素に比べるときわめて少ない.

ヘモグロビンと結合した酸素

- ヘモグロビンが酸素と結合している割合を**酸素飽和度（SaO_2）**という.
- 1gのヘモグロビンは1.34 mLの酸素と結合する.

$$\text{酸素含量 (mL/dL)} = \underbrace{0.0031 \times \mathbf{PaO_2}\ \text{(Torr)}}_{\text{溶解酸素}} + \underbrace{1.34 \times \text{Hb (g/dL)} \times \frac{\mathbf{SaO_2}\ (\%)}{100}}_{\text{ヘモグロビンと結合した酸素}}$$

酸素含量の計算例

Hb 15.0の人が，PaO_2が100 Torrのとき（SaO_2は98％）

酸素含量＝0.0031×100＋1.34×15×98/100
＝0.31+19.7
＝20.0 mg/dL

- 低酸素を評価するには，PaO_2とSaO_2を評価する.
- 臨床的には溶解酸素は非常に少量なので，SaO_2を維持することが重要となる.
- ヘモグロビンの影響も大きい（貧血には要注意）.

酸素解離曲線

●酸素飽和度と酸素分圧の関係

PaO_2とSaO_2には密接な関連があるが，直線的ではなく**S字状**になる．

PaO_2：動脈血中の酸素分圧
SaO_2：動脈血中のヘモグロビンが酸素と結合している割合

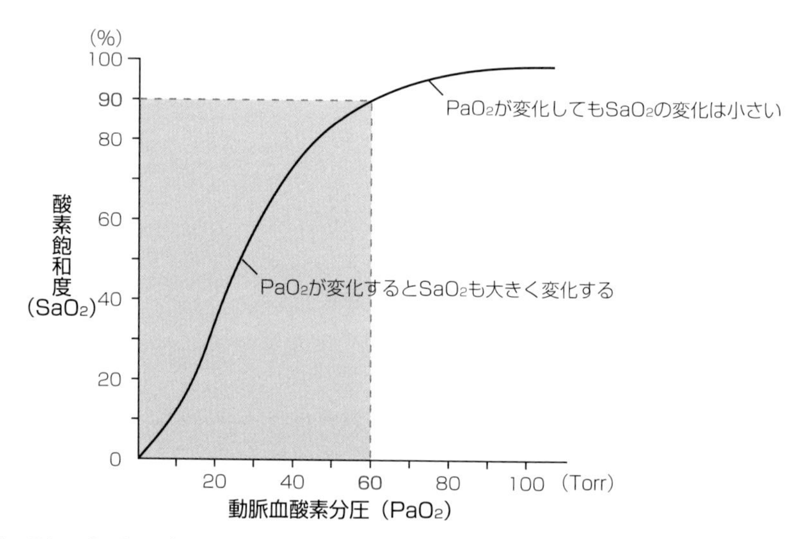

PaO_2が高い位置で低下しても，SaO_2は大きく変化しない．PaO_2が60 Torr以下で低下すると，SaO_2（および酸素含量）は大きく低下してくる．そのため，PaO_2が60 Torr以下になると酸素療法の適応と考えられる．

●酸素含量の計算例（PaO_2が前値より20 Torr低下した場合）

①Hb15.0の人で，PaO_2が100 Torr（SaO_2は98％）→PaO_2 80 Torr（SaO_2 95％）へ
　酸素含量は20.0 mg/dLから19.4 mg/dLへ（**わずか0.6 mg/dLの低下**）
②Hb15.0の人で，PaO_2が60 Torr（SaO_2は90％）→PaO_2 40 Torr（SaO_2 75％）へ
　酸素含量は18.3 mg/dLから15.3 mg/dLへ（**3.0 mg/dLもの低下**）

低酸素とその徴候

下記の数値は覚えておこう.
- 酸素含量が大きく低下しはじめる····> SaO_2 90%=PaO_2 60 Torr（**酸素療法の適応**）
- 臓器障害が強く現れる·····················> SaO_2 60%=PaO_2 30 Torr

低酸素血症とその症状

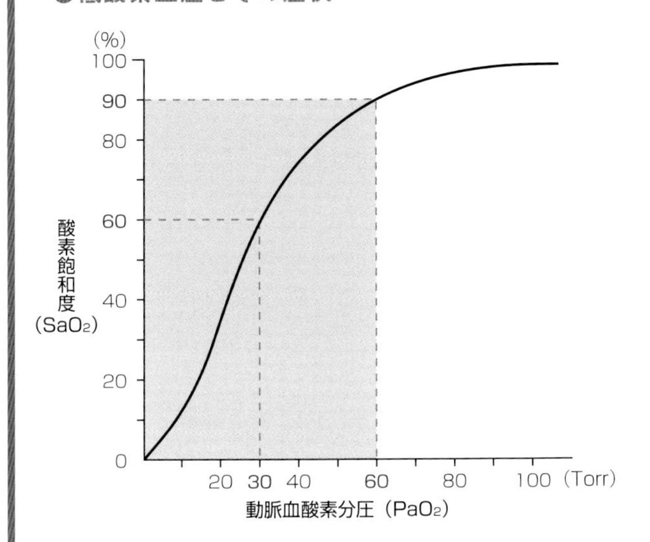

PaO_2	SaO_2	
10	13	死亡
20	35	臓器障害
30	**60**	意識障害
35	70	チアノーゼ
40	75	心筋の虚血性変化
50	85	
55	88	
60	**90**	酸素療法の適応
70	93	
80	95	
90	97	正常
100	98	

正常なガス交換

- 吸入気の酸素分圧は大気圧の約21％なので150 Torrである[*3]．肺胞に入ると二酸化炭素分圧により，酸素分圧は100 Torrとなる.
- 混合静脈血中のガスは，肺胞と同じ分圧になろうとしてガス交換（拡散）を行う．通常，分圧は同じになるが，拡散障害があればPaO_2はP_AO_2以下になる.
- CO_2は拡散がきわめて良好のため影響を受けない.

拡散

肺胞気のO_2分圧（100 Torr） → 混合静脈血O_2分圧（40 Torr）
肺胞気のCO_2分圧（40 Torr） ← 混合静脈血CO_2分圧（45 Torr）

CO_2の特性

- O_2に比べて，はるかに早く拡散する（約20倍)．そのため，間質の肥厚などでO_2の拡散障害が出現していてもCO_2は影響を受けない.
- 換気のみが，$PaCO_2$に影響を与えている
  →$PaCO_2$は換気の指標

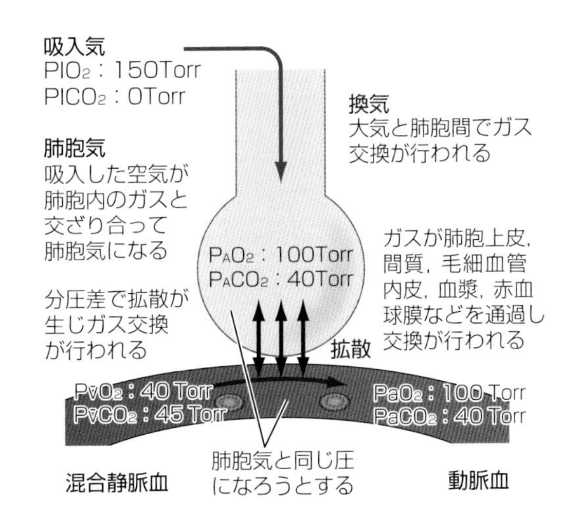

*3 酸素分圧＝（大気圧760Torr－飽和水蒸気圧47Torr）×酸素濃度21％≒150Torr

二酸化炭素（炭酸ガス）の変化をみる

二酸化炭素の評価

臨床的には$PaCO_2$は単純に換気の状態を表すと考えてよい．

$PaCO_2$値	血液の状態	換気
45 Torr以上	高二酸化炭素血症	肺胞低換気
35～45 Torr	正常	正常換気
35 Torr以下	低二酸化炭素血症	過換気

●急性期$PaCO_2$上昇による症状と所見

$PaCO_2$	症状
基礎値＋10 Torr	発汗，血圧の上昇，手のぬくもり
基礎値＋20 Torr	傾眠，羽ばたき振戦
基礎値＋30 Torr	昏睡，縮瞳
慢性期$PaCO_2$高値による症状	症状なし

A-aDO_2の計算から低酸素の原因を探る

A-aDO_2：肺胞－動脈血液ガス分圧較差の評価

- 肺胞と毛細血管の間では，酸素分圧が等しくなるように拡散が起こるが，実際には生理的な換気血流不均等やシャントにより較差が生じる．
- A-aDO_2とはそのような肺胞気と動脈血の酸素分圧の差のことである．
- その値は0（ゼロ）に近いほど理想的であるが，5～15程度までは正常範囲とする（高齢者ほど値は大きい）．
- この値が大きくなっている場合（開大）は，拡散に関与する肺胞か血流に問題が生じていることを意味する．

Alveolar-arterial oxygen difference
肺胞　動脈　酸素　較差

●$A\text{-}aDO_2$の計算式

低酸素血症を認めた場合は，必ず$A\text{-}aDO_2$を計算する．

$$A\text{-}aDO_2 = P_AO_2 - PaO_2$$

吸入気の酸素分圧PIO_2は，大気圧760 Torrでは
（760－47）×0.21＝150　となる（p.113参照）．

しかし，肺胞にはCO_2もあるので$P_AO_2 = 150 - \frac{PaCO_2}{0.8}$ となる．

よって，大気圧/室内気呼吸中であれば

$$A\text{-}aDO_2 = 150 - \frac{PaCO_2}{0.8} - PaO_2$$

で示される．

この計算は覚えておくと，**低酸素血症の鑑別診断**に非常に役立つ．

PaO_2低下の原因病態と$A\text{-}aDO_2$

- $A\text{-}aDO_2$の上昇がないものは，肺胞の酸素分圧が低下している．
- $A\text{-}aDO_2$が上昇しているものは，肺胞の酸素分圧は保たれていることが多い．血液への酸素の受け渡しの過程に問題がある．

原因	$A\text{-}aDO_2$上昇
呼吸性	
肺胞低換気	なし
拡散障害	あり
換気血流不均等肺	あり
肺性右左シャント	あり
非呼吸性	
吸入気の酸素分圧低下	なし
心臓性右左シャント	あり
混合静脈血酸素含量低値	あり

A-aDO_2が開大しない病態

●肺胞低換気

肺胞低換気では，肺胞内の酸素分圧が低下するため低酸素血症になる．しかし，肺胞と血流には異常がないのでA-aDO_2は開大しない．

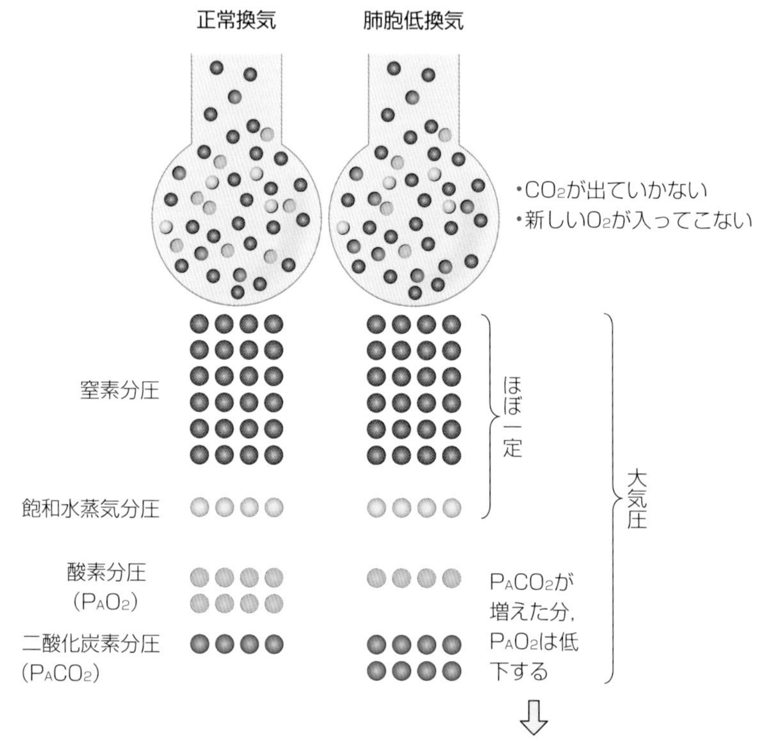

- 換気量が減少すると，$PaCO_2$は上昇する．$PaCO_2$とP_ACO_2はほぼ等しいため，P_ACO_2も上昇する．
- 肺胞気の圧の総和は大気圧で変わらないため，P_ACO_2が増えた分だけP_AO_2は低下する．
- 動脈血で測定した場合は，$PaCO_2$が8 Torr増えたときに，PaO_2は10 Torr低下する（呼吸商）．

A-aDO_2が開大する病態

拡散障害

- O_2が十分に肺胞まで届いていても，拡散障害があるとO_2をもらえない血流が増えるためPaO_2が低下する．
- CO_2は拡散がきわめてよいため増加しない（低酸素による過換気のためむしろ低下する）．

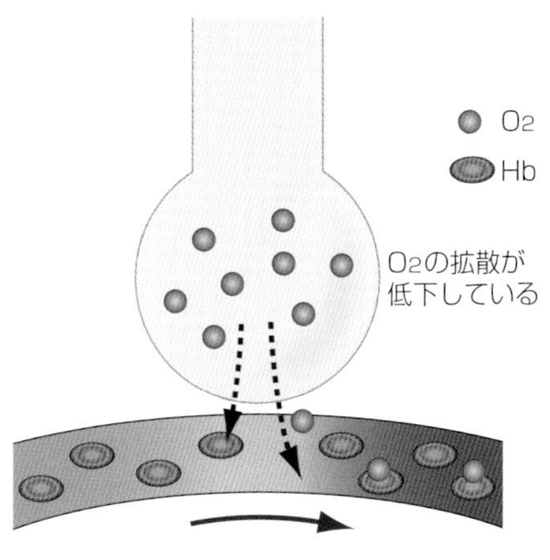

拡散障害をきたす疾患

- 間質性肺炎
- COPD
- 肺水腫
- ARDS　　など

左右シャント

- シャントがあると，静脈血が酸素化されずに動脈へ流入する．そのため，混合した動脈血ではPaO_2は低下する．
- シャント血流部では$PaCO_2$が上昇しても，低酸素により過換気にもなるため，肺全体では$PaCO_2$は低下する．

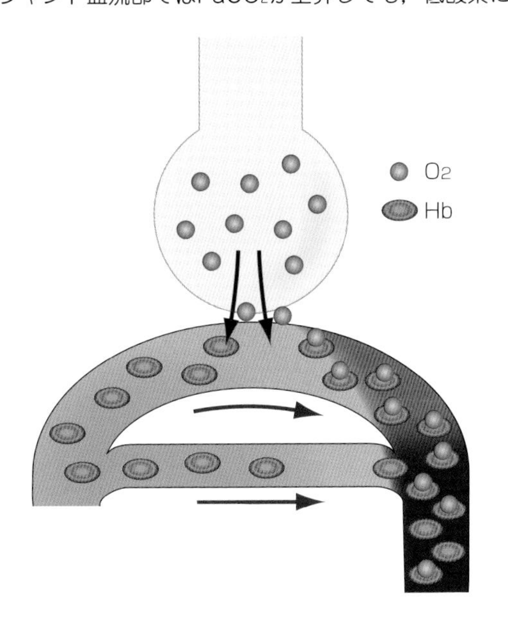

シャントをきたす疾患

- 肺動静脈瘻
- 心臓奇形

●換気血流不均等

換気の低下

病変部で換気が低下するため，その部分を還流する血流の酸素化は低下する．その血流が動脈へ流れ込むため，PaO_2は低下する．

血流の減少

病変部で血流が減少するため，その部分の肺胞では酸素の受け渡しはなくなる．病変部で流れることができなかった血流は正常部へと流れ込む．しかし，それに見合った換気はないため，増えた血流のなかには酸素化されないものが出てくる．そのため，PaO_2は低下する．

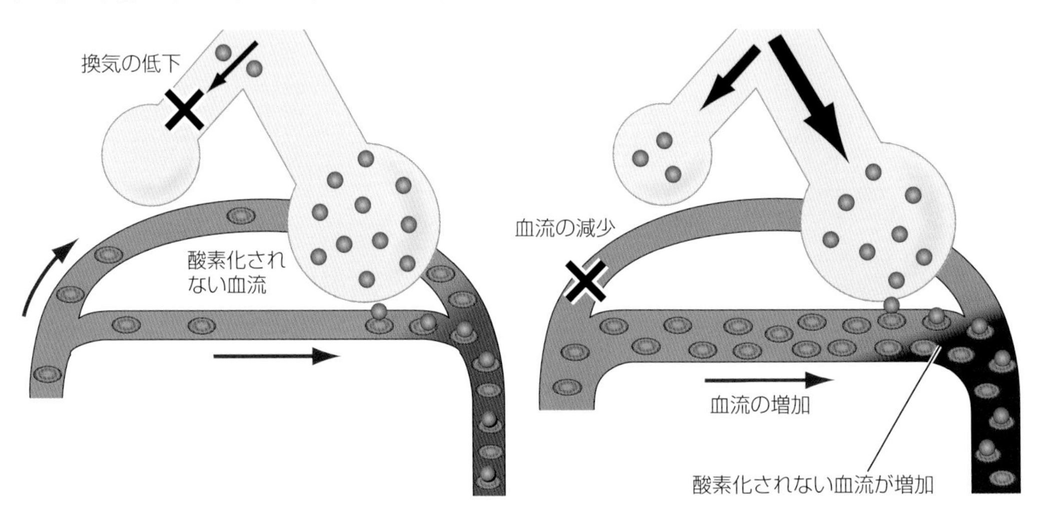

換気＜血流をきたす疾患

- 間質性肺炎
- 肺水腫
- ARDS
- 無気肺　など

換気＞血流をきたす疾患

- COPD
- 肺塞栓症　など

pH（酸塩基平衡），HCO_3^-を評価する

酸塩基平衡（pH）

- 動脈血のpHの正常値は**7.35～7.45**である．
- 7.35以下を**アシデミア（酸血症）**，7.45以上を**アルカレミア（アルカリ血症）**という．
- pHは$PaCO_2$とHCO_3^-のバランスで決まる．
- CO_2は呼吸（換気）で，HCO_3^-は腎で調節している．

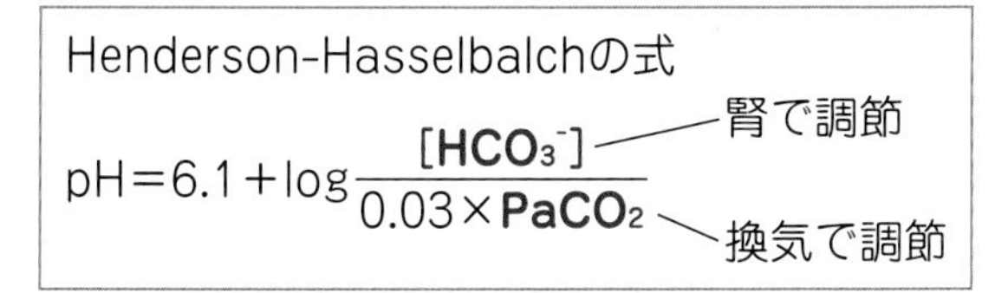

Henderson-Hasselbalchの式

$$pH = 6.1 + \log \frac{[HCO_3^-]}{0.03 \times PaCO_2}$$

$[HCO_3^-]$ ― 腎で調節

$0.03 \times PaCO_2$ ― 換気で調節

アルカローシス ⇒ pHを上げる方向の変化

- HCO_3^-が増える
- CO_2が減る

アシドーシス ⇒ pHを下げる方向の変化

- HCO_3^-が減る
- CO_2が増える

酸塩基平衡が正常につり合っている状態

CO_2は酸として，HCO_3^-は塩基として作用する．正常の状態では，$PaCO_2$と［HCO_3^-］は以下のように調節されている．そのときのpHが7.4である．

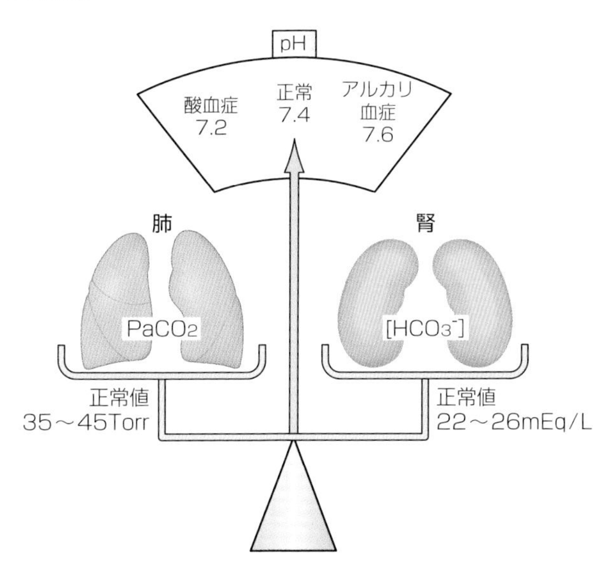

呼吸性アシドーシスと呼吸性アルカローシス

- 呼吸性のアシドーシス，アルカローシスは，$PaCO_2$の過剰と低下によって決まる．
- $PaCO_2$が上昇すると酸性に，低下するとアルカリ性に傾く．
- $PaCO_2$を調節しているものは換気である．

呼吸性アシドーシス	$PaCO_2$の上昇＝低換気
呼吸性アルカローシス	$PaCO_2$の低下＝過換気

呼吸性アシドーシス

肺胞低換気により$PaCO_2$の上昇をもたらす疾患で生じる．

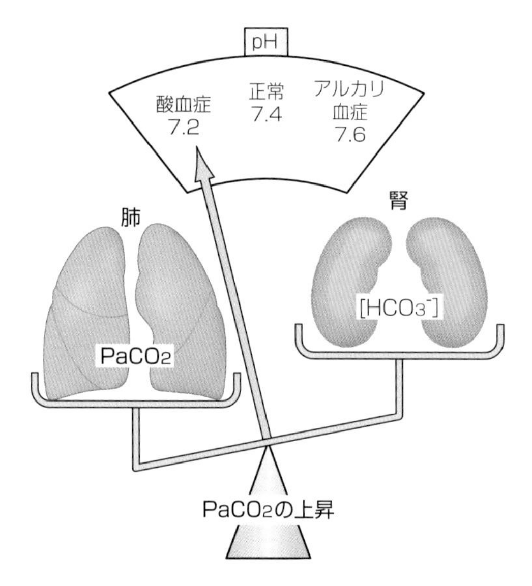

代表疾患

- 呼吸器疾患：COPD，肺結核後遺症，気管支喘息などによる低換気
- 神経・筋疾患：重症筋無力症，筋ジストロフィ，ALSなどによる低換気
- 薬剤：睡眠薬，麻酔薬などによる低換気　など

呼吸性アルカローシス

- 過換気により$PaCO_2$の低下をもたらす疾患で生じる．

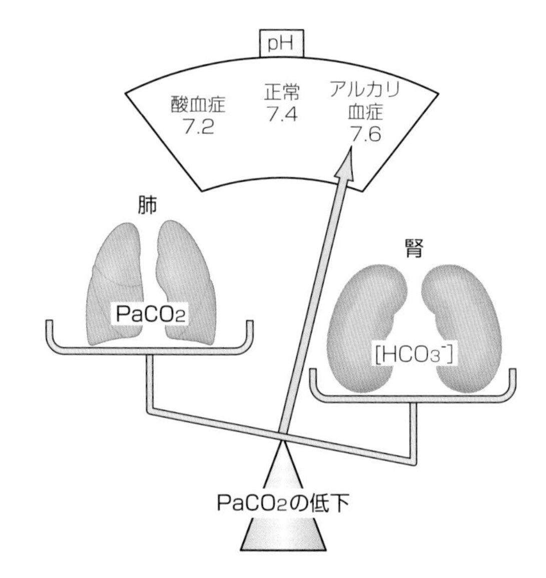

代表疾患

- 呼吸器疾患：肺炎，間質性肺炎，肺塞栓症などに伴う低酸素血症による過換気
- 神経・筋疾患：脳炎，髄膜炎などによる過換気
- 薬剤：サリチル酸中毒，アミノフィリンなどによる過換気
- 心因性：ヒステリー，過換気症候群　など

代謝性アシドーシスと代謝性アルカローシス

- 代謝性のアシドーシス，アルカローシスは［HCO_3^-］の過剰と低下によって決まる．
- ［HCO_3^-］が低下すると酸性に，増加するとアルカリ性に傾く．
- ［HCO_3^-］を調節しているのは腎であるが，体内の不揮発性の酸の蓄積や排泄の低下，HCO_3^-の再吸収低下や投与過剰，電解質の異常など，原因は多様である．

代謝性アシドーシス	［HCO_3^-］の低下
代謝性アルカローシス	［HCO_3^-］の増加

代謝性アシドーシス

- 何らかの原因により［HCO_3^-］が低下する疾患で生じる．

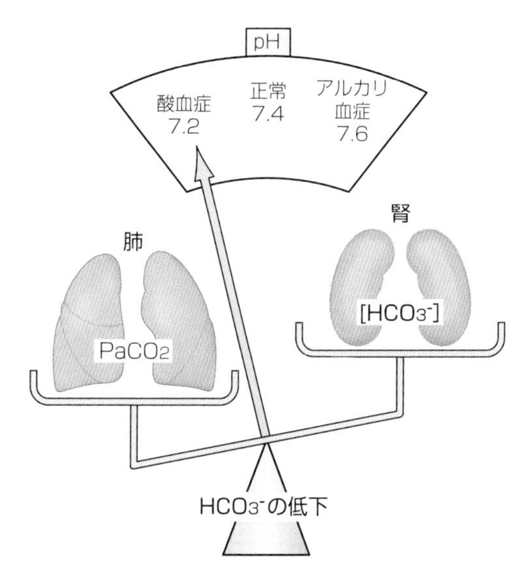

代表疾患

- 過剰な［H^+］の蓄積：乳酸アシドーシス，糖尿病性ケトアシドーシス，サリチル酸中毒
- ［HCO_3^-］の喪失：下痢，尿細管性アシドーシス　など

代謝性アルカローシス

- 何らかの原因により［HCO_3^-］が増加する疾患で生じる．

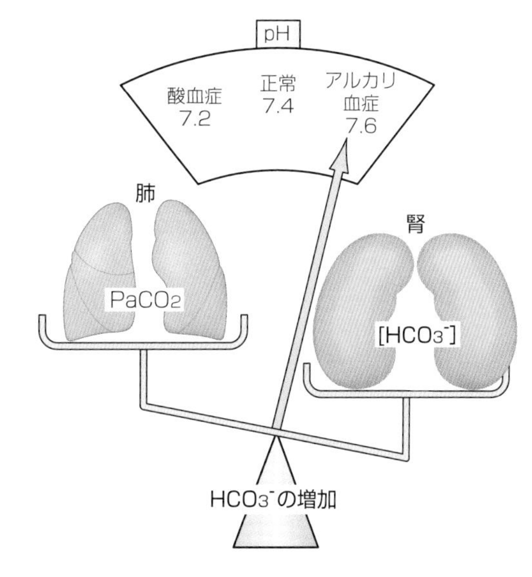

代表疾患

- ［H^+］の喪失：嘔吐
- 塩基の投与：重曹の投与
- 電解質異常：利尿薬やステロイドによる　など

3-3

代償

- 生体はpHをできるだけ一定に保とうとする．
- はじめに生じたアシドーシス（アルカローシス）に対して，それを補うような変化を**代償**という．
- 呼吸性の異常に対しては**代謝性**，代謝性の異常に対しては**呼吸性**に代償する．
- 呼吸性の代償は数時間でできるが，代謝性の代償には1～2日かかる．

●呼吸性アシドーシス

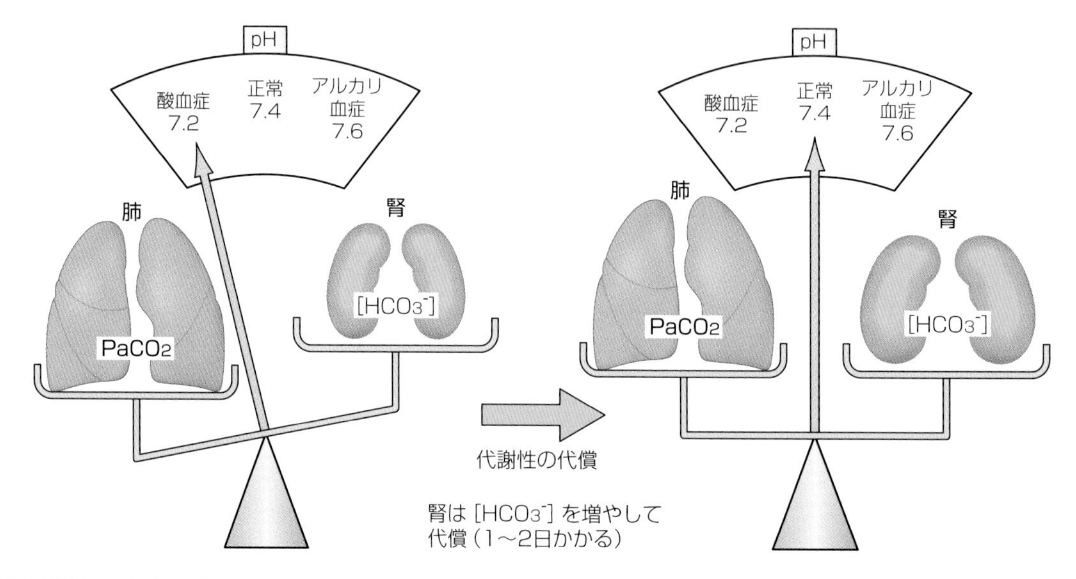

●代謝性アシドーシス

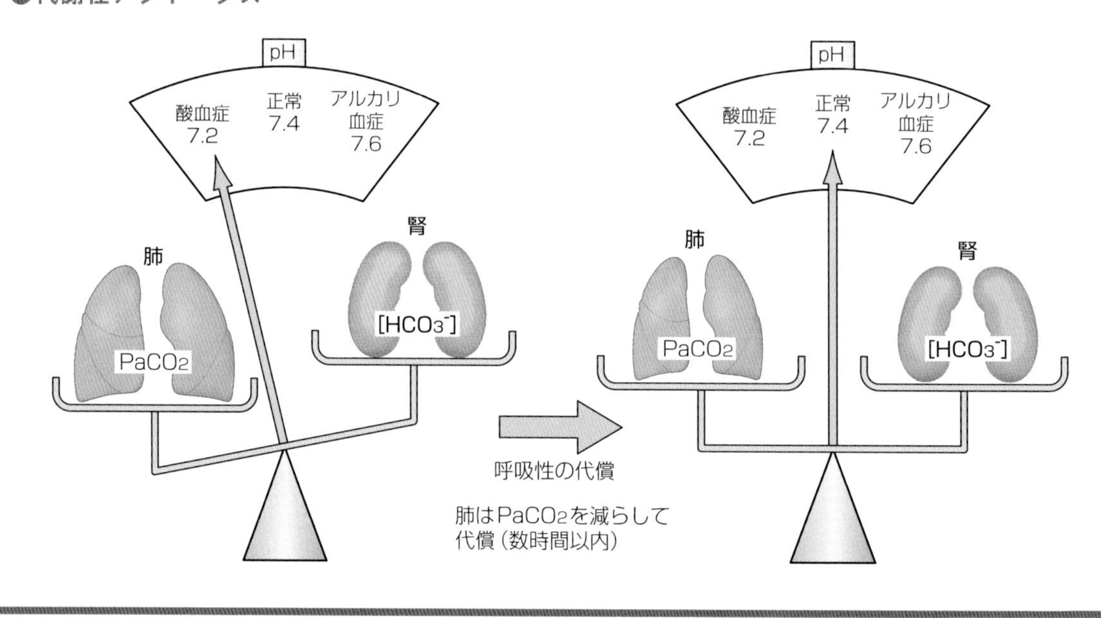

酸塩基平衡障害の診断法

	pH	$PaCO_2$	HCO_3^-	BE
呼吸性アシドーシス	↓	**↑**	↑	－（↑）
呼吸性アルカローシス	↑	**↓**	↓	－（↓）
代謝性アシドーシス	↓	－（↓）	**↓**	**↓**
代謝性アルカローシス	↑	－（↑）	**↑**	**↑**

太い矢印は一次性変化を示す．細い矢印は代償機転で変わりうる．

（吉矢生人：血液ガス検査とその解釈．三学会合同呼吸療法士委員会編：呼吸療法テキスト．克誠堂出版；1992．p.55-64より）

Column　慢性呼吸不全患者の急性増悪の予防

急性増悪の予防には安定期の予防が大切であり，気道の清浄化や運動耐容能の向上を目的とした呼吸リハビリテーションが有効となる．

日常生活での感染予防の指導としては，以下のとおりである．

① うがい，手洗いを励行する．
② 部屋の換気と掃除，乾燥を防ぐ．
③ 急激な温度の変化を避ける．
④ 受動喫煙，自動車の排ガスなどから避難する．
⑤ 人混みを避け，感冒に罹患している人には近寄らない．
⑥ マスクを着用する．

3-3

血液ガス分析の評価のまとめ

血液ガス分析の評価項目	結果の解釈
低酸素症の有無をみる	低酸素であれば原因疾患が存在する
二酸化炭素（炭酸ガス）の変化をみる	上昇していれば換気障害あり
A-aDO2の計算から低酸素の原因を探る	開大していればガス交換障害あり
pH（酸塩基平衡）を評価する	呼吸性か？　代償性か？
HCO_3^-を評価する	急性期か？ 代償された慢性期か？

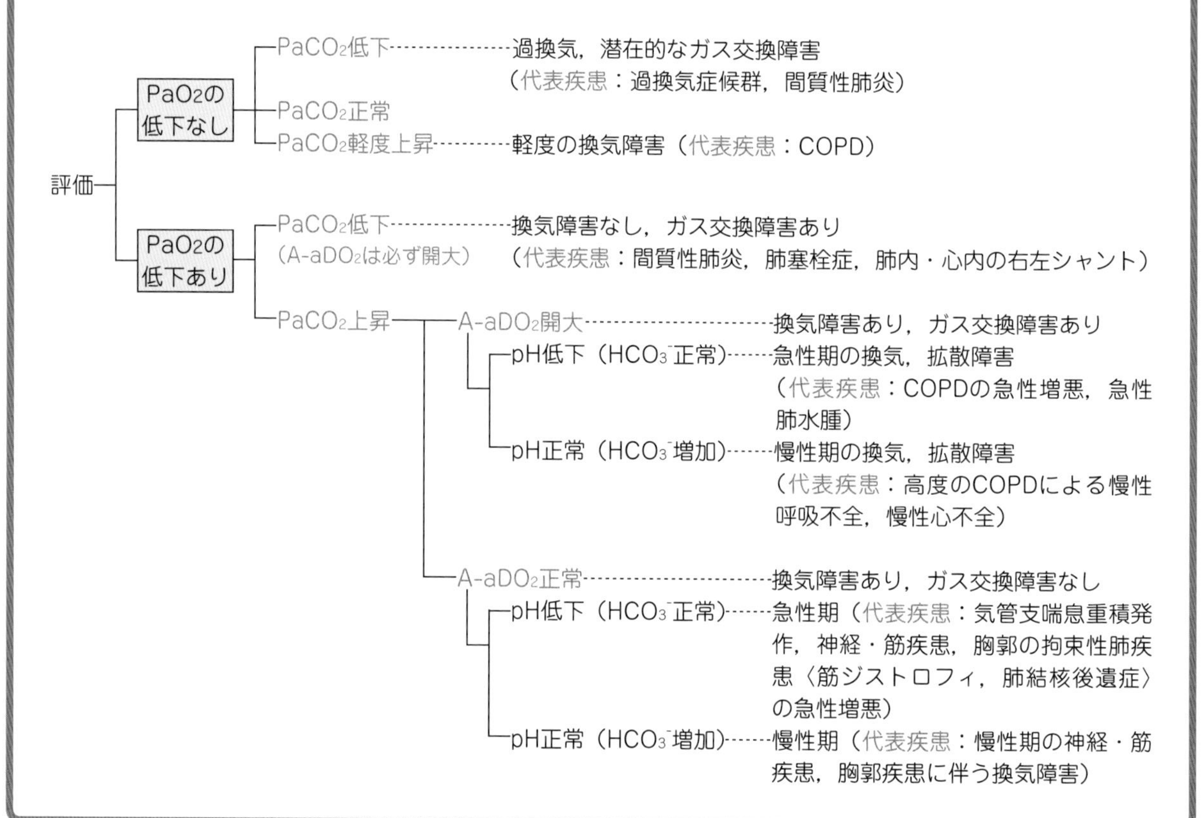

4

代表疾患のフィジカルアセスメント

4-1 慢性閉塞性肺疾患 COPD

- 中年期以降に発症し緩除に進行する疾患で，多くは喫煙が関与している．
- 気流制限は可逆性に乏しく，労作性呼吸困難と持続する咳嗽・喀痰を生じやすい．そのため，全身の消耗が強いことが多く，体重減少をきたすことも少なくない．
- 進行例では慢性呼吸不全となる．

注意！ 細菌やウイルスなどの感染や，右心不全などが急性増悪を引き起こす．

身体所見

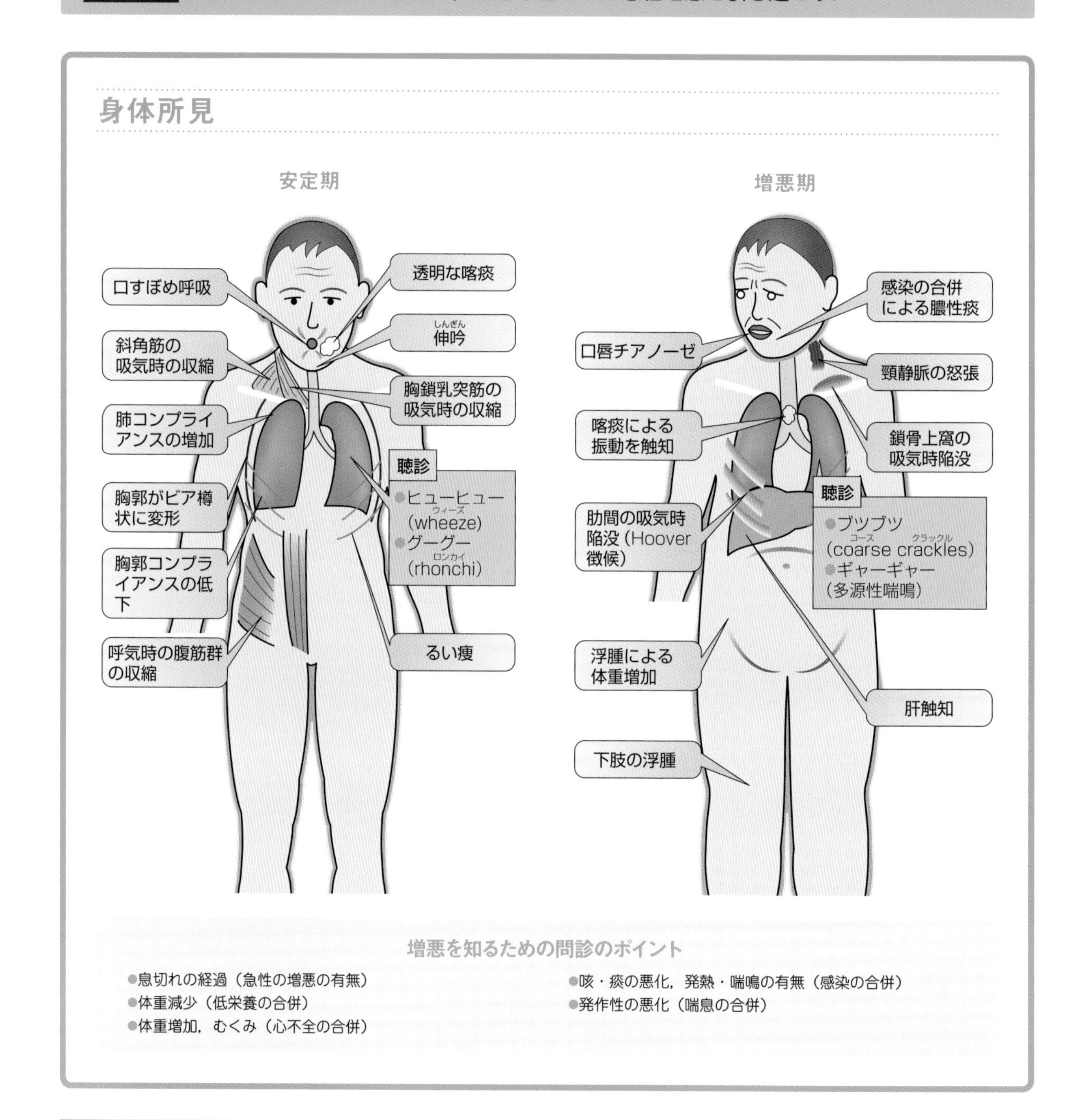

増悪を知るための問診のポイント

- 息切れの経過（急性の増悪の有無）
- 体重減少（低栄養の合併）
- 体重増加，むくみ（心不全の合併）
- 咳・痰の悪化，発熱・喘鳴の有無（感染の合併）
- 発作性の悪化（喘息の合併）

検査

- **胸部X線・CT**：胸郭の変形や肺の過膨張の評価.
- **血液ガス分析**：低酸素血症の程度，高二酸化炭素血症の有無，アシドーシスの有無.
- **呼吸機能検査**：閉塞性障害の診断，重症度の判定．% FEV_1≧80%は軽度，80%＞% FEV_1≧50%は中等度，50%＞% FEV_1≧30%は高度，30%＞% FEV_1はきわめて高度の気流閉塞と分類.
- **心電図・心エコー（心臓超音波検査）**：右心不全の有無.
- **血液・生化学検査**：炎症，脱水，うっ血肝，低栄養などの有無.
- **喀痰検査**：感染の有無.

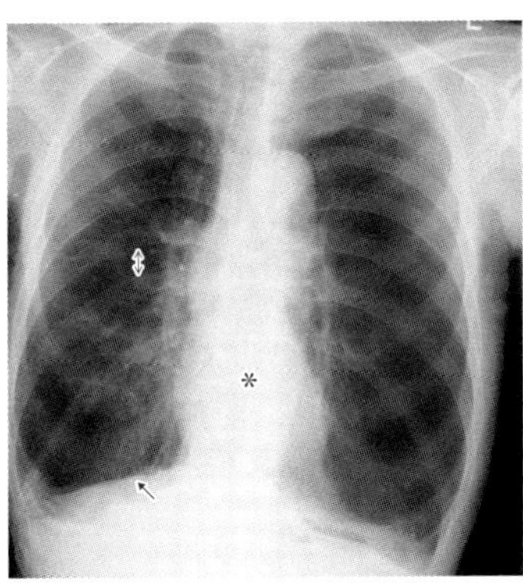

胸部X線
両肺の気腫化に伴い，肺の透過性が亢進している．肋間の開大（↕）と，横隔膜の平低化（→），滴状心（＊）も認める.

胸部CT
両肺に小葉中心性肺気腫が存在し，それらが融合した像を認める．右胸膜直下にブラを認める（→）.

治療

症状やQOLの改善，運動耐容能の向上，増悪や全身合併症の予防を行う.

- **安定時の治療**
  1. 禁煙指導：禁煙外来での薬物治療
  2. 栄養指導
  3. 感染予防：インフルエンザワクチン，肺炎球菌ワクチンなどの接種.
  4. 薬物療法：気管支拡張薬として，長時間作用型抗コリン薬，長時間作用型β_2刺激薬．喘息合併例では吸入ステロイド薬を併用．合剤はアドヒアランス向上に効果的.
  ※ 喀痰調整薬，感染を繰り返す場合はマクロライド系抗菌薬も併用.
  5. 呼吸リハビリテーション
  6. 在宅酸素療法，換気サポート（NPPV：非侵襲的陽圧換気療法）
- **増悪時の治療**
  1. 気管支拡張薬の吸入が第一選択
  2. 感染による増悪が多く，抗菌薬，副腎皮質ステロイド薬などを使用.

*1 CO_2ナルコーシス：肺胞低換気によりCO_2が蓄積し，意識障害などをきたす状態．COPDでは急性増悪時をはじめ，睡眠薬，鎮静薬，O_2の過剰投与などを契機として出現する.

看護のポイント

- **喀痰と呼吸困難が増悪した場合**
  感染症の合併や喀痰喀出困難，無気肺を考慮してケアを行う.
  1. 発熱と呼吸状態の確認をする（呼吸数，奇異呼吸や咳嗽，喀痰，呼吸補助筋使用の有無）.
  2. 低酸素血症の有無を評価する（チアノーゼ，SpO_2）.
  3. 聴打診で左右差とラ音を聴く：喀痰の貯留している部位を探る（片側の鼓音の場合は気胸も鑑別！）
  4. 体位の工夫と排痰・喀痰の吸引を行う.
  5. 酸素投与が必要な場合は，低濃度から行う.
- **短期間での体重増加や頸静脈怒張，下肢の浮腫，肝触知がみられる場合**
  右心不全の合併を考慮してケアを行う.
  1. 低酸素血症の有無を評価する.
  2. 安静の保持：心負荷を回避する.
  3. 坐位にするなど体位を工夫する：呼吸困難の軽減を図る.
- **意識障害や手のぬくもりなどがみられる場合**
  CO_2ナルコーシス*1を考慮してケアを行う.
  1. 呼吸・循環状態を確認する.
  2. すみやかに主治医に連絡する.

4-2 気管支喘息

- 気管支のアレルギー性の炎症で気道過敏性の亢進と可逆性のある気道閉塞が特徴である.
- アレルゲンの曝露や気道感染，ストレス，運動などの刺激で発作を繰り返す.
- 気管支平滑筋の収縮，気管支粘膜の浮腫，気道分泌の亢進が引き起こされる.
- 症状は，繰り返す喘鳴と呼吸困難で夜間から早朝に多くみられる．咳嗽，喀痰も頻発する．これらが発作性に起こる.

身体所見

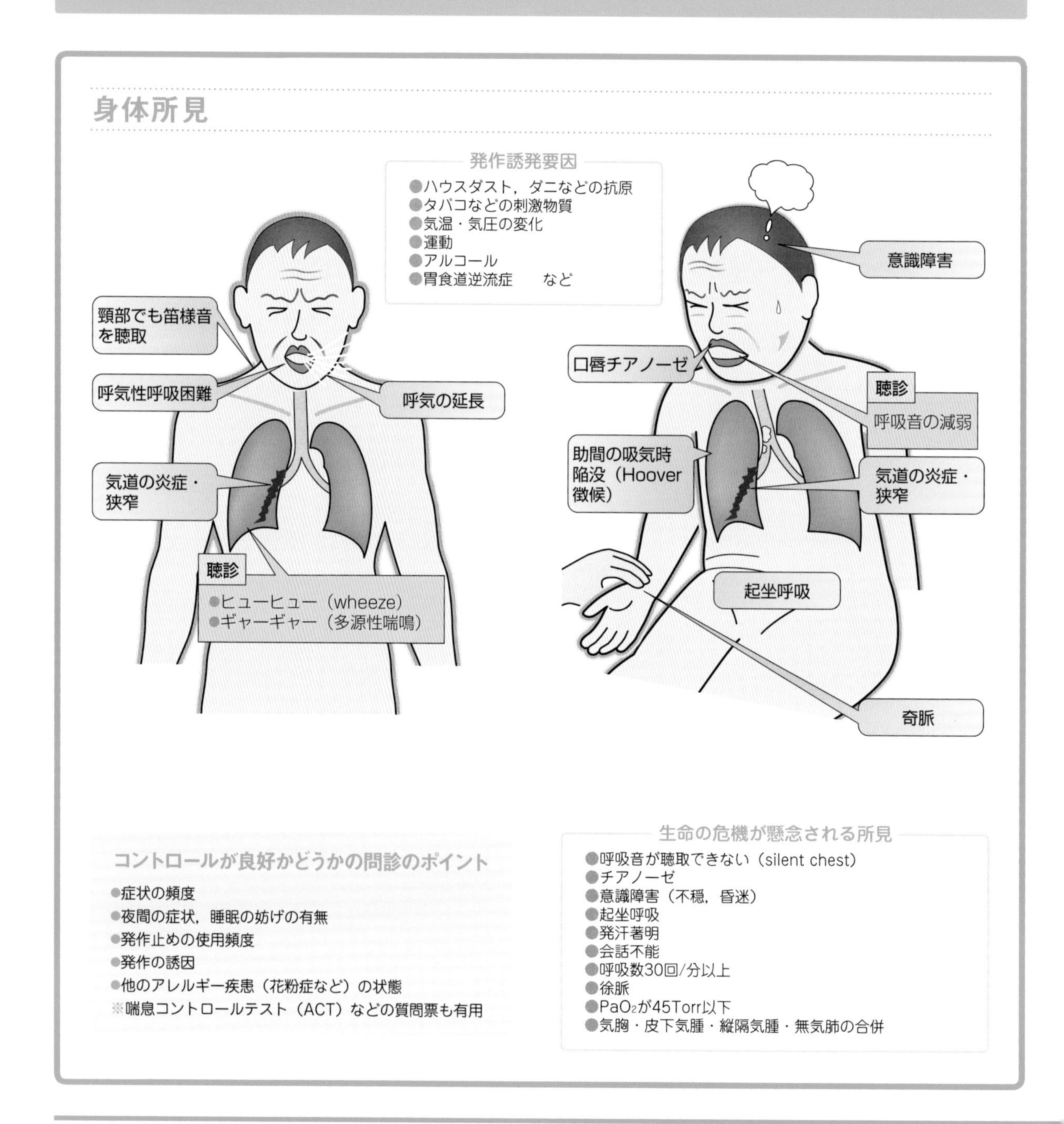

検査

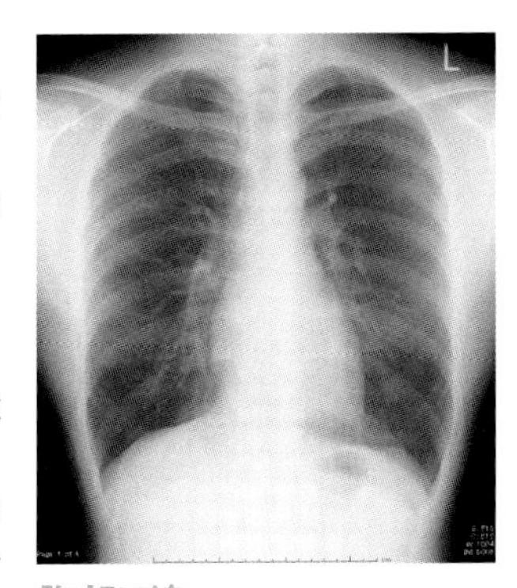

胸部X線
おおむね正常範囲，発作時には過膨張となる．

- **血液検査**：アトピー型では好酸球や総IgE*1が増加．
- **喀痰検査**：気道上皮細胞や好酸球が増加する（好酸球由来のCurschmann（クルシュマン）らせん体やCharcot-Leyden（シャルコー・ライデン）結晶）．
- **アレルゲン検査**：皮膚スクラッチテスト陽性，皮内テスト陽性．抗原特異的なIgE高値．
- **気道過敏性試験**：陽性．
- **呼気ガス分析**：呼気一酸化窒素濃度（FE_{NO}）＞35ppb以上となる．
- **血液ガス分析**：初期は$PaCO_2$低下，PaO_2低下（過換気による）．重症例では$PaCO_2$上昇，PaO_2低下（肺胞低換気による）．
- **呼吸機能検査**：可逆的な閉塞性障害（慢性になってくるとリモデリング*2により可逆性が乏しくなる）．気道可逆性では，β_2刺激薬（メプチン®，サルタノール®など）吸入により1秒量が吸入前に比べ15％もしくは200mL増加した場合を可逆性ありとする．

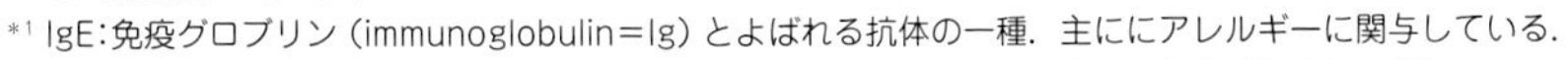

*1 IgE：免疫グロブリン（immunoglobulin＝Ig）とよばれる抗体の一種．主ににアレルギーに関与している．
*2 リモデリング：慢性的な気管支の炎症によって気道壁が厚くなり，気管支の内腔が狭くなる現象．

治療

- **安定時：重症度に合わせた薬物療法**
  発作が不安定な場合は，段階的にステップアップ．3か月以上症状が落ち着いていれば，ステップダウン．

① 吸入ステロイド薬が中心．重症度に応じて用量を増減．
② 重症度に応じ，1～数種類の薬剤を併用（長時間作用型β_2刺激薬，長時間作用型抗コリン薬，ロイコトリエン拮抗薬，テオフィリン徐放剤）．
③ 重症喘息ではフェノタイプを考慮して，抗IgE抗体，抗IL-5抗体，抗IL-5受容体α抗体，抗IL-4受容体α抗体，抗TSLP抗体，気管支熱形成術*3，経口ステロイド薬などを併用．

- **発作時：薬物療法**

① 小発作では速効性の吸入β_2刺激薬を使用．
② 中等症以上であれば，酸素療法でSpO_2＞95％を維持しつつ，β_2刺激薬の反復吸入および副腎皮質ステロイド薬の全身投与．

*3 気管支熱形成術：気管支サーモプラスティ療法．気管支鏡を用いた熱焼灼により，肥厚した気道平滑筋の量を減少させて気道収縮を軽減させる．

看護のポイント

- **非発作時**

① 増悪因子を除去する．
② 生活環境の整備と患者教育を行い，呼吸リハビリテーションを導入する．
③ 喘息日誌をつけてもらう．
④ ピークフローで日常の気道狭窄を評価してもらう．
⑤ 喘息を悪化させる可能性のある薬剤（消炎鎮痛薬）を自己判断で使用させない．
⑥ ストレスや不安が増悪因子となるため，精神面でのサポートも重要である．

- **発作時**

① 意識状態，起坐呼吸の有無を評価する．PaO_2低下や$PaCO_2$上昇による意識レベル低下に注意する．
② 酸素飽和度（SpO_2），脈拍数，血圧の評価をすることで，悪化の徴候を察知する．
③ 最重症では呼吸音，ラ音とも低下する．

MEMO

生活指導のポイント

- 規則正しい生活を送る．
- いつも清潔にする．
- 十分に換気する．
- 暴飲暴食をしない．
- 禁煙．
- アルコールは控えめにする．
- 過労・ストレスは避ける．
- 室内でペットを飼うのはやめる．
- 運動は無理せず自分のペースで行う．

4-3 肺結核後遺症

- 胸郭を形成する骨の変形や胸郭可動性の低下などにより，換気量が低下するのが特徴である．
- 胸郭形成術や肺切除による肺容量の減少，広範な胸膜の癒着や石灰化，慢性膿胸などが原因である．
- 労作時の強い息切れを自覚する．慢性に$PaCO_2$上昇を伴うことが多い．
- 低酸素血症に伴う肺血管の攣縮のため，肺性心＊1の合併が多い．

身体所見

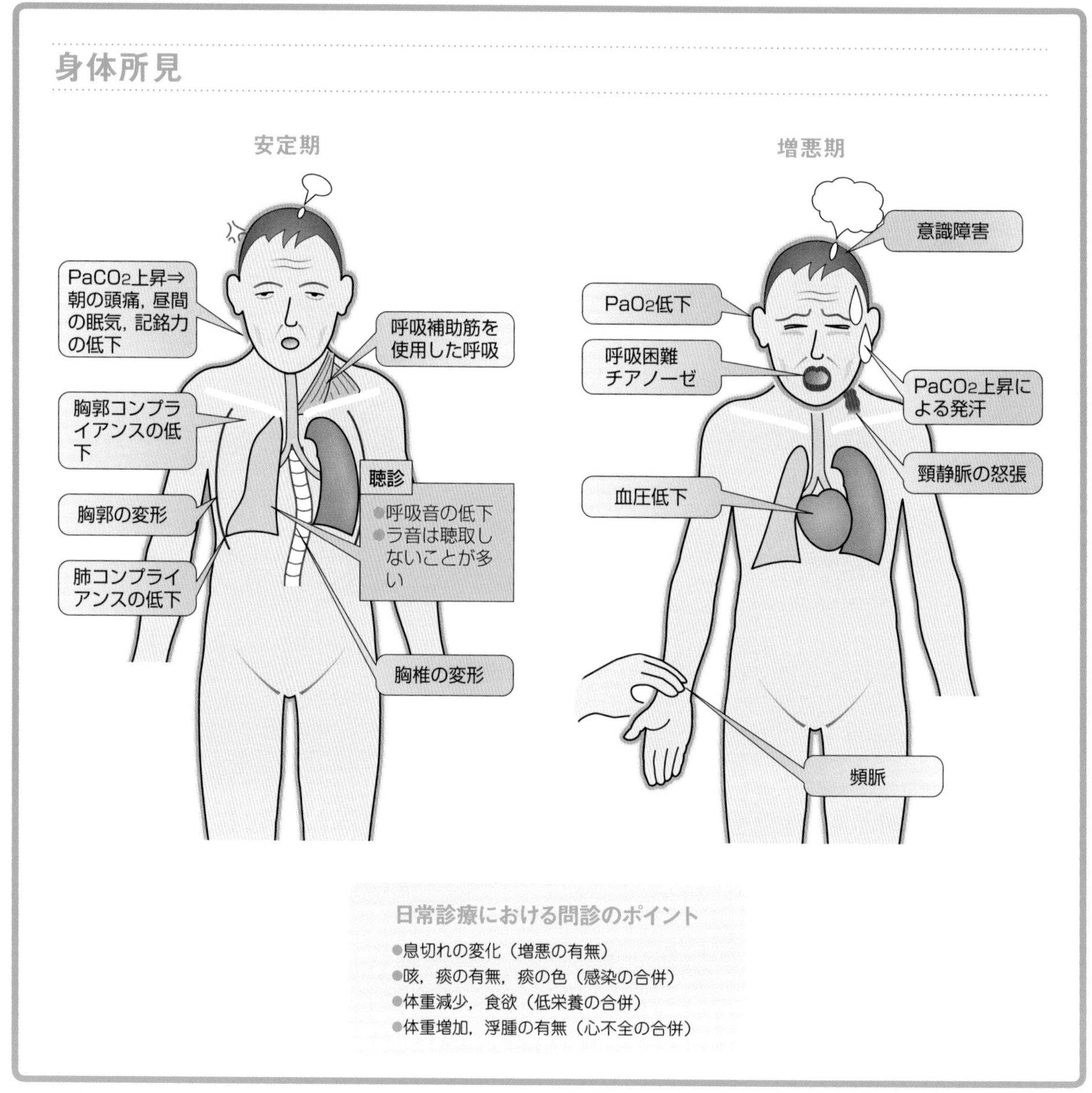

日常診療における問診のポイント

- 息切れの変化（増悪の有無）
- 咳，痰の有無，痰の色（感染の合併）
- 体重減少，食欲（低栄養の合併）
- 体重増加，浮腫の有無（心不全の合併）

＊1 肺性心：肺の障害による右心負荷，右心不全のこと．原因は，低酸素血症やアシドーシスによる肺血管の収縮，肺血管の閉塞または破壊による肺高血圧である．四肢・顔面の浮腫や頸静脈怒張をきたす．

検査

●**血液検査**：低栄養．活動性の炎症などがなければ通常は目立った異常を認めない．右心不全の合併があればBNP*2高値．
●**喀痰検査**：通常は目立たない．
●**血液ガス分析**：PaO_2の低下．$PaCO_2$は上昇することが多い．慢性的な$PaCO_2$上昇は代謝性に代償されるため，pHは正常．
●**呼吸機能検査**：肺活量の減少（拘束性換気障害），1秒率は通常低下しない．残存肺のダメージがなければ，$A\text{-}aDO_2$も低下しない．

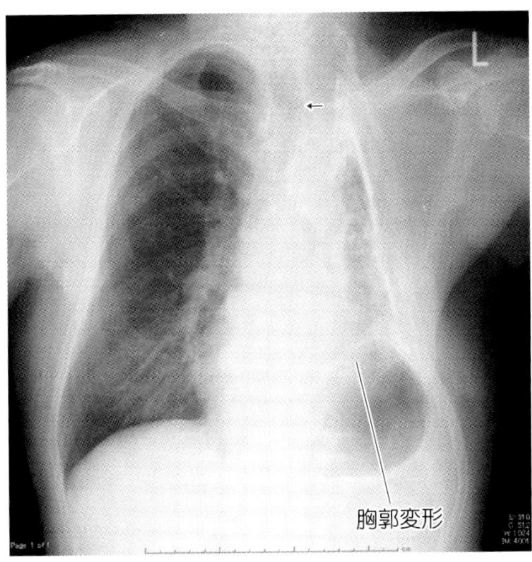

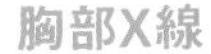

胸部X線
上葉やS^6など肺上部の含気量の低下や肺の収縮がある．肺門は頭側に挙上され，気管は蛇行する（→）．下肺野は代償性に過膨張する．陳旧性の胸膜炎もあれば，癒着による肋骨横隔膜角の鈍化と胸膜の石灰化を伴う．

治療

●**酸素療法**：酸素投与やNPPVで酸素化および換気を補助する．
●**薬物療法**：有効な薬物治療はないが，合併する肺性心*3，右心不全に対し，利尿薬やACE（アンジオテンシン変換酵素）阻害薬，アンジオテンシンII受容体拮抗薬を投与する．
●**呼吸リハビリテーション**
●**栄養指導**

*2 BNP：脳性ナトリウム利尿ペプチド．心臓から分泌されるホルモンで，その血中濃度は左心室の負荷などと相関する．
*3 肺性心：肺へ血液を送り出す右心室に負担がかかり，右心室が拡大し右心不全なった状態．肺の病気が原因で心臓に異常が起きたもの．

看護のポイント

●**経過観察時**
① SpO_2を評価する．安静時にSpO_2の低下がなくても，体動時に低下することがある．
② 喀痰の自力喀出が困難な場合があるため，聴診などで無気肺や気道感染の合併を早期に発見できるようにする．
③ 感染を契機に急性増悪をきたすことが多いため，感染の予防を指導する．
●**治療時**
① NPPVの適応例では，NPPVにより呼吸筋を休ませ，呼吸筋の機能回復を図る．
② 在宅酸素やNPPVの頻度が高いため，家族や生活環境にも配慮する．

4-4 間質性肺炎

- 肺胞壁など間質の炎症を主とする疾患．炎症の結果，間質に線維化病変が形成される．
- 原因は，薬剤性，膠原病，肉芽腫性疾患，放射線被曝，感染症などだが，実際は原因不明の特発性間質性肺炎が多い．
- 労作時を中心に強い息切れと低酸素血症を認める．
- 肺線維症の多くは進行性で予後はよくない．

身体所見

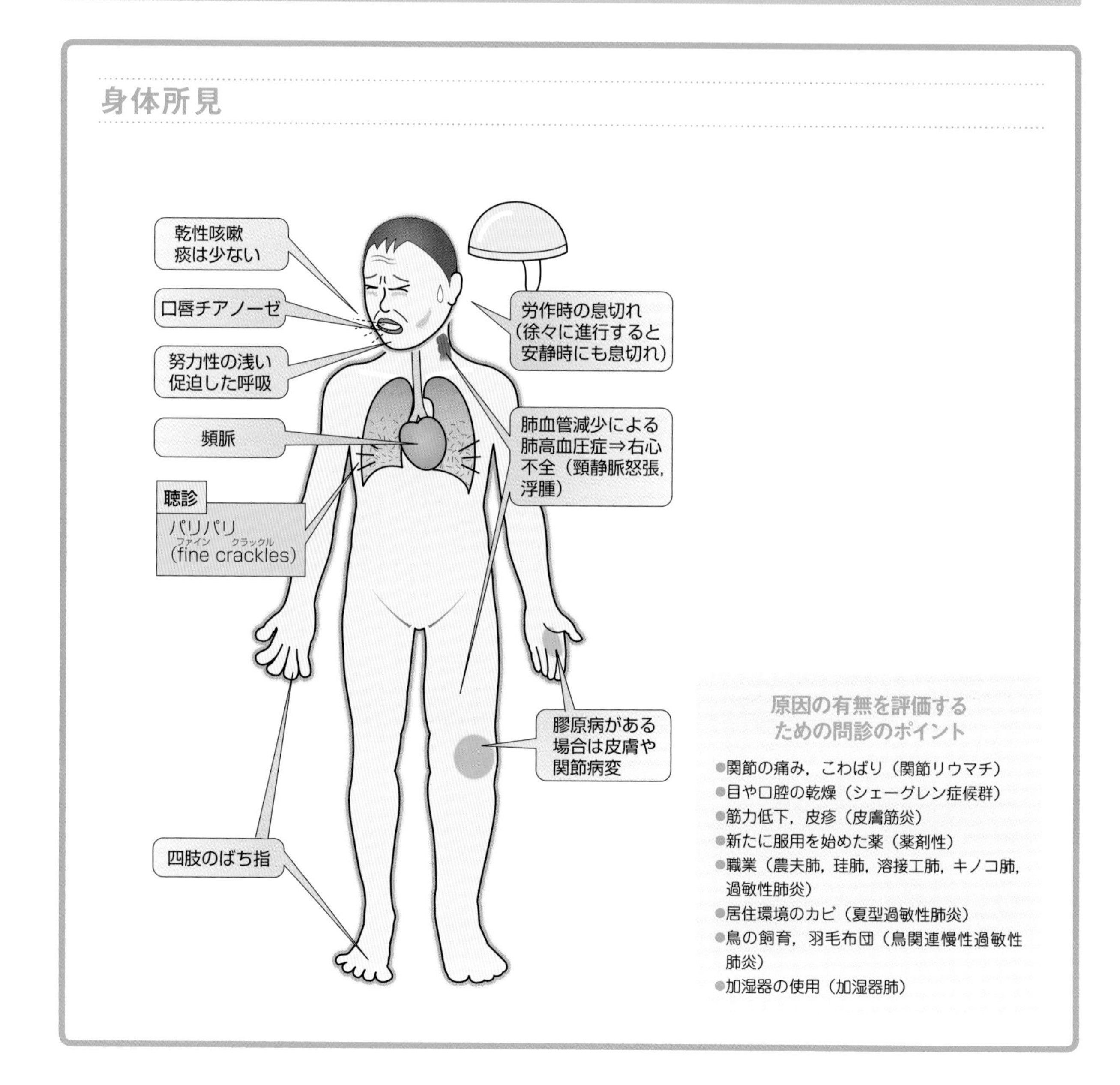

検査

- **血液検査**：白血球，CRPは上昇しても軽度．血沈の亢進．
  - LDH，KL-6，SP-A，SP-D高値（活動性の指標）．
  - 原因が特定できる間質性肺疾患では，原因に対応した検査値が陽性．膠原病肺ではリウマトイド因子や抗核抗体，過敏性肺炎では真菌や鳥抗原に対する沈降抗体，サルコイドーシス[*1]ではACEが陽性．薬剤性を疑うときは薬剤リンパ球刺激試験を行う．
- **動脈血ガス分析**：労作時では早期から低酸素血症．急性増悪時や進行時は安静時でも低酸素血症．$PaCO_2$は増加しにくい．
- **運動負荷試験**：労作時の低酸素血症を早期に検出可能．
- **呼吸機能検査**：拘束性換気障害．肺活量の低下（%VC＜80%），残気量の低下，全肺気量の低下．一秒率は低下しない．拡散障害（DL_{CO}＜80%）が最も鋭敏な指標．

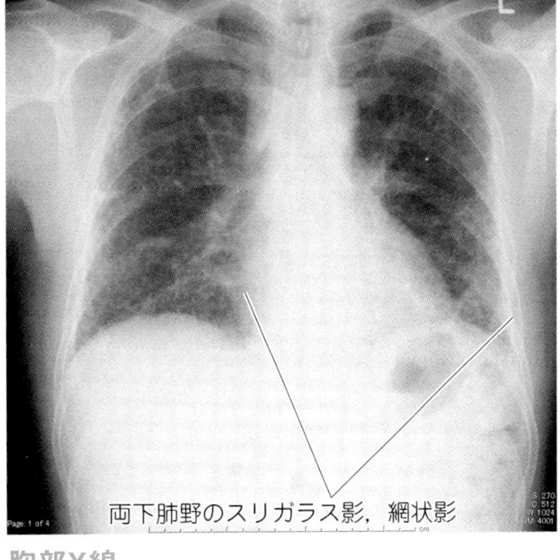

胸部X線

陰影は上肺野よりも下肺野に多い．急性期は，両下肺野のスリガラス影，粒状影．慢性期は，網状影，輪状影を呈し，肺野は縮小する．特発性肺線維症では，蜂窩肺（honey comb lung）を認める．

[*1] サルコイドーシス：炎症細胞が集合した類上皮細胞肉芽腫（サルコイド）病変の形成を主な特徴とし，多臓器に発症する病気．

治療

原因があれば原因の除去，および原疾患の治療が基本．禁煙も必要．

- **薬物療法**

① 抗炎症治療：適応や合併症を考慮しステロイドや免疫抑制剤を使用．安定時の特発性肺線維症には使用しない．

② 抗線維化治療：特発性肺線維症や慢性に進行する間質性肺疾患には抗線維化薬．

- **酸素療法**：低酸素時には酸素療法を併用．
- **呼吸リハビリテーション**

看護のポイント

- **診察時**

① 聴診の際は，下肺野背側で行うと聴こえやすい．

② 安静時にSpO_2の低下がない場合でも体動時に著しい低酸素を呈することがある．必ず体動時のSpO_2測定を行う（間質性肺炎での体動時SpO_2低下は，酸素投与での改善が乏しい）．

- **経過観察時**

① 感染や手術を契機に急性増悪をきたすことが多く，予後不良である．感染予防が重要となる．

② 急性増悪を早期に発見する．労作時のSpO_2低下，息切れ，チアノーゼが高度または回復が遅いときは要注意．

③ 顔面，四肢の浮腫，頸静脈怒張，体重増加などを観察し，右心不全の合併を早期に発見する．

④ ステロイド，免疫抑制薬が使用されるため，感染，糖尿病，胃潰瘍，精神障害，骨粗鬆症などの副作用に注意する．

4-5 びまん性汎細気管支炎

- 細気管支を中心に生じる慢性炎症．気道の防御機構の低下があるため，慢性的に感染，炎症を繰り返す．
- 病変はびまん性に存在し，気道分泌の亢進，気管支壁の肥厚・線維化をきたす．
- 主な症状は，慢性の咳嗽，喀痰，呼吸困難である．
- 午前中に大量に膿性の喀痰を喀出する（数十ccを喀出することもある）．

注意！ 下気道の細菌感染を合併しやすい．

身体所見

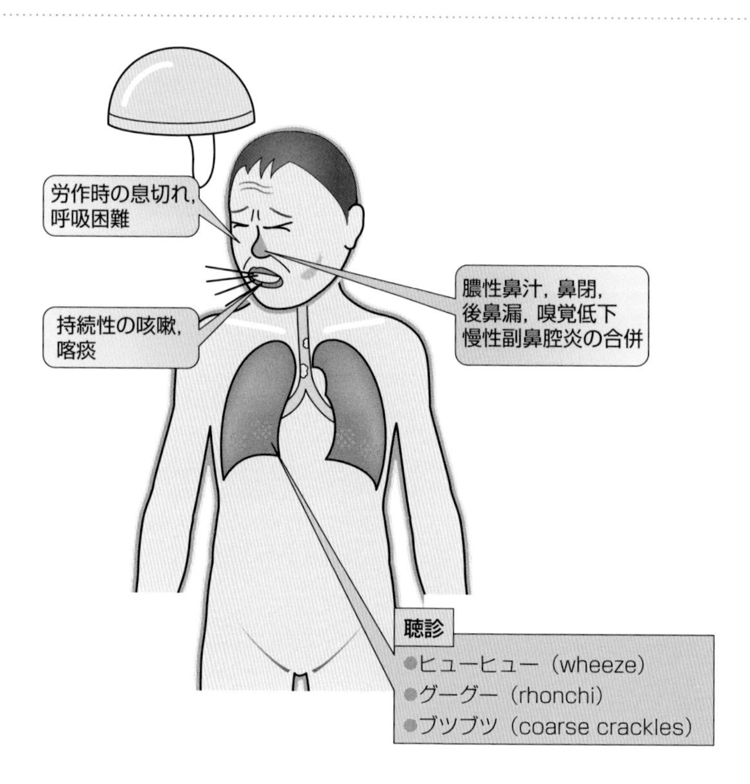

日常診療における問診のポイント

- 後鼻漏，鼻汁，咳払い（副鼻腔炎の状態）
- 痰の量と膿性痰の有無
- 咳嗽，息切れの変化
- 喘鳴の有無

Miller&Jones の分類

痰の粘性，膿性などの肉眼的評価にはMiller&Jonesの分類が用いられる．

M1	唾液，完全な粘性痰
M2	粘性痰のなかに膿性が少量含まれる
P1	膿性痰で膿性部分が1/3以下
P2	膿性痰で膿性部分が1/3〜2/3
P3	膿性痰で膿性部分が2/3以上

検査

- **血液検査**：白血球上昇，CRP上昇，血沈亢進．IgAや寒冷凝集素の上昇は特徴的．
- **血液ガス分析**：PaO_2の低下，$PaCO_2$の上昇が重症化とともに出現する．
- **喀痰検査**：膿性痰．急性増悪時は培養で細菌を検出する（インフルエンザ菌，肺炎球菌，緑膿菌など）．
- **呼吸機能検査**：1秒率の低下．進行例では肺活量の低下と残気量の増加（混合性換気障害）を認める．肺胞領域は正常のため拡散障害は目立たない．

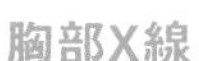

胸部X線
両肺野にびまん性の粒状影あり（→）．比較的下肺野に多い．粒状影の大きさはほぼ均等で，小葉中心性に分布する（細気管支の炎症を反映）．肺の過膨張や気管支拡張像，気管支壁肥厚像を認める．

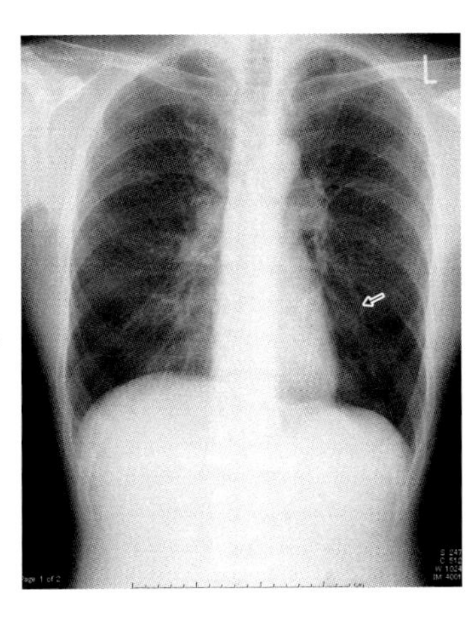

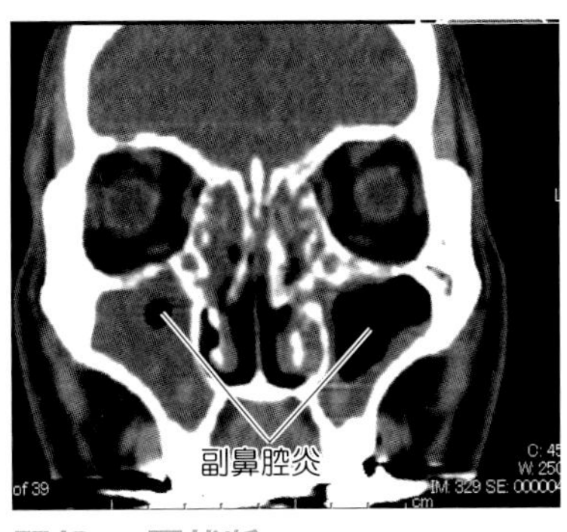

頭部CT冠状断
本来，空気で満たされ黒く写るべき上顎洞に粘膜肥厚，粘液貯留がみられる．

治療

- **薬物療法**：マクロライド系抗菌薬が抗炎症作用を示す特効薬．それ以外は対症療法とする（去痰薬，気管支拡張薬〈テオフィリン，長時間作用型β_2刺激薬〉など）．肺炎には，ペニシリン，セフェム，ニューキノロン系の抗菌薬の投与が有効である．
- **呼吸理学療法**：喀痰の排出のため，呼吸理学療法を併用する．
- **酸素療法**：進行例では，酸素療法も行う．

看護のポイント

- **喀痰に対するケア**

① 喀痰の排出が困難なときは，排痰法の指導をする．
② 痰の喀出のため，水分は十分に摂取させる．
③ 感染徴候を確認するには，喀痰の性状・量の変化が重要となる．
④ ふだんから喀痰の状況を確認するよう指導する．

- **感染合併例**

① 抗菌薬の適正使用が必要となる．

4-6 気管支拡張症

- 亜区域より末梢の気管支が炎症を繰り返した結果，非可逆性に拡張した状態．気管支壁の肥厚を伴う．このような病変を総称して「気管支拡張症」とよぶ．
- 原因疾患はさまざまで，単一の疾患というより“症候群”である．
- 咳や痰が多いウェットタイプと，少ないドライタイプがある．
- ウェットタイプは副鼻腔炎の合併が多い．痰が溜まりやすく，細菌が感染しやすいため，炎症が慢性化している．そのため，気管支がさらに拡張して進行していく（悪循環）．肺炎を合併しやすい．
- ドライタイプは通常は無症状である．感染を合併すると血痰や喀血を起こすが，一時的なものである．好発部位は中葉，舌区，左下葉である．

身体所見

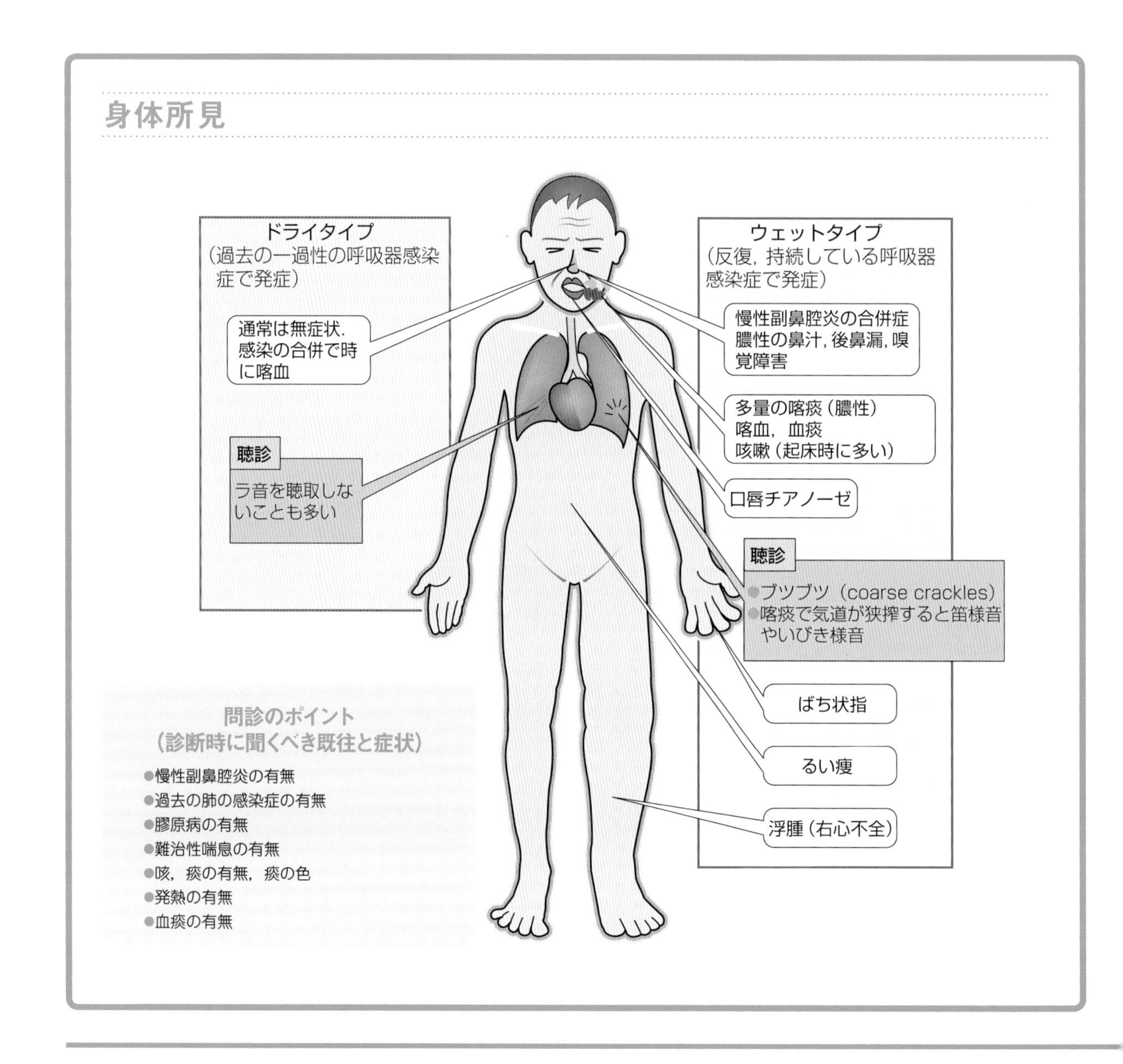

検査

● **血液検査**：慢性的で繰り返す炎症反応（通常は軽度）．ドライタイプでは，明らかな検査値の異常はない．

● **喀痰検査**：膿性痰．初期は培養でインフルエンザ菌，肺炎球菌，モラキセラカタラーリスを認める．感染を繰り返すうちに緑膿菌，MRSA，非結核性抗酸菌．急性増悪時は混合感染となる．

● **呼吸機能検査**：軽症では正常～閉塞性障害のことが多い．原因によってさまざまに変化するが，進行すると拘束性障害，拡散能の低下がみられる．

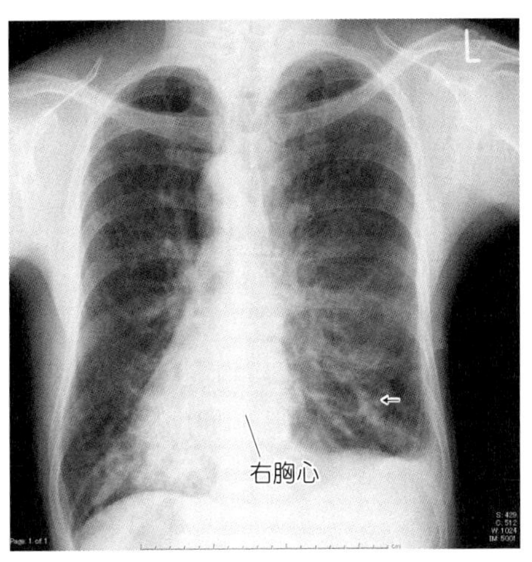

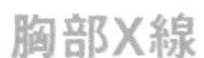

上肺野よりも下肺野で線維化，索状影（tram line：→）が目立つ．気管支影は棒状，数珠状，紡錘状，嚢胞状に拡張する．中枢側より太い末梢気管支，気管支壁の肥厚も認める．本症例はKartagener（カルタゲナー）症候群．

治療

● **ドライタイプ**

① 多くは薬物投与が不要なことが多い．

② 喀血時と感染症の合併時には治療を要する．

● **ウェットタイプ**

喀痰の排出促進と易感染性に対する治療が中心となる．

① 喀痰の排出促進：去痰薬，ネブライザー，体位ドレナージなど．

② 感染防止と抗炎症治療：マクロライド系抗菌薬の少量長期投与．

③ 喀血：止血剤，気管支鏡での止血（トロンビン散布），気管支動脈塞栓術．

④ 外科的手術：限局性で感染を繰り返すものには外科的手術を行う．

看護のポイント

● **安定時**

① 慢性炎症を繰り返すため，栄養不良，体重減少に注意する．

② 栄養療法と運動療法を行う．

③ 喀痰排出困難に対しては，体位ドレナージやスクイージングを併用する．

④ 感染症の合併で増悪するため，感染予防の指導を行う（抗酸菌感染症の合併も見逃さない！）．

● **喀血時**

① 喀血に対しては，冷静に対処し，患者の不安を取り除く．

② 血圧，呼吸状態，喀出された血液量と回数，血液の状態の観察が重要となる．

MEMO

気管支拡張症の原因

気管支拡張症には，先天性の原因があるものと，後天性のものがある．

先天性のものは粘液分泌機能異常や線毛不動症候群があり，Kartagener症候群（内臓転移，気管支拡張症，副鼻腔炎を伴う）が有名．

後天性のものは幼児期の肺炎や気管支炎が原因となる．また，肺抗酸菌感染や遷延した肺炎に続発するものがある．

4-7 急性呼吸促迫症候群 ARDS

- さまざまな原因（ショックや敗血症，急性膵炎，多発外傷，広範囲熱傷，ウイルス性肺炎，誤嚥性肺炎，溺水など）に続発する急性の肺損傷．肺血管透過性が亢進し肺水腫となっている状態．
- 発症には，肺血管内皮細胞の障害や免疫が関与している．
- 肺胞は虚脱し，ガス交換障害（シャント）や肺コンプライアンス低下をきたし，低酸素血症となる．
- 多くは人工呼吸管理を要するが，それでも予後はきわめて不良である．

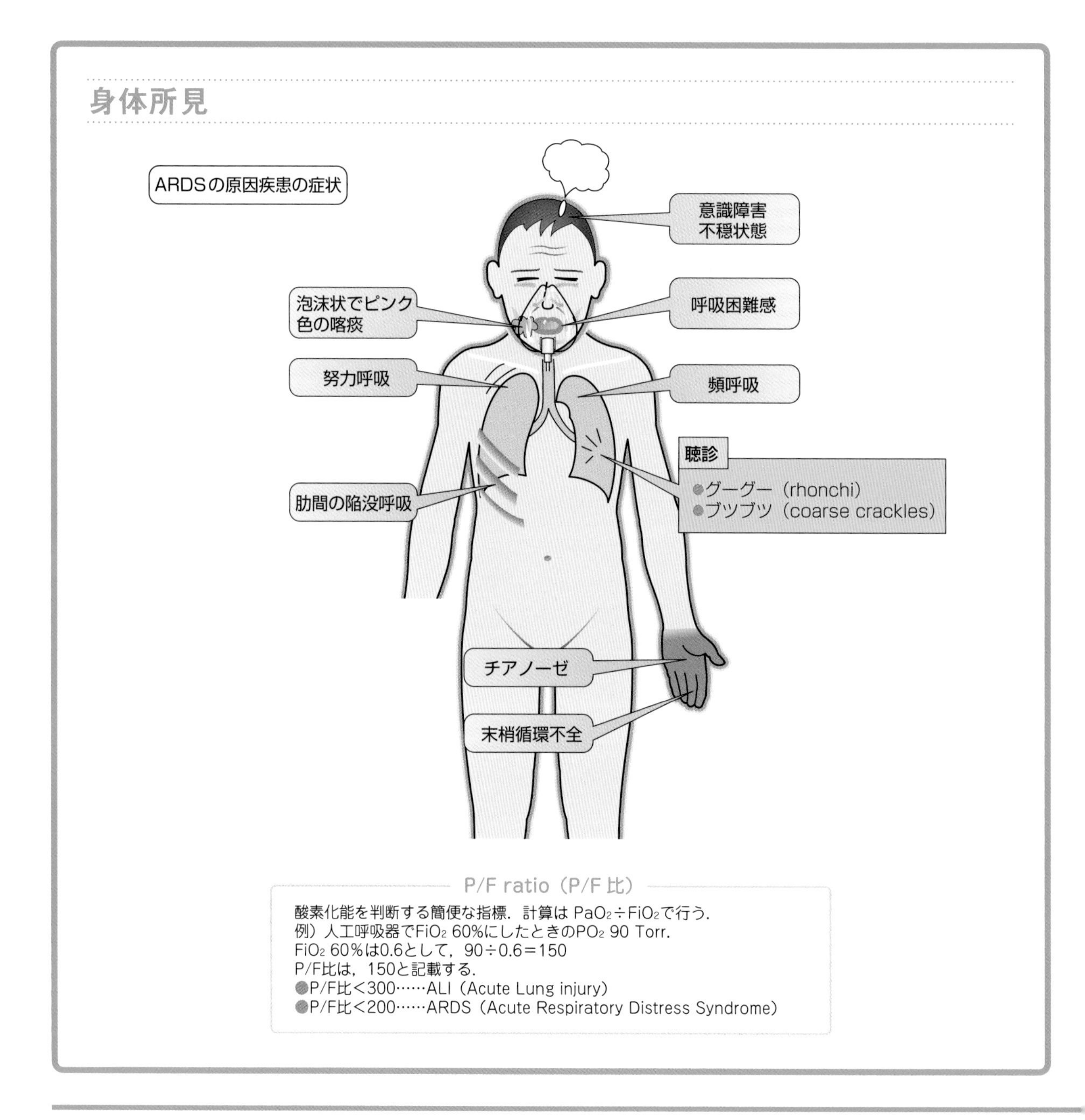

P/F ratio（P/F 比）

酸素化能を判断する簡便な指標．計算は $PaO_2 \div FiO_2$ で行う．
例）人工呼吸器で FiO_2 60%にしたときの PO_2 90 Torr.
FiO_2 60%は0.6として，90÷0.6＝150
P/F比は，150と記載する．
- P/F比＜300……ALI（Acute Lung injury）
- P/F比＜200……ARDS（Acute Respiratory Distress Syndrome）

検査

●**血液検査**：原因によってさまざまな変化がある．一般に白血球，CRPなど炎症反応は高値である．重症化すると多臓器不全などの所見がみられることが多い．
●**血液ガス分析**：著しい低酸素を認める．早期には$PaCO_2$も軽度低下し，$A\text{-}aDO_2$は開大する．PaO_2/FiO_2（P/F比）が300以下を急性肺傷害（ALI），200以下をARDSという．
●**呼吸機能検査**：通常測定できない．急性期を過ぎると，肺の線維化が起こり拘束性換気障害を生じる．

胸部X線
初期は両肺野にスリガラス影がみられる．徐々にびまん性肺胞性陰影（→）に移行する．陰影は重力に従い，下側の肺で強い（臥位であれば背側）．心陰影は拡大していない．

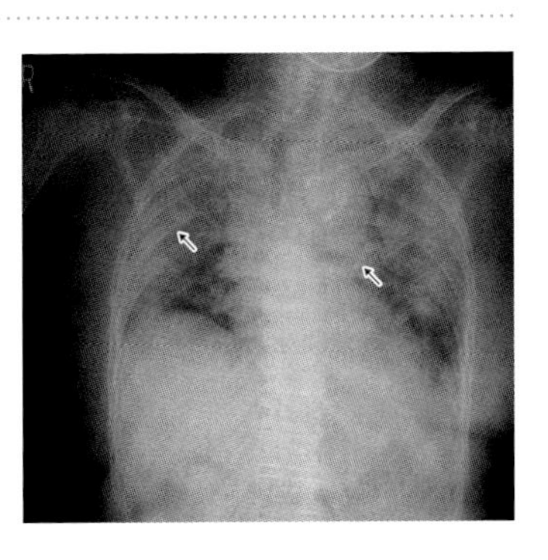

治療

●**酸素療法**：多くは酸素療法のみでは不十分で人工呼吸管理を行う．初期は高流量鼻カニュラ(HFNC)，非侵襲的陽圧換気（NPPV）を用いるが，気管挿管もためらわない．肺損傷を防ぐため1回換気量を減らし，高いPEEPで肺の虚脱を防ぐ．重症時はECMO（体外式膜型人工肺）を用いる．
●**全身管理**：二次感染やDIC（播種性血管内凝固）症候群，多臓器障害が死因となるため全身管理が必要．
●**薬物治療**：原因疾患の治療．
●**栄養**：水分制限やω3脂肪酸の含有が高い経腸栄養も推奨．

看護のポイント

① 背側肺の障害を軽減するため腹臥位や呼吸理学療法を行う（横隔膜背側の可動性や背側肺の虚脱を改善する）．
② 人工呼吸管理中も，経過が急激に変化するため，状態の観察は念入りに行い，常に適切な呼吸管理ができるようにする．
③ 気道内圧が上がりすぎていないかなど，合併症の予防にも配慮する．
④ ARDSの経過が長期になると栄養障害が生じる．免疫能の低下や呼吸筋力の低下など，悪影響を及ぼすため，可能な限り生理的な経腸栄養を行う．

MEMO

酸素投与方法と得られる FiO_2 の目安

下記の酸素濃度が得られる条件
●1回換気量：300～700mL　●呼吸数：15回/分　●呼吸パターン：規則的で一定

鼻カニューレ		酸素マスク		リザーバ付きマスク	
投与量	FiO_2	投与量	FiO_2	投与量	FiO_2
1L/分	0.24	5～6L/分	0.40	6L/分	0.60
2L/分	0.28	6～7L/分	0.50	7L/分	0.70
3L/分	0.32	7～8L/分	0.60	8L/分	0.80
4L/分	0.36			9L/分	0.90
5L/分	0.40			10～L/分	約1.0

4-8 胸水貯留

- 胸水は正常でもわずかに存在し，胸膜間の摩擦をやわらげ，呼吸を円滑にしている．
- 液体（胸水）は壁側胸膜から産生され，臓側胸膜に吸収されて，バランスをとっている．
- さまざまな疾患が原因で，静水圧，血漿浸透圧，毛細血管透過性などがバランスを崩すと胸水が増加する．
- 胸水が多量になると患側の換気が低下する．

身体所見

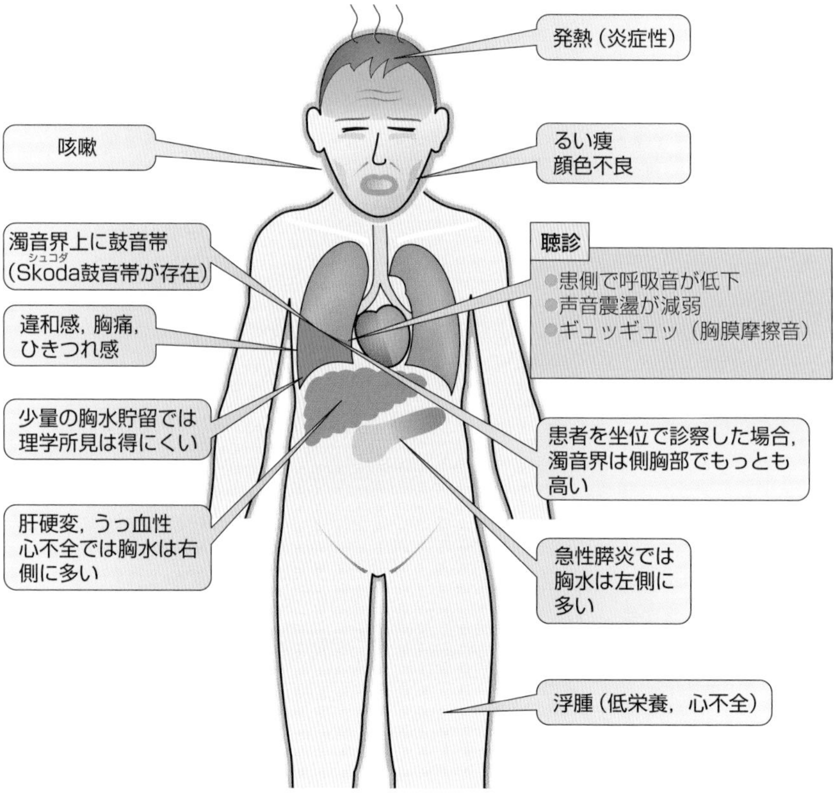

原因を特定するための問診のポイント

- 急性発症か（感染症や肺塞栓症など）
- 外傷（血胸など）
- 発熱や痛み（肺炎随伴性胸膜炎）
- 既往歴（心・腎・肝疾患，膠原病，甲状腺機能亢進症など）
- アスベスト曝露歴（悪性腫瘍，中皮腫）

MEMO

滲出性と漏出性の違い

滲出性胸水は以下の基準の少なくとも1つを満たす．
1つも満たさないものは漏出性胸水である．

- □ 胸水と血清の蛋白比が0.5以上
- □ 胸水と血清のLDHの比が0.6以上
- □ 胸水のLDHが血清LDHの正常上限の2/3以上

原因疾患

●**漏出性**

① 静水圧上昇：うっ血性心不全，収縮性心膜炎.
② 低蛋白血症：ネフローゼ症候群，肝硬変，低栄養状態.
③ その他：Meigs(メイグス)症候群*1，自然気胸など.

●**滲出性**

① 腫瘍：肺癌，悪性中皮腫.
② 炎症：結核，細菌性胸膜炎，膿胸，関節リウマチ，SLE（全身性エリテマトーデス），膵炎.

MEMO

胸水の外観による原因疾患の分類

●膿性の胸水：膿胸
●血性の胸水：悪性腫瘍，肺梗塞，胸部外傷，自然気胸
●乳び性胸水：悪性腫瘍，外傷，開胸術後合併症

*1 Meigs症候群：卵巣腫瘍（卵巣線維腫）に腹水・胸水の貯留を伴うもので，腫瘍摘出後には消失する.

検査

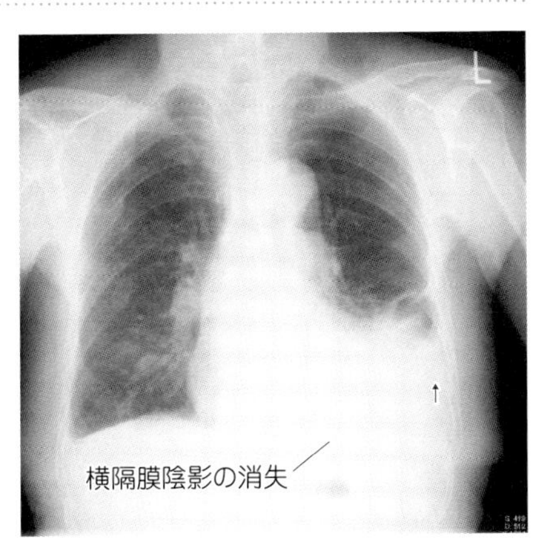

胸部X線
肋骨横隔膜角の鈍化（→：胸水が300mL以上で出現），縦隔が健側へ偏位する．側臥位で撮影すると少量の胸水でも検出しやすい．

治療

●**原疾患の治療**
●**胸水ドレナージ**

看護のポイント

① 胸水ドレナージは，
　1）肺の虚脱のため大量に排液したいとき
　2）膿性や酸性の胸水でドレナージしなければ原疾患が改善しないとき
　3）気胸を合併しているとき
　などに適応となる.
② ドレーン挿入時や急激な排液による血圧低下に注意する.
③ 急激な排液は再膨張性肺水腫の誘因となるため，1日1,000mL程度までとする.

●**ドレーン挿入後の管理方法**

① 通常，下位の肋間から20～24Fr.の太めのトロッカーカテーテルが挿入される．滲出性の場合や流出量が少なくなってきた場合は，ドレーンが詰まりやすいため，こまめにミルキングする.
② 挿入部の痛みの対処や感染予防を行う.
③ ドレーン挿入中のため，行動が制限される．高齢者では不穏行動の原因にもなるため，精神的なケアも行う.
④ 排液が多量となると，脱水や栄養状態が低下するため注意する.

4-9 肺炎

- 各種病原微生物の肺実質内侵入により発生する肺の炎症性疾患のこと．
- 全身症状として，高熱，倦怠感，食欲不振，呼吸器症状として，咳嗽，喀痰，呼吸困難がある．
- 原因微生物は細菌性肺炎とマイコプラズマ，クラミジアなどの非定型肺炎が多いが，真菌やウイルス，リケッチアなどが原因となることもある．
- 誤嚥性肺炎はARDSの危険が高く，致命的になりうる．

身体所見

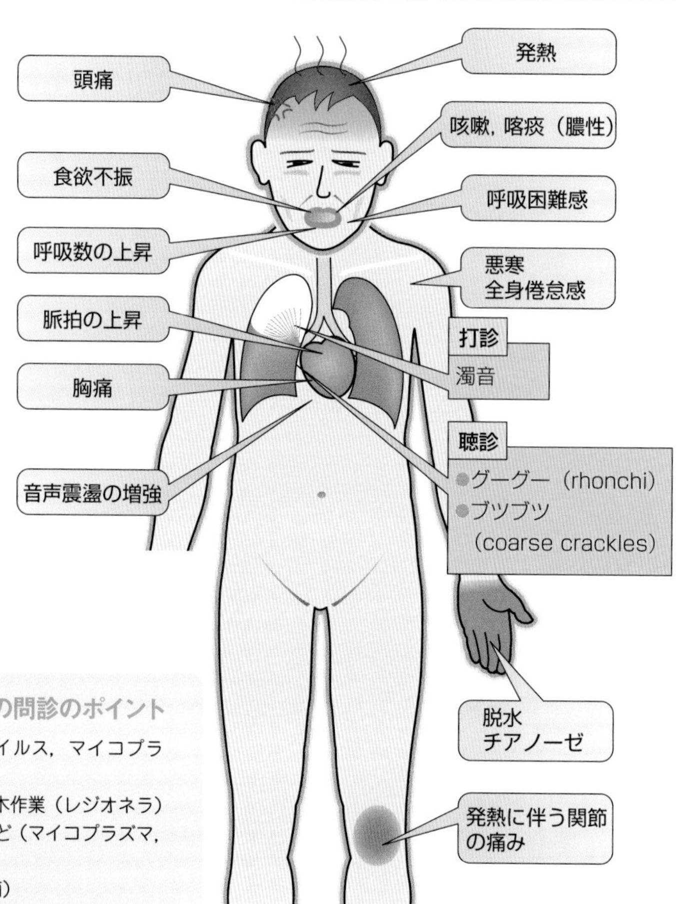

起炎菌推定のための問診のポイント

- 周囲の同症状者（ウイルス，マイコプラズマ）
- 温泉，循環式風呂，土木作業（レジオネラ）
- 消化器症状，筋肉痛など（マイコプラズマ，レジオネラなど）
- 急激な発症（肺炎球菌）
- アルコール多飲，低栄養（クレブシエラ）
- 慢性の肺疾患の既往（肺炎球菌，インフルエンザ菌，モラクセラカタラーリス）
- 慢性気道感染（緑膿菌）
- 鳥の飼育（オウム病）
- ステロイド，免疫抑制剤，重度の糖尿病など（ニューモシスチス）

誤嚥をきたしやすい病態

- 神経疾患：脳血管障害，中枢神経の変性疾患，パーキンソン病．
- 寝たきりの状態（原因疾患を問わず）．
- 口腔の異常：歯のかみ合わせ障害，口腔内悪性腫瘍，口腔内乾燥．
- 胃食道疾患：胃食道逆流，胃切除，悪性腫瘍．
- 医源性：鎮静薬，睡眠薬，抗コリン薬，経管栄養．

検査

- **血液検査**：細菌感染では白血球数が増加（好中球増加）．非定型肺炎では上昇はわずか．CRP上昇，血沈亢進．
- **微生物学的検査**
  - **喀痰検査**：細菌性肺炎では膿性痰．喀痰のグラム染色，培養で起炎菌を同定．
  - **尿中抗原**：肺炎球菌やレジオネラは尿中抗原が陽性．
  - **鼻腔・咽頭ぬぐい液**：新型コロナやインフルエンザなどのウイルス，マイコプラズマなどでは抗原定性，抗原定量，PCR検査が陽性．
- **血液培養**
- **血液ガス分析**：PaO_2低下，$PaCO_2$低下（重症化すると上昇），A-aDO_2の開大．

胸部X線

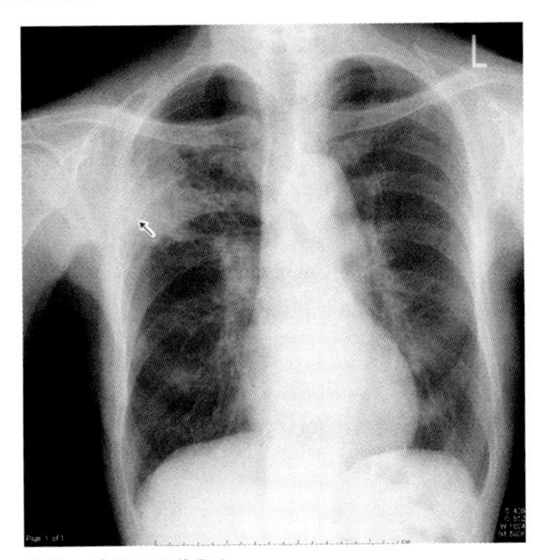

air bronchogram（エアーブロンコグラム）（気管支透亮像）を伴う浸潤影がみられる（→）．異型肺炎はスリガラス影，粒状影から浸潤影まで多様である．

治療

- **栄養療法**：十分な栄養や補液．
- **酸素療法**
- **薬物療法**：抗菌薬による治療．重症例ではγグロブリン投与が行われることがある．
- **リハビリテーション**：誤嚥性肺炎では摂食嚥下リハビリテーションを行う．
- **予防接種**：高齢者や易感染者には予防として肺炎球菌ワクチンが勧められている．

看護のポイント

- 肺炎は短時間で悪化することがあり，常に治療がうまくいっているかを観察する．
  ① 発熱，意識障害，血圧，SpO_2，脱水などが重症度の評価として重要である．
  ② 喀痰の性状・量により肺炎の病態を推測できる．
- 治療では排痰が重要となる．ネブライザー吸入や体位ドレナージを併用する．
- 肺炎では発熱や頻呼吸により水分が失われ，エネルギー消費も増えるが，食事摂取は十分でないことが多い．水分補給や点滴による栄養補給も重要となる．

MEMO

「肺炎」に関して知っておきたいこと

- 非定型肺炎（マイコプラズマなど）では，喀痰は少なく，呼吸器外症状を伴うことが多い．感染経路が特徴的で家族内発症もあるため，問診が重要となる．
- 高齢者の肺炎では，呼吸器症状が少なく，初発症状が食欲不振，活動低下，せん妄，意識障害，脱水など非典型的であることに注意する．
- 誤嚥性肺炎では，急激に発症する．逆に不顕性誤嚥*1を繰り返しているような人であれば，発症時期が不明であることが多い．
- 抗菌薬の投与前に必ず喀痰培養，血液培養を行い，起炎菌を検索する．
- 抗菌薬の種類により投与方法が異なる（PK/PD理論*2）．

*1 不顕性誤嚥：少量の口腔・咽頭内容物あるいは胃液が気管に入る病態．多くは睡眠中に気づかずに起こることが多い．
*2 PK/PD理論：pharmacokinetics-pharmacodynamics理論．薬物動態と抗菌力の両方を加味して抗菌薬の投与設計を考える方法．

4-10 無気肺

- 何らかの原因によって一部の肺に空気が入らなくなった状態である．通常は，中枢側の気管支が腫瘍や喀痰により閉塞することによって生じる．
- 胸水，腫瘍による肺の直接圧迫，高圧酸素吸入，ARDSなど，サーファクタント[*1]不足による肺胞虚脱，肺線維症など肺の瘢痕化でも無気肺をきたす．
- ガス交換に関与しない血液が心臓に戻るため，肺内の右→左シャントが増加する．その結果，低酸素血症となる．

身体所見

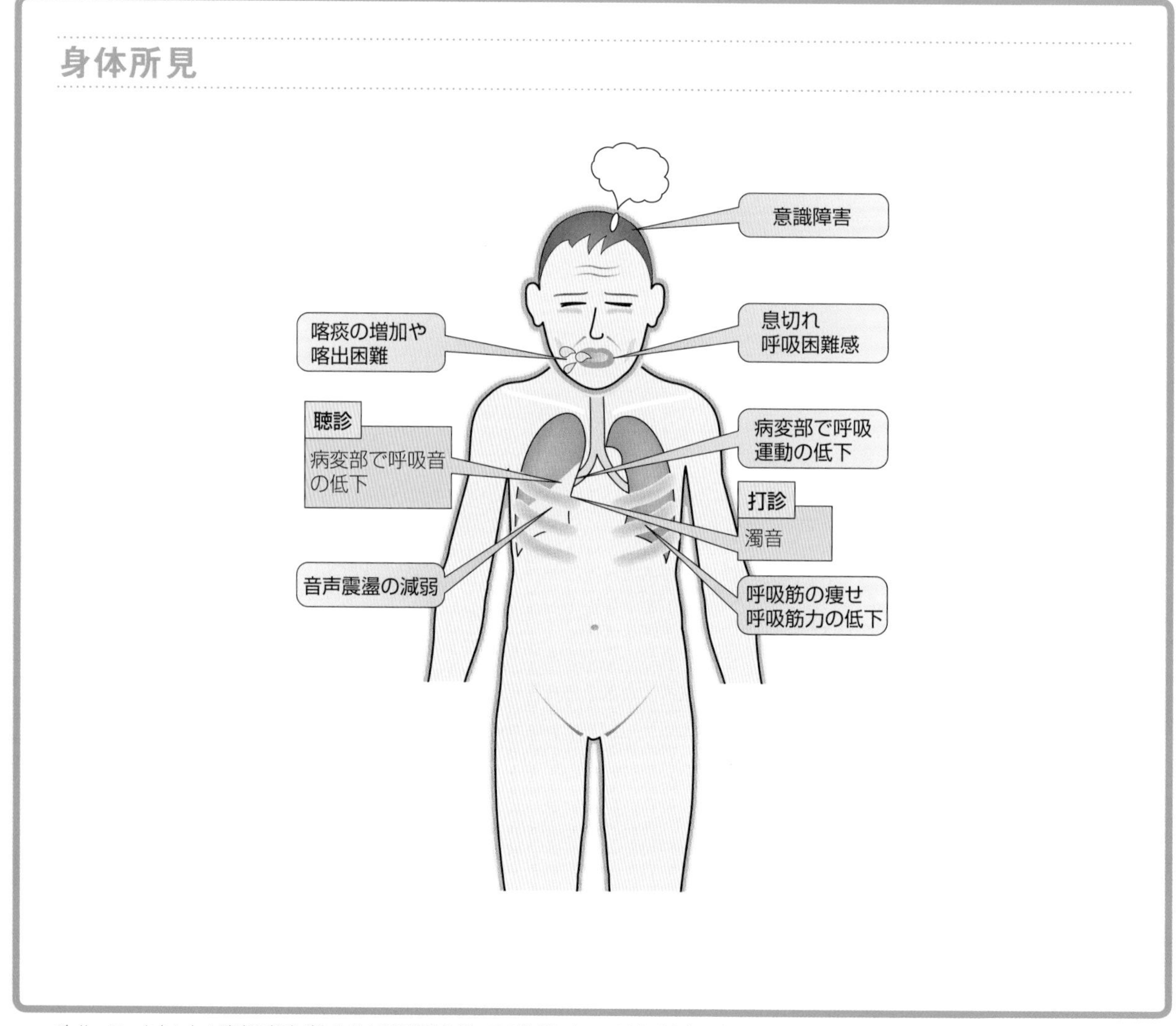

[*1] サーファクタント：肺胞の細胞が作り出す表面活性物質．この物質によって肺胞が完全に潰れるのを防いでいる．

検査

- **血液検査**：原疾患によって異なる．一般には目立った検査異常は認めない．
- **喀痰検査**：気管支鏡で粘性の痰，異物，腫瘍などが確認できる．
- **血液ガス分析**：PaO_2低下，$PaCO_2$低下．右→左シャントや拡散面積低下により$A\text{-}aDO_2$増加（無気肺が改善しなくても，時間経過とともに安静時の低酸素血症は改善していく）．

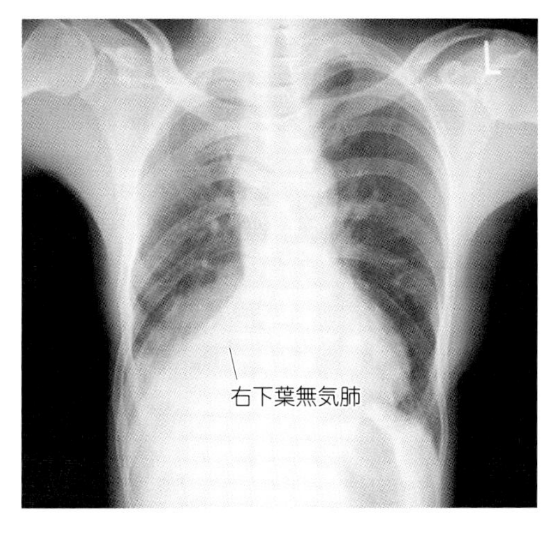

胸部X線
肺区域，肺葉に一致した透過性の低下や，患側への縦隔偏位，患側の横隔膜挙上，残存肺の代償性膨張がみられる．

治療

原疾患の治療を行う．放置しておくと肺炎を引き起こすため，無気肺は早期の治療が必要となる．

- **喀痰の除去**：分泌物，痰による閉塞の場合は，気管支ファイバースコープで取り除くこともある．
- **呼吸理学療法**：体位ドレナージ，スクイージング*2などを併用する．

*2 スクイージング：排痰体位を取ったうえで，分泌物貯留がある肺葉や肺区域に相当する胸郭を呼気時に圧迫する手技．

看護のポイント

- **通常の無気肺の場合**

①喀痰による無気肺では診察や画像で無気肺の部位を確定させ，適切な体位排痰を行う．
②スクイージングなど痰の移動を促進させる手技も併用する．
③咳やハフィングなどを行うよう指導する．
④痰が固くなり，排出困難にならないよう，水分摂取，加湿などに配慮する．

- **術後の疼痛に伴う無気肺の場合**

①術後無気肺は肺炎に直結するため，体位変換や気管内吸引に加え，胸郭に対するスクイージングも併用しながら排痰を行う．
②疼痛の緩和を行う．

- **肺癌による無気肺の場合**

①無気肺の原因として肺癌は忘れてはならない．肺癌では無気肺の改善が容易ではないため，感染予防に配慮する．

MEMO

円形無気肺

通常，無気肺は肺門を中心にした特徴的な陰影を示す．しかし，時に肺の末梢に円形～類円形の無気肺を呈することがあり，円形無気肺とよばれる．胸膜疾患（結核性胸膜炎，細菌性胸膜炎）や珪肺（けいはい），うっ血性心不全で発生することがある．

下葉肺側に多く，肥厚した胸膜や胸水と接している．肺血管や気管支の収束像もあり（comet tail sign），肺癌との鑑別が難しいことがある．

MEMO

無気肺のX線所見模式図

無気肺になると，その部分（青色部分）の肺葉は含気を失いしぼんでしまう．その結果，X線所見は特徴的な陰影を呈する．

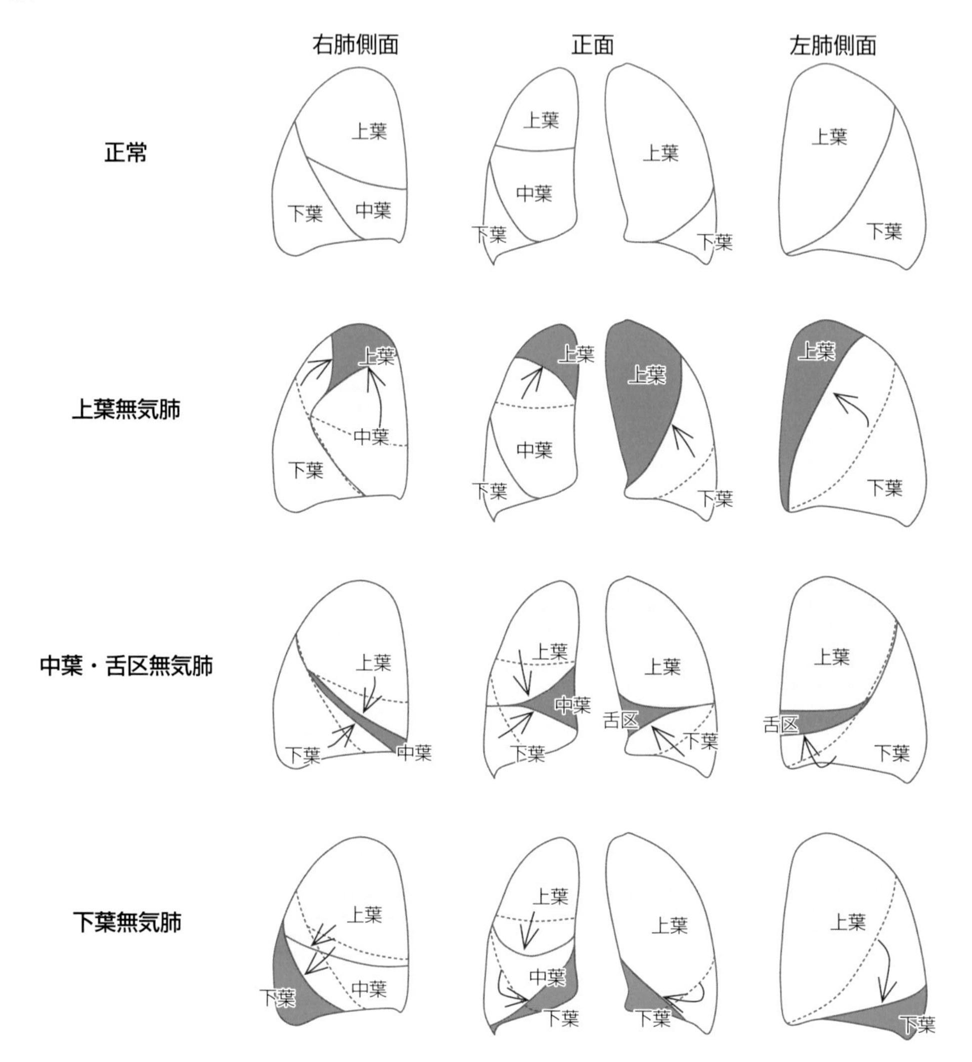

MEMO

一側肺をすべて虚脱させる無気肺と胸水の鑑別

注目すべきは気管(→)の位置である．胸水では圧排され健側に偏位，無気肺では虚脱により患側に偏位する．

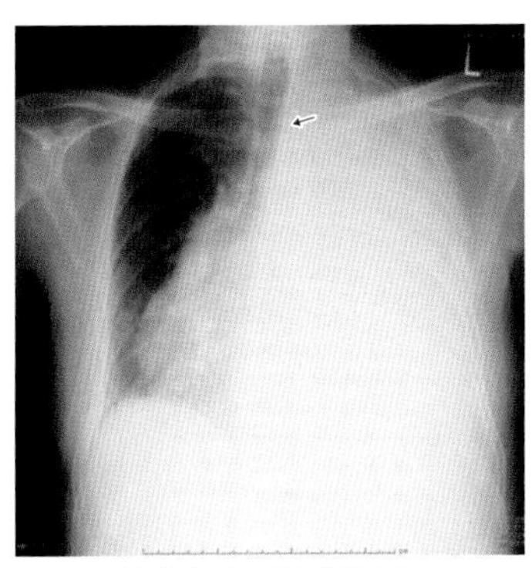

胸部X線（胸水貯留）

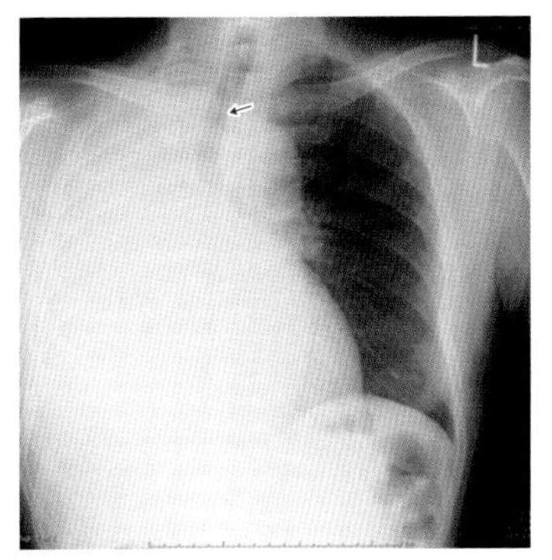

胸部X線（無気肺）

参考図書

1. 高橋仁美，宮川哲夫，塩谷隆信編：動画でわかる　呼吸リハビリテーション．第5版．中山書店；2020.
2. 宮川哲夫編著：動画でわかる　スクイージング．中山書店；2005.
3. 塩谷隆信，高橋仁美編：リハ実践テクニック　呼吸ケア．第4版．メジカルビュー社；2021.
4. 医学情報科学研究所編：病気がみえる（vol.4）呼吸器．第3版．メディックメディア；2018.
5. 佐藤達夫：人体スペシャル　胸部の地図帳．講談社；2008.
6. 日本呼吸ケアネットワーク編:呼吸アセスメント　呼吸ケアのためのチーム医療実践ガイド．メジカルビュー社；2006.
7. 日本医師会編：胸部X線写真のABC．医学書院；1990.

索引

【記号・数字・欧文】

【あ】

【い】

【う】

【え】

【お】

【か】

索引

中山書店の出版物に関する情報は，小社サポートページを御覧ください.
https://www.nakayamashoten.jp/support.html

本書へのご意見をお聞かせください.
https://www.nakayamashoten.jp/questionnaire.html

フィジカルアセスメント　徹底ガイド

呼吸　第2版

2009年11月10日　初　版第1刷発行
2011年2月10日　　　第2刷発行
2011年11月20日　　　第3刷発行
2013年2月28日　　　第4刷発行
2014年9月25日　　　第5刷発行
2016年6月16日　　　第6刷発行
2018年12月1日　　　第7刷発行
2022年10月31日　　　第8刷発行
2024年2月10日　第2版第1刷発行

編　著　高橋(たかはし)　仁美(ひとみ)　佐藤(さとう)　一洋(かずひろ)

発行者　平田　直

発行所　株式会社 中山書店
〒112-0006 東京都文京区小日向4-2-6
TEL 03-3813-1100（代表）
https://www.nakayamashoten.jp/

装丁・デザイン　オオヤユキコ
DTP・印刷・製本　株式会社 公栄社
イラストレータ　伊東としお
カメラマン　丹羽　諭

ISBN 978-4-521-74830-6
Published by Nakayama Shoten Co.,Ltd.　Printed in Japan
落丁・乱丁の場合はお取り替えいたします